甘肃省名老中医文库

许自诚中西医结合理论与治验集

XU ZICHENG ZHONGXIYI JIEHE LILUN YU ZHIYAN JI

【许自诚 主编】

聚川 题

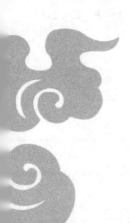

甘肃科学技术出版社

图书在版编目（CIP）数据

许自诚中西医结合理论与治验集／许自诚主编． --
兰州：甘肃科学技术出版社，2013.6（2023.9重印）
（甘肃省名老中医文库）
ISBN 978-7-5424-1825-8

Ⅰ.①许… Ⅱ.①许… Ⅲ.①中西医结合－临床医学
－经验－中国－现代 Ⅳ. ①R2-031

中国版本图书馆CIP数据核字(2013)第114422号

许自诚中西医结合理论与治验集

许自诚　主编

责任编辑　陈学祥　于佳丽
封面设计　陈妮娜　王　黎

出　版　甘肃科学技术出版社
社　址　兰州市城关区曹家巷1号　　730030
电　话　0931-2131572(编辑部)　0931-8773237(发行部)

发　行　甘肃科学技术出版社　　　印　刷　三河市铭诚印务有限公司
开　本　850毫米×1168毫米　1/32　印　张　10.75　插　页　1　字　数　280千
版　次　2013年6月第1版
印　次　2023年9月第2次印刷
印　数　3001~4050
书　号　ISBN 978-7-5424-1825-8　　定　价　89.00元

编写人员

主 编：许自诚

参 编：许馨文　张　炜　胡建明

　　　　李彦龙　张联众　王晓龙

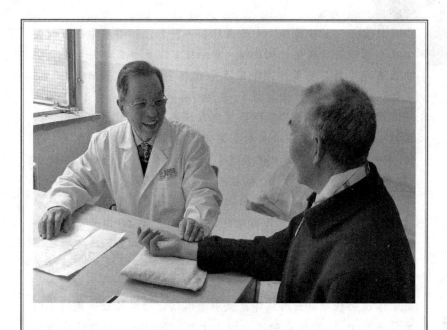

主编简介

　　许自诚，甘肃临洮县人，1924年生。家境贫寒，在校学习时勤工俭学，中共党员。中西医结合内科教授，主任医师，为我国第一代中西医结合著名专家、甘肃省中西结合事业的先行者和创始人之一，甘肃省名中医。1950年毕业于兰州大学医学院，从事皮肤病工作8年，1958年参加卫生部在湖北中医学院举办的全国西医离职学习中医研究班，系统学习中医3年。至今从事中西医结合工作50多年。历任兰州大学第一医院中医教研室和中医科主任，主任医师，中西医结合内科教授，首届中西医结合临床专业硕士研究生授权导师。曾任国家卫生部医学科学委员会中医专题委员会委员，《中国医学百科全书·中医基础理论》副主编，中国中西医结合学会1、2届理事，及甘肃分会1、2届第一副理事长，中国中西医结合消化专业委员会委员，《中国中西医结合杂志》1~5届编委和全国中医学院二版教材编委等。现任《中国中西医结合消化杂志》高级学术顾问。1962年提出"脏腑学说是中医理论体系的核心"的学术观点，对继承和发展中医药理论的研究和指导临床诊治疾病起了重要作用。重点从事胃肠病和皮肤病等的中西医结合诊疗工作，有60余年的临床丰富经验，尤其对慢性萎缩性胃炎及其胃癌前期病变的防治有较深的研究，疗效显著，并证明了中药有良好的逆转作用。对银屑病、过敏性皮肤病、斑秃、硬皮病等疗效比较显著。著有《中医脏腑学说的研究与应用》《许自诚中西医结合治病经验选集》《中国医学百科全书·中医基础理论》《六十年行医录——许自诚中西医结合临床经验》等10本著作。2004年评为首批甘肃省名中医，甘肃省政府授予甘肃省名中医称号，2007年中国中西医结合学会评为中西医结合医学家，收入学会主编的《中国中西医结合医学家传》。

序 一

　　2012 年岁末，我和老伴维养及好友张大钊教授在香港参加香港大学中医药学院成立十周年大会。会议期间，接到许自诚教授发自兰州的长途电话，大钊教授和我都与自诚教授相知数十年，相隔千山万水，长途通话，倍感亲切；大钊教授竟大声呼唤称许大哥可好，盖我等都已年逾八十，而自诚教授尤长，大家哪怕就是几句相互慰藉问安的话，彼此也十分快慰。尤其是听到自诚教授不辞八十九岁高龄，仍刻苦劳作，完成其鸿篇巨制《许自诚中西医结合理论与治验集》，尤感难能可贵。该书不仅对中西医结合理论及其科学内涵联系实际做出了深刻的阐明，且对中西医结合理论研究和发展中的种种实际问题，也做了十分有见地的评述。

　　自诚教授是我国早期西医学习和研究中医药学术的学者，他集医疗教学科研于一身，数十年坚持不懈，是我国中西医结合的先行者与实际践行者。更为可贵的是该书对自诚教授精于治疗消化道疾病、皮肤病及胃癌前病变等的有效医疗案例，病证结合，做了实事求是的介绍和讨论，宏观与微观结合，现象与本质结合，体现了中西医优势互补的特色，是中西医结合当代性的一部优秀著作，表明了许自诚教授是我国一位优秀的内科学教授和具

有良知的医师，德诚业精，成就突出。今自诚教授索序于我，谨
以此序祝贺该书的问世，并祝自诚教授健康长寿与幸福。

中国科学院资深院士
中国中西医结合学会名誉会长

陈可冀

2012 年新年钟声中，北京

序 二

许自诚教授：您好！

　　惠赐大作已拜收，并认真阅读，深觉您在中西结合的创新成绩突出。特别是每个病例之后的〈用药思路〉绝妙。希望您继续努力，再续集。崇寿长祝

健康长寿

2011. 7. 1.

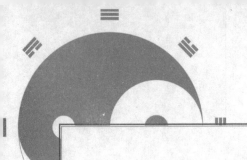

序 三

今晚感觉很好，坐在桌前静静拜读着许自诚老先生有关中西医结合理论与实践的研究成果。从《黄帝内经》开始，中医药学走过已近 3000 年的发展历程，新中国成立后，中西医结合的研究已逾半个多世纪，尽管中西医的 PK 仍在继续，但仍有许多专家学者在关注着中国医学未来的发展模式，思考着现代医学理念的重新构建，许老就是这只队伍中的一员。

许自诚教授 1950 年毕业于兰州大学医学院后留校任教，1958 年至 1961 年在湖北中医学院参加"西医离职学习中医研究班"，系统学习中医理论并进行中、西医结合的实践。记得许老曾回忆那时候的决定时，自己心理多少有些纠结，因为毕竟面对一些老师和同事的不理解，可是一旦选择了这条路，那就义无返顾的走下去。50 余年的辛勤耕耘、刻苦钻研，他对中西医结合的理论和内涵有了自己独到的见解：从 20 世纪 60 年代初应用中、西医理论对比的思维方式，提出了并一直研究的"脏腑学说"，对继承、发扬、整理和提高中医的理论发挥了重要作用；对中、西医各自的理论在特点、优势和不足方面注意总结，提出"中医要向微观发展，西医要向整体倾斜"的理念，进一步展示了中医学的科学内涵；在中西医结合诊治胃肠疾病中，坚持用西医辨病与中医辨证相结合的双轨诊断模式，通过西医的辨病和中医的辨证结合，微观与宏观结合，局部与整体结合等方法，由"病证同治"到"病证同愈"；在慢性病的诊治过程中，他在70年代就提出，基于大多数慢性病一般都存在着慢性炎性细胞的浸润和不同程度的纤维化及循环障碍，在辨证处方的基础上，普遍加入活血化瘀的中药，收到了满意的疗效；在老年疾病的诊治中，提出凡脏器重量减轻或萎缩是"多脏腑损害和多功能不足"老年人的现代病理学基础，阳虚、血瘀、痰湿是这类人群的中医主要病因基础，治疗中应该采用重点治疗，全面照顾，整体调整，同步平衡。许自诚教授对中西医结合理论的研究成果在自己漫长的医疗实践中得到了充分的应用，也展示了良好的疗效与病人的信任。翻着这一份份疑难疾病诊疗的案例，禁不住回忆着那一个个难忘的瞬间，许老长期从事中西医结合临床工作，尤其擅长胃肠疾病的诊疗，我来到医院后，出于专业的缘故，常常在医疗、科研工作中遇到问题时去老师那里请教，每次都能得到满意的答复。余暇之际，有时院内遇见老人锻炼身体，询问健康长寿的秘诀，他淡淡一笑，心态平和，知足常乐。多好的老人，多好的榜样……

夜深了，我却没一点倦意，现已89岁的老师今晚又给我上了一堂生动的中西医结合及人生理念课，并留下了我永远思考的作业。"中西结合勤求索，征程艰辛路漫漫"，老人对自己行医一生的总结真实地反映了对我们伟大民族厚重文化的自信与期盼，高尚的职业道德，精湛的医疗技术及不懈的务实创新应该是当今医务人员永远的追求。

谨此为序，表达我对许自诚老师的崇高敬意！

2012 年 12 月 20 日夜

前　言

　　我是一个 1958 年西医离职学习过中医的医师和教师。回顾 50 多年来走过的中西医结合道路，深感此路是正确的，意义重大。经过几十年不断地探索，辛勤实践，使我深悟：不论中医或西医，都是人类历史上劳动人民智慧的结晶。编写这本《许自诚中西医结合理论与治验集》（简称理论与治验集）的目的，正是对自己毕生研究和实践中西医结合工作的总结。在临床上主要从事胃肠病和皮肤病。

　　全书分三部分。

　　第一部分是，对中西医结合理论的研究。重点汇集了 1962 年发表的《从脏腑学说来看祖国医学的理论体系》，1964 年发表的《辨证施治与辨病施治结合在中西医结合上将是一个良好的途径》（见《对人体机能、结构、代谢相关性认识的回顾》三）、《历代中医学家对脏腑理论的研究》、《现代医学对中医脾胃学说的研究与发展》和《中医学的科学内涵与中西医结合的理论探讨》、《中西医理论结合的新起点》等共 13 篇论著，汇集在一起，旨在增强读者对著者的中西医结合理论研究主要学术观点及连贯性、系统性有一个比较全面地了解。

　　第二部分是，常见病的治疗与经验。主要有慢性萎缩性胃炎、胃癌癌前期病变、银屑病、过敏性皮肤病、失眠病、多脏腑损害和多功能不足对老年病诊治上的指导意义等，以及第三部分

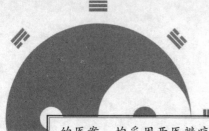

的医案，均采用西医辨病和中医辨证的双轨诊断方法，以西医病为前提，分型治疗。既要考虑医病的内涵，还要突出中医辨证论治个体化的治疗优势，复方药物组合的规律性，以利治疗效果，由病证同治，逐步达到病证同愈的最终目的。这是著者治疗疾病的总的思路。若读者知此，或可起到事半功倍的效果。

第三部分是，临床治疗案例集萃。主要选收著者80岁后，对50种疾病重点是胃肠病和皮肤病的治验实例。每个医案，诊断明确，辨证准确，用药思路清晰，疗效显著，或临床痊愈。其中多数医案的疗效已经过胃镜、B超、CT等影像学复查和临床化验证实。

较之2001年甘肃民族出版社出版的《许自诚中西医结合治病经验选集》，此书即为"续集"。前者总结病案较多（100例），建议读者可以和看，大有裨益。该书现已修改并由人民军医出版社2013年1月出版，书名改为《60年行医录——许自诚中西医结合临床经验》。"续集"与"选集"之主要区别，在于重点增添了几种常见病治疗的总思路和中西医结合理论研究的内容，阐述了中西医如何从临床到理论全面结合方面之我见。

书中所收常见病的治疗和治验的个案，既不是小样本，更谈不上是大样本。从某一角度看，临床价值不大。但需要说明的是，1995年甘肃科学技术出版社出版的笔者所著《中医脏腑学说的研究与应用》一书，曾收录《中医治疗慢性萎缩性胃炎88例疗效观察》《中药胃康治疗102例》《胃黏膜癌前病变中医药治疗的临床研究》等文，可算是个小样本，已对这类病症的治疗，提出了思路，揭示了规律。这次收集的50中病的个案，自认为疗效真实，记录可靠，或给人有启迪。反映了中医药治病的优点，无可辩驳地证明：中医不仅能治好常见病，也能治好西医治疗效果不理想，甚至无法治疗的某些病，起到了中西医优势互补，提高疗效的目的。

无中医就无中西医结合，更无中西医结合的成就。我爱中医，但不薄古人，重视今人。我国历代名医中张仲景、张景岳、李东垣、叶天士是我最敬仰的四位医学家。近代现代中，名医更多。北有任应秋，南有邓铁涛。我的老师湖北名医洪子云教授和甘肃名医张汉祥主任医师，都是我毕生难忘的大家和恩师。

　　我清楚地认识到，我国首创的中西医结合，是一项复杂而艰巨的医学工程，至今还未形成一套完整的医学体系，需要更多的有识之士锲而不舍地去探索、去努力。过去 60 年，著者尽管殚精竭虑，不断探索实践，且略有所成，真感到"中西医结合勤求索，征途艰辛路漫漫"。暮年编写此书，旨在为中西医结合架桥铺路，把自己一生从事中西医结合的实践经验和理论研究的思路，竭诚奉献。更企盼"西学中"和"中学西"后来者，不怕艰辛，遵从"中医要向微观发展，西医要向整体倾斜"的思路，为建立统一的新医学体系而奋斗。

　　本书的顺利出版，特别感谢中国科学院资深院士、世界卫生组织传统医学顾问、我国著名中西医结合心血管病专家、中国中西医结合学会名誉会长陈可冀教授；96 岁高龄、我国中医界老前辈、国医大师、广州中医药大学邓铁涛教授；兰州大学第一医院院长、中华医学会老年医学分会常委、消化病学专业组组长、著名消化病专家、博导严祥教授，他们在百忙中为本书作序和鼓励；92 岁高龄的著名书法家何裕教授为本书题写书名，在编写过程中，许馨文、张炜、李彦龙硕士研究生、张联众、胡建明副主任医师及王晓龙高级讲师等我的学徒，都参与了编写工作。在此一并表示衷心的感谢！

许自诚于兰州大学第一医院　恬静斋
2013 年 1 月 5 日，时年 89 岁

前言

目　录

中西医结合理论的研究

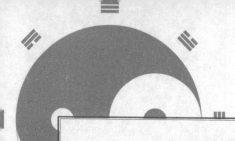

常见病的治疗思路与经验

临床治疗案例集萃

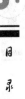

目录

中西医结合理论的研究

第一章 中医学的科学内涵与中西医全面结合的理论探讨

【按语】 本文系著者自 1958 年系统学习中医（3 年）开始，至今 50 多年来坚持走中西医结合的道路，对中西医如何全面结合的问题，从理论上进行了探讨，提出了自己的一些思路。全文曾在甘肃省卫生厅主办的西医离职学习中医班（三年制和半年制）上做专题讲座，兰州大学现代物理研究所及兰州大学第一医院开展的弘扬中医文化大会上做的学术报告。本文未发表。

中国传统医学是世界各国传统医学中的主流。中国传统医学的理论体系比任何一种传统医学的理论体系要完整。理论和实践证明，中国传统医学蕴藏着极其丰富的科学内涵。新中国的缔造者毛泽东主席，曾与 1958 年指出"中国医药学是一个伟大的宝库，应当努力挖掘，加以提高"，"不可等闲视之"，要办"西医离职学习中医班"，培养"中西医结合的高级医生，其中可能出几个高明的理论家"。正是说明了需要进一步挖掘伟大宝库中的医学科学内涵的迫切性和重要性。此指示，迄今已过了半个世纪，仍有极高的深远意义和现实意义。

无中医，就无中西医结合。我国是中医的故乡，我们是得天独厚的。我国创立的中西医结合是世界的创举。我们所走的中西医结合道路已经过了半个世纪的长期实践，现在认为西医辨病和中医辨证的结合方式，是中西医临床结合的最佳模式，也是提高疾病疗效的一种重要的途径之一。中西医结合诊治疾病的目的，不仅仅是提高临床疗效，而且要从疗效的机理上探讨和研究，把

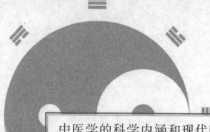

中医学的科学内涵和现代医学的科学理论有机地结合起来，逐渐形成具有中西医优势为一体的先进医学——结合医学（整体医学），为人类的健康和防治疾病做出重要贡献。当前的主要问题是弘扬中医文化的科学性，走现代医学的辨病与中国传统医学的辨证相结合的道路。

一、中医学的整体论思想（有现代整体论和系统论的科学内涵）

（一）人体内部的整体统一性

中医经典著作《黄帝内经·素问·灵兰秘典》中记载说："心者，君主之官也，神明出焉；肺者，相傅之官，治节出焉；肝者，将军之官，谋虑出焉；胆者，中正之官，决断出焉；膻中者，臣使之官，喜乐出焉；脾胃者，仓廪之官，五味出焉；大肠者，传导之官，变化出焉；小肠者，受盛之官，化物出焉；肾者，作强之官，伎巧出焉。三焦者，决渎之官，水道出焉；膀胱者，州都之官，津液藏焉，气化则能出矣。凡此十二官者，不得相失也。故主明则下安，主不明则十二官危。"

这里，中医经典《内经》中简明扼要地指出了人体内部的各个内脏器官，在"心"（大脑）的统一调控下，各自发挥着自己的生理功能，而且相互联系，不能各自为阵，共同维持着人体内环境的协调和整体统一性。

《黄帝内经·灵枢·脉度篇》又记载说："心气通于舌，心和则舌能知五味矣；肝气通于目，肝和则目能辨五色矣；脾气通于口，脾和则口能知五谷矣；肺气通于鼻，肺和则鼻能闻臭香矣；肾气通于耳，肾和则耳能闻五音矣。"又《黄帝内经·素问·宣明五气篇》记载说："心主脉，肝主筋，脾主肉，肺主皮（毛），肾主骨。"以上说明了人体的内脏器官（心、肝、脾、肺、肾）又与体表的五官（眼、耳、口、鼻、舌）、血管、肌腱、肌肉、皮肤、骨骼等相联系，使内脏与周围组织、器官保持协调一致。

从现代医学的角度看，中医学的这种人体内部的整体观，与20世纪50年代前巴甫洛夫的高级神经活动学说及其弟子贝可夫的大脑皮层与内脏相关学说是相一致的（符合的）。如说："机体内的一切生理病理过程均取决于神经系统，特别是它的高级部位——大脑皮层。疾病的发生、形成，以及在机体内所产生的一系列变化，无一不和大脑皮层的功能状态有关。"[1]巴甫洛夫学说确为中医学整体论的观点提供了某种重要的现代实验科学的证据。尽管中医学的整体论理论简单、朴素，但它是经过几千年临床实践（通过人体的活体实验）证实的理论，所以至今仍有较高的指导临床实践的现实意义。两千年前我们的医哲却能构建出人体的这种整体思维框架，真了不起。

（二）人与社会环境的整体统一性

人生活在社会之中，人与社会环境是不可分割的，也是统一的。社会的政治、经济、文化等无疑是对人有影响的[2]。尤其是社会的安定与动乱，富贵与贫穷，个人在社会中的地位与权力，以及生活方式等，直接或间接影响着人体的健康和疾病的发生。

人们为了应激这些社会因素，在精神、情绪发生的应激反应而使人体的五脏发生疾病。我国唐代名医孙思邈在《摄生铭》上记载说："喜怒不节则伤脏，脏伤则病起。"从而形成了过怒则伤肝，过喜则伤心，过思则伤脾，过恐则伤肾，过忧则伤肺的病理结果。这些精神、情绪的发生是因超过了人的承受能力所致，与人体内五脏及其相关组织的虚实状态也有密切的关系。"肝气

---

①湖北中医学院第二届西医离职学习中医班，许自诚、张大钊、李瑞臣主编《从脏腑学说来看祖国医学的理论体系》，中医杂志，1962年第6期，或许自诚著《中医脏腑学说的理论与应用》，第28页，甘肃科学技术出版社，1995年

②匡调元著《中医病理研究》第11页，上海科技出版社，1980年

中西医结合理论的研究

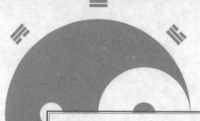

虚则恐，实则怒"，"心气虚则悲，实则笑不休"，"血有余则怒，不足则恐"①。我们观察到人在无病时，自己的情绪激动易于控制或不发，但在有病时，易于激动而发作，正是证明了这一点。中医学的"七情"致病论就是在这种状态下总结出来的。临床上常见的生气后失眠、胃痛、不思食、心绞痛、脑溢血等等。中医和中西医结合医师把这些病证作为诊病用药处方的根据。我是搞消化系统病的，感到与情绪有关的慢性胃炎、十二指肠溃疡发作，或腹泻发作很常见。因为消化系统的运动和分泌功能主要受自主神经和内分泌系统的调控，这两个系统的中枢在大脑皮层下感情中枢的同一（靠近）解剖部位，是身、"心"相关最敏感的器官。

情志引起生理及病理的中医学发病机理。一般认为，"七情"虽能使五脏发病，但必归于"心"。因"心藏神"、"心为君主之官"、"悲哀忧思则心动，心动则五脏六腑皆摇"②。我国明代著名的中医学家张景岳说得更具科学道理："情志之伤，虽五脏各有所属，然求其所由，则无不从心而发"③。可见，精神、情绪的改变，虽然与五脏有关，但其发病的主导作用仍在"心"。

中医学在养生保健方面，曾提到"形与神俱，而终其天年，度百岁乃去"④。明确地指出了形（身）与神（"心"）均健康，才有可能活到自然的高龄。

总的来说，传统的中医学是讲人与社会环境是统一的，它的主要理论是形神统一论，受整体论思想的指导。

中医学由于过去受历史条件的限制，没能与西医的生理学、解剖学及病理解剖学的知识相结合，只能从临床上观察、总结、推理，得出诊断，治疗疾病主要是改善或消除患者自觉证候为

---

① 《内经·灵枢·本神》
② 《内经·灵枢·口问篇》
③ 《类经·疾病类·情志九气》
④ 《内经·素问·上古天真论》

主，以调节脏腑机能为原则，并注意精神、情绪致病的问题。相对来说，现代医学则侧重器质性疾病的诊治，忽视或少注意精神、情绪的致病因素与处理。现在仅从消化系统疾病的关系看，我们既要区分清有无器质性疾病存在，也要充分考虑有无心理、情绪及社会因素的影响，注意解除患者心理、情绪上的干扰，并要加强这方面的研究。

（三）人与自然环境的整体统一性

《黄帝内经·素问·保命全生篇论》中说："人以天地之气生，四时之法成。"又《素问·阴阳应象大论》说："天有四时五行，以生长收藏，以生寒暑燥湿风。"中医学将宇宙、自然看为一个整体，人以天地的"气"而生存，凡人体所需的食物、日光、空气、水等物质都来源于大自然，若离开了大自然提供的这些物质条件，人就不可能存活。自然界四季正常的气候变化，日、月、星辰的运行，对人体的健康是有益的，而风、雨、寒、湿、冰、雪、沙尘、污染及瘟疫病邪（传染病的病原微生物）等异常的变化，对人体的健康和疾病的发生都确有一定的影响。从而形成了中医传统的病因学（"六淫邪气"及疠气致病论及其病因病机学）。气候的变化，有时是相当严重的，如2009—2010年的"极端天气"，全世界不少国家都遭受到这种自然灾害，人的生命和财产受到相当大程度的损失。人们的适应能力一般来说是比较强的，但在以上的情况下，超出了人的极限。因此，人们必须要采取得力的措施，战胜自然，克服自然带来的灾害，使损失降到最低程度。同时也可看出人有改造客观世界的能力，起到了极其重要的作用。

我国土地辽阔，南北地势高低不一，北方多山，地势较高，南方多水，地势偏低。南北气候相异，北方气候比较干燥、寒冷，冬季的气候特点是偏于干冷，南方气候比较湿润、温暖，冬季的特点是偏于湿冷。南北方人对气候的耐寒、耐热不同，

中西医结合理论的研究

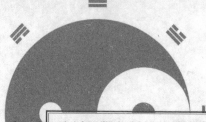

生活习惯相异，形成的体质（寒性体质或热性体质等体质）也有差异。

中国传统医学就这样认为人与自然界息息相关。并认为宇宙是一个整体，人是宇宙整体的一部分，人不能脱离自然、违背自然规律，而应顺应自然环境，和自然保持和谐，维护自己的健康，预防疾病的发生或复发。这就是中医学的"人与天地相应"的整体观。有人认为"天人合一"是中医学的整体论，其实是一种误解，"天人合一"与人与天地相应的整体论是两回事。"天人合一"论，源于我国汉代的董仲舒，他说："人之身，像天容也；发，像星辰也；耳目，日月也；……皆当同而副天，一也。"①，由于中医学在人与自然环境的整体统一的思想指导下，中医医师在诊病处方时，要因地、因时、因人的不同，治法相异，用药不同，往往收到较好的治疗效果。像这种几千年沿用下来诊治疾病的原则和方法，反映了中国传统医学在个体化治疗上的优越性（个体化治疗问题，详见本文四、中医辨证思维的诊疗体系）。中医学个体化治疗的原则，历史悠久，绝不是现在才发现的。

中国传统医学就这样把人体看成是一个整体，各内脏之间，相互联系，内脏又与体表各器官、组织之间有联系，显示了体表各组织器官与内脏不能分割、身"心"不能分割，人与自然环境不能分割的有机的统一整体。使人体内外环境经常保持相对的平衡状态。这就是中医学对人体的整体论，是中医理论的主要特点之一。

从哲学的角度看，中医学的这种宏观的整体论思想是有现代系统论的思维内涵。为什么？现代系统论是20世纪40年代形成和发展起来的一个大门类（含系统论、控制论和信息论）的科学

①《任应秋论文集》458页，人民卫生出版社，1984

指导思想①，"要求把事物当做一个整体或系统来研究"，强调整体与局部，局部与局部，系统本身与局部环境之间相互依存，相互影响及制约的关系。作为整体观念的观点，是系统论的中心和出发点，强调研究事物要从整体着眼。为了获得系统的整体特性，必须认识各个组成部分，考查他们的联系与结构关系。系统的内在联系是一个运动过程，并在一定的时间和空间表现出统一。整体论的存在不能脱离一定的周围环境，与环境必然发生一定的相互作用②。因此，我认为中医学的整体论思想具有现代整体论和系统论的科学内涵，理由即在于此。中医在临床上诊断、治疗和预防疾病都是在这种整体论（含内脏相关论和体表与内脏相关论）的理论指导下进行的。病人的某些症状表现，看做是整体或全身的反应，局部的病变始终要与整体联系看待，绝不要分割对待。

总观以上所述，人体内部的整体统一性、人与社会环境的整体统一性，和人与自然环境的整体统一性，可以简单地看出中国传统医学的整体论思想，对人体的一切生命活动，均以这种整体论的思想对待的，以相互联系的、互不分割的观点去认识和处理人体的生理功能、病理变化、诊断治疗、处方用药以及疾病预防等等问题。因此，它不是局部的观点。它的价值和存在是不容置疑的，还应该发扬光大。我认为中医学的这种整体观，首先应该与现代医学的综合整体医学（Holistic Medicine）有机地结合起来（详见本章"对中国传统医学和现代医学的初步评估"内容），优势互补，使之成为更全面的整体医学论，从而指导医学的实践和发展。

---

①《微循环与莨菪类药物研究通讯》，1985 年 12 月第 4 版

②刘长林著《内经的哲学和中医学的方法》，第 80~81 页，科学出版社，1982 年 12 月

中西医结合理论的研究

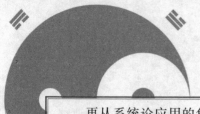

再从系统论应用的角度看，"现代系统论已在现代医学的发展中起到重要的作用，神经内分泌系统，稳定学说，应激学说，免疫等学科的建立与发展，无不说明西医学已经越来越注意系统方法的应用"（谢竹藩：关于中西医结合方法论的思考，《中国中西医结合杂志》，2005 年第 3 期，第 197 页）。所以我们应该进一步研究，以现代系统论的思想为指导，结合中医学的整体论思想深入探讨，研究它们的联系和结构方式，逐渐形成医学发展的整体科学理论。

二、中医学的平衡论思想（有现代医学的内稳定学说的科学内涵）

中国传统医学中的"阴阳学说"，就是讲平衡的思想。也是讲辩证法和方法论的思想。来源于中国的《易经》。它的实质，是以阴阳平衡的思想来解释和说明人体内（生理、病理、诊断和治疗等）及人体与外部环境的平衡关系和万事万物的发生、发展、变化的一般规律性。因此，有人认为阴阳学说，是我国古代的一种对立统一学说，属于哲学范畴[1]。对宇宙间任何事物都看做是对立统一的、相对平衡的。在现代中医学书籍里称中医理论的哲学基础，并占有一定的重要地位。

《黄帝内经·素问·阴阳应象大论》记载了阴阳学说的重要性及其纲领："阴阳者，天地之道也，万物之纲纪，变化之父母，生杀之本始。"指出阴阳是自然界的规律，一切事物的纲领，发生变化的根据，事物从产生到消亡的本源[2]。

（一）阴阳的对立性是普遍存在的

可以说，"数之可十，推之可百；数之可千，推之可万。"

---

①刘长林著《内经的哲学与中医学的方法》，第 30 页，科学出版社，1982 年
②李向中主编《中医学基础》第 5 页，人民卫生出版社，1989 年

天地的阴阳，不可数推，以它显示出的现象而概括为阴或阳两个方面。如人体的内脏可概括为阴和阳两大类。对实体的内脏（心、肝、脾、肺、肾）五脏属阴。此处所讲的"心"有两个概念，一种"心"指现代解剖学上的心脏，中医学上称"血肉之心"。另一种"心"是将调控整个内脏及全身功能的"心"——大脑，称为"君主之心"，如一国的元首①。对中空的内脏（胃、小肠、大肠、膀胱、胆囊等）属阳。

由于阴阳之中复有阴阳的观点，又将一个实体的内脏分为阴和阳两个方面，如心阴和心阳、肾阴和肾阳，其他内脏类推。一个中空的内脏也分阴和阳两个方面，如胃阳虚和胃阴虚，其他类推。因此，若要使一个脏器达到平衡，必须使它的阴和阳两部分趋于平衡状态。推而广之，脏和脏（心、肾），腑和腑（胃、大肠），脏和腑（肺、大肠），气和血等均可依此规律在生理上保持着平衡状态。这种平衡状态是相对的平衡，绝不是绝对的平衡。

（二）阴阳的对立统一性对临床的指导意义

从临床病理角度看，疾病可概括为阳虚、阴虚、阴虚阳亢、阴阳两虚四大类型（证型）。但是，从我们研究的结果说，中医治病时，首先要将阴虚或阳虚定位（落实）到脏腑上来，这一点非常重要。即证型属于哪一脏、哪一腑，或哪几脏、哪几腑，如肾阳虚，还是心阳虚；肺肾阳虚，还是肺肾阴虚等。只有这样定位，才能处方用药，有的放矢；如果仅强调阳虚或阴虚，那就无法处方用药，成了无的放矢，或是盲目治疗，往往达不到预期的效果。产生这种错误认识的根本原因是违背了中医治病的原则，即脏腑的阴阳"以平为期"的原则。有人说，中医学是平衡医学，有一定的道理。

---

①许自诚，历史地认识祖国医学的"心脏"，《中医脏腑学说的研究与应用》第 111 页，甘肃科学技出版社，1995 年

11

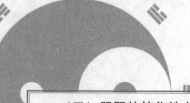

（三）阴阳的转化性在诊治疾病过程中的指导意义

由于阴阳可以转化，"阳极生阴，阴极生阳"的关系，中医学将疾病看做是一个动的过程，阴证或阳证是可以转化的，阴证可以转化为阳证，阳证可以转化为阴证。因此，医生在治疗疾病时要有这种思维的指导，并掌握它的规律性。如治疗阴证时（即阳虚证）何时改变治疗方法，更换药物，并恰到好处，要按照"有是证，用是药"的原则进行。当然这里存在着医生本身的经验确有重要的关系，但也不可勤换药方，要善于守方，除非疗效不好，应再重新辨证，重新确定治疗方向和治疗方法，再选药处方而治疗，以达到治愈的最终目的。

（四）中医学中的五行学说也有一定指导临床的意义

我认为五行学说不如阴阳学说的普遍的规律性强和说理的概括性强。五行学说，是以金、木、水、火、土五种符号，以相生相克的相互制约关系，解释人体内五脏之间的相对平衡状态。《易经》中的"行"，是"天行健"的含义而来，"行"是代表运动的意思，宇宙间的物质最大的相互关系。"千万不要看成了五行就是五种物质"，"生克是阴阳方面的说法，祸福相依，正与反、是与非、成与败、利与害、善与恶，一切都是相对的、互相生克"[1]。因此，它也是讲平衡问题的，可以说是对阴阳学说讲平衡关系的补充。

五行学说的现代初步研究。"它与现代的系统理论确有许多相似之处，是一种原始朴素的普通系统论，含有相似的反馈机制形式"[2]，所以仍有一定的临床实用价值。我认为，中国古代的医学家能认识到人体内脏之间的反馈机制的存在，的确是值得赞

---

①南怀瑾著《易经杂说》第64页，复旦大学出版社，2007年

②刘长林著《内经的哲学和中医学的方法》第30页，科学出版社，1982年

扬的。但从我 50 多年的临床实践看，它的实用性并不太多，常用的有"木克土""水不涵木""金生水""水火不能既济"等几种关系。五行学说中所讲的机械循环关系，我持怀疑态度。因此，我于 20 世纪 70 年代，受命于甘肃省卫生厅编写《新编中医入门》一书时，只写了阴阳问题，而未写五行。现在我的看法是，应深入研究中医学中五行相生相克的反馈内涵，使其成为进一步说明内脏之间真实存在的反馈机理。

（五）我们对阴阳学说的研究

1962 年，我们提出中医脏腑学说是中医理论体系的核心问题时（见 1962 年 5 月 29 日《人民日报》、30 日《健康报》、第 6 期《中医杂志》），指出了中医有一套与西医不同的、独特的理论体系。脏腑学说是这个理论体系的核心。同时又提出了阴阳五行学说是中医理论体系的哲学说理工具。因为阴阳五行学说是我国古代的一种哲学思想，中医学拿来说明和解释中医学理论中的人体生理功能、病理变化、疾病的诊断、治疗、药物的性能，以及自然界万物的发生、发展、变化的规律等问题。但它不是中医理论体系的核心，而真正的核心应是脏腑学说。医学的核心应该是从医学本身去找，医学核心是医学本身的主线。以后我在继续研究脏腑学说时，进一步发现了历代中医学家对脏腑的重视、精心研究和发展，使脏腑学说的论点更加充实、趋于完善[①]。他们诊治疾病时多以脏腑为纲，清代著名医学家喻嘉言曾说："凡治病，不明脏腑经络（许按：经络问题，请见后面所讲），开口动手便错。"可以说，喻氏对脏腑学说在中医历史上的学术地位作了最有力的定位结论。脏腑学说是中医理论体系的核心，应予肯定。这个观点的提出，至今已有 50 多年的历史，我认为依然是

---

①任应秋主编、许自诚副主编《中国医学百科全书中医基础理论》卷，第 63–69 页，"历代对脏腑学说的研究"，上海科技出版社出版，1989 年 9 月

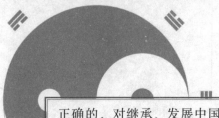

正确的，对继承、发展中国传统医学起了重要作用。我国著名的国医大师，中医界的老前辈，95 岁高龄的邓铁涛教授评论说："许教授通过脏腑学说揭示出祖国医学是有一个理论体系的。为中医政策的正确贯彻，用科学技术的内容造舆论，起到了很好的作用，故受到党和国家的重视。用新科技研究中医脏腑学说，将发现其中更多更先进的内涵，可为预卜。脏腑学说是中医理论的宝藏，值得人们继续深入挖掘。"我国著名的中西医结合专家、系统学习过中医的高级医师黄星垣教授评论说："脏腑学说是祖国医学理论体系的核心；是认识和研究机体生理功能和病理变化的理论概括；中医的阴阳五行学说是阐述脏腑学说的说理工具；是指导临床辨证论治的理论基础；给医学科学提供了新的研究内容；已逐步成为指导编撰中医学院教材，今后开展研究中医理论和中西医结合临床研究的主要参考依据；脏腑学说已收入我国第一部《中国医学百科全书·中医基础理论》内，成为具有学术权威性的规范论述"①。

（六）我们对阴阳学说的新的认识

从我国传统医学的阴阳对立而平衡的观点，认识和区分现代医学对人体的组织结构、生理功能、病理变化的平衡状态。

结构及生理功能上的对立统一性：如人体四肢的伸侧为阳，屈侧为阴；血管的动脉为阳，静脉为阴；肌肉的收缩为阳，松弛为阴；运动神经为阳，感觉神经为阴；心脏的收缩功能为阳，舒张功能为阴；大脑皮层的兴奋为阳，抑制为阴；交感神经（功能）为阳，副交感神经（功能）为阴；精子为阳，卵子为阴；瞳孔放大为阳，缩小为阴；肺的吸气为阳，呼气为阴；血压的升高为阳，降低为阴；……以此类推，都是阴和阳的对立统一关系。

---

①许自诚著《中医脏腑学说的研究应用》第 7、8、9、11 页，甘肃科学技术出版社，1995 年

病理生化上的对立统一性：如环磷酸腺苷(cAMP)属阳，环磷酸鸟苷(cGMP)为阴；肾上腺皮质激素、甲状腺素的分泌量，白天升高为阳，夜晚降低为阴，肾上腺皮质激素后半夜又逐渐上升为阳；成骨细胞为阳，破骨细胞为阴；组织细胞的增生为阳，萎缩属阴；致癌基因属阴，抑癌基因属阳，等等，以此类推，也是阴和阳的对立统一关系。

"阴中有阳，阳中有阴"的观点，在现代医学中的反映：性别中男为阳，女为阴；在男性体内以雄性激素为主，属阳，也有一定量的雌性激素属阴，这称阳中有阴。在女性体内以雌激素为主，属阴，也有一定量的雄性激素，属阳，这称阴中有阳。

可见，中国传统医学中的阴阳学说，是讲平衡问题的。这种平衡绝不是静止的平衡，而是动态的平衡，正由于这种动态的平衡关系，才能维持人体生命的活动和保持各内脏之间、组织之间以及与自然界阴阳变化之间的整体统一性。

20世纪70年代，现代医学理论提出的机体内稳态(Homeostasis)，是讲人体内平衡问题的。机体内稳定是由于机体内各种调节机制调控而维持的一种动态平衡，是人进化过程中获得的维持整体机能的一种动态平衡，也是人进化过程中获得和维持整体机能存在的基本条件。不仅用在内环境的理化特性，也可用于系统、器官、组织、细胞，以至分子水平的动态平衡[1]。神经内分泌与免疫调节网（Neuro-endocrine-immuno modulation）是属于维持内稳态平衡中各种机制中的一种极其重要的调节机制。神经、内分泌、免疫这三大系统各行其职又联系和相互作用共同维持人体的稳态机制。神经系统通过其广泛的周围神经突触及其分泌的递质、神经肽和众多的内分泌激素，神经细胞分泌的

---

①侯灿 "中西医调整机体内稳态方法比较研究"，《中国中西医结合杂志》，1998年4期，198页

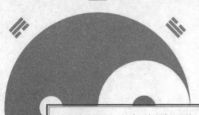

细胞因子，来共同调节着免疫系统的功能；而免疫系统通过免疫细胞产生的多种细胞因子和激素样物质反馈作用于神经—内分泌系统。各系统的细胞表面又有相关的受体接受对方传来的各种信息，这种多维、多向信息沟通与联系，来实现人体功能的整合调节[1]。三大系统间精细、严格的信息传导，却给中医学极大的启迪，开阔了视野的局限性，认识了自己的不足。正如恩格斯所说："我们要是不知道这些细节，就看不出总画面。"因此，我主张，中医学对人体的阴阳平衡思想，应与现代医学的机体内稳定相结合进行研究，其中神经—内分泌—免疫调节网络更值得注意。

可以说，中医学的阴阳平衡思想是中医理论对人体内的朴素的稳态机制。

以上几方面，是我们对阴阳（含五行）学说的现代研究，尽管是初步的，但它已从不同角度说明了这一学说具有的科学性。不论中国传统医学或现代医学，都可以运用阴阳（含五行）学说的原理，概括地、一般地说明和解释人与自然、人体内部的组织结构、生理机能活动和病理生化的改变的规律性，确是一种说理的理论工具，属哲学范畴[2]。

更进一步说，中国传统医学和现代医学都讲人体内的平衡问题。阴阳平衡的思想是代表东方医学（主要是中国）的思维特点，而内稳态平衡思想是代表西方医学的思维特点。前者是古代的哲学概念，笼统性强，说理欠透彻，后者是现代生物学概念，也是应用现代系统方法发展起来的现代医学理论，深入性强，说

---

①吴以岭主编《络病学》创新教材，供中医、中西医结合专业用，第329页，中国中医药出版社，2005年

②许自诚著《脏腑学说与近代研究》，1996年，香港大学专业进修学院印

理透彻，例如人体内分泌系统多器官之间复杂的生理平衡理论，所讲的反馈机制非常明显，相互间之反馈程序非常严谨，且有扎实的实验研究根据。我认为我国的阴阳平衡思想和西方的内稳态平衡思想是研究人体内（含人体内外）生理平衡的共识基础，二者有结合的必要性。结合是宏观与微观的结合。若能使其有机地结合起来，对人类医学中机体平衡理论的研究更加深入、完善，适用性更强，说理性更透。

三、中医学独特的调控系统——经络系统（可能是人体内的另一种调控系统）

中国传统医学认为，人体内存在着经络系统。它在构成人体整体结构和生理功能上有着特殊的作用，几千年来一直指导着中医临床诊治疾病，尤其是对针灸学、外科学、皮肤病学及养生保健等方面更显得重要。经络系统是我国传统医学的一种独特理论，现代医学是没有这个理论的。据中国科学院生物物理研究所著名研究员祝总骧等的研究结果，可能是人体内另一调控系统，并指出2000年前经络在中国的发现是世界第一，现在仍然是世界第一[①]。

（一）经络独特理论的原有基础

1. "夫十二经脉者，内属于腑脏，外络于肢节。"[②]

人体内主要有十四条经脉（包括督脉和任脉），按阴阳学说分为阴经和阳经两大类。阴经连系心、肝、脾、肺、肾、"心包"等六脏；阳经连系胃、小肠、大肠、膀胱、胆囊、"三焦"等六腑。脏与腑之间有络脉相连系（如肝经，入肝络胆）；脏与脏之间也相互连系（如足少阴肾经，从肾直行向上通肝、入肺，再出肺联络心脏）。每一条经络在人体表面呈有规律的对称分布

---

①祝总骧著《针灸经络生物物理学——中国第一大发明的科学验证》，北京出版社，1983年

②《黄帝内经·灵枢·海论》

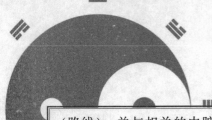

（路线），并与相关的内脏相联系（如手少阴心经与心脏相连）。这样，经络将内脏与体表相连，内脏之间相连，再加上身体前后分布的任脉与督脉总领阴阳十二经脉，合计十四条经脉。人体前后、左右、上下、内外都联系起来如"网络系统"，使人体成为一个统一的有机整体。这个"网络系统"经络的重要性，正如《灵枢·经脉篇》所说："经脉者，所以能决死生，处百病，调虚实，不可不通。"即中医独有的经络系统。

2.经络系统的生理作用有三：

（1）广泛联系的作用，使人体内外成了一个整体。1962年我们提出脏腑学说时，认为经络在构成人体整体的结构和联系上具有重大的作用。提出经络的生理作用，一是联系全身的作用，二是人体内的一种组织结构[①]。

（2）维持和调节平衡的作用。1979年我在编写《中国医学百科全书·中医基础理论》时，因鉴于经络具有对称分布的特点，针灸取穴治疗面神经麻痹和半身不遂时，采用"病在左而取之于右，病在右而取之于左，病在上而取之于下"等的缪刺法（取健侧经穴）后，患者的面神经麻痹得到了明显好转，有的甚至口眼㖞斜完全恢复。启发了我遂提出了经络具有维持和调节平衡的作用。

（3）运送气血营养全身的作用。《内经·灵枢·本脏篇》记载："经脉者，所以行血气而营阴阳，濡筋骨，利关节者也。"指明经脉有运行血气至全身，使人体内各个脏器、组织、器官得到充分的营养，以维持正常的生理功能。

（二）经络独特理论的现代研究进展

我国历代中医学家虽然通过几千年的长期临床实践，证明了

---

①许自诚著《中医脏腑学说的研究与应用》第30页，甘肃科学技术出版社，1995年

"经络系统"在人体内是存在的，但未被科学方法证实。因此，在整个世界医学科学领域里至今还未被公认。经络的现代科学研究迫在眉睫。我国大规模地系统研究经络问题始于20世纪70年代，取得重大进展是在80年代，证实了经络系统是人体和动物普遍存在的独立系统①。研究的途径，主要是采用现代科学的先进技术和方法，现简述如下。

1.用现代生理学的方法（如条件反射等），反复证实了"循经感传（PSC）是客观存在的经络现象②。我国著名的生理学专家程莘农、胡翔龙、张锡钧等教授做出了重要贡献。"现在又从分子水平证明了经络的循行路线的客观性和非物质性③。

2.用现代生物物理学的方法，国内外学者采用声学、光学、电学（低电阻）、磁学、放射性同位素（锝）等各种方法，进行检测研究。中国科学院生物物理研究所祝总骧研究员及其合作者，经过20年的实验研究做出了巨大贡献。"我们通过了三种方法，即隐性感传（LPSC）、低阻抗和高振动声，证实十四条经脉可以客观测定，其宽度仅是1毫米，其位置终生不变，而且与古典经络图谱一致。98%的人都能测出LPSC，而且不受民族、地域、年龄、性别的限制，都能测出来，但是循经感传（PSC）在人群中常少，只占1%"④（详见祝总骧著《针灸经络生理物理学中国第一大发明的科学验证》，1989年和《千古之谜·经络物理研究》，1988年）。

以上研究，有力地说明了我国几千年临床实践证明的经络系

---

①《光明日报》，1986年7月12日和1987年5月10日

②刘澄中著《临床经络现象学》第339页，刊载。胡翔龙主编《中医经络现代研究》，1990年

③刘澄中著《临床经络现象学》，第409页，大连出版社，1994年

④祝总骧著《锻炼经络百岁健康》，科学普及出版社，1994年

中西医结合理论的研究

统，通过现代科学的方法和手段已经证实，肯定地说，经络和经络现象是客观存在的。但是经络的实质有待进一步去研究。这些研究成果，为今后经络实质的探讨打下了现代科学的基础。

（三）经络系统的实质探讨

这方面的研究有以下几个学说：

1.多层次、多形态、多功能的主体结构的学说。

"通过形态学的方法，实验经络线的三种生理和生物物理学特征，可以在显微镜下找到其形态学的依据，从而提出以上理论"①，此学说的代表人祝总骧（见刘澄中依据祝总骧1989年资料改编的经络的多层次、多功能、多形态的主体结构模式图，1994年《临床经络现象学》，第335页，大连出版社）。

（1）角质层：经络线上角质层变薄，是循经低阻抗特性的物质基础。

（2）表皮层和真皮层的乳头层，这里感觉神经末梢神经分布其中，是隐性感传过敏的原因。

（3）真皮层和皮下结缔组织，神经束和肥大细胞相对集中，是发生循经感觉和感传的物质基础。

（4）肌层某些特殊的结缔组织，是发生高振动声的物质结构。

不同的层次，不同的结构，本身表明经络不是一种单一的线，而是一个立体的三维结构，在其中分布着发生各种生理和生物物理学特性的物质结构②。

2.周围神经、血管相关学说。

经过尸体解剖研究，观察人体300多个穴位中，有半数的穴位下面有神经直接通过，另一半的穴位在附近半厘米范围内有神

---

① 祝总骧著《锻炼经络百岁健康》，科学普及出版社，1994年
② 刘澄中著《临床经络现象学》，第335页，大连出版社，1994年

经干或较大的神经分支通过。从经络循行路线进行解剖观察，也证实了有大的神经分布，如手厥阴心包经沿正中神经、手太阴肺经沿桡神经及前臂外侧皮神经、手少阴心经沿尺神经及前臂内侧皮神经分布等。又据用成人尸体 8 具，游离上肢 49 条，下肢 24 条，观察十二经脉和任脉共 324 个穴位中，有脑神经和脊神经支配的共有 323 个。说明经络、腧穴与周围神经有密切的关系。经络穴位也与血管有关。但不如神经那样密切，在 141 个穴位上扎到大血管的仅有 49 个穴位①。从古典文献中对经络的描述看(如"经脉者，所以行血气而营阴阳"——《灵枢·本脏》)，经络也包括血管。

3.结缔组织、血管、神经交织学说。

复旦大学贵伦教授通过实验动物研究认为"人体经络穴位的物质基础以结缔组织为基础，连带其中的血管、神经和淋巴管等交织而成"②。

4.经穴、皮层、内脏相关学说。

通过动物实验，在证实体表的经穴与内脏活动间存在着特定的规律联系的同时，针刺狗的"足三里"，和人的"内关"条件反射的方法，可引起大脑皮层诱发电位的改变。证明了穴位与大脑皮层的联系，而提出此假说。提出者系中国医学科学院协和医学院著名生理学专家张锡钧教授。

5.神经体液综合调节机能相关学说。

针刺经络上的穴位，可使急性阑尾炎患者血液内氢化皮质激素含量增加，提高抗炎能力。针灸能促进垂体前叶分泌卵泡激素

①任应秋主编《中国医学百科全书·中医基础理论》，第 91 页，上海科技出版社，1989 年

②萧言生著《人体经络使用手册》，第 7 页，引证于《科学通报》1998 年 3 月发表，东方出版社，2007 年

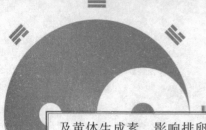

及黄体生成素，影响排卵。针刺也可使白细胞总数显著提高，中性白细胞增加，淋巴细胞下降，白细胞吞噬作用增加等等。说明针灸作用是通过神经—体液的综合调节作用而实现的。

此外，尚有以下两种学说：

经络是人体的第三平衡系统，认为经络与躯体的神经系统、自主神经系统及内分泌系统共同维持人体的动态平衡。孟昭成教授为代表。

高等临床神经学派，或称"中枢论"（"中枢论"是研究高等感觉、高级运动与高级反射的生理学特征及其在病理状态下的活动规律及临床诊断治疗中的应用[1]），大连医科大学刘澄中教授为代表。他认为"由十二经脉构成的单螺旋式'如环无端'的以肺的呼吸为动力的气血循环系统。它是写意的而不是指实的，不能把它作为指导理论，如同我们对待阴阳五行，气血脏腑及命门与三焦那样。它高于解剖组织学的结构而具有自然哲学的内涵"[2]。可见，刘氏是对中医学的经络系统持否定态度的。

我是一个20世纪50年代，西医离职系统学习中医的中西医结合临床医师，对现代生理学、生物物理学、神经学及解剖学等是外行。但从中医的历史看，经过两千多年临床实践所证实的经络及现代科学实验研究证实的客观情况看，现阶段我是赞同祝总骧教授的观点的，经络是人体内的一个独立系统。因为我是主张一元论者（过去一直倾向神经学说的观点）。但是它与高级神经系统的调控作用究竟有何关系？我的认识是，二者是密切相关的。人体内的这两大调控系统，谁为主、谁为副的问题，我是无资格也无法进一步评估的。我深信，随着现代科学先进手段对经络系统的进一步研究，定能寻找出经络的实质（物质基础）和它

①刘澄中著《临床经络现象学》，第313页，大连出版社，1994年
②刘澄中著《临床经络现象学》，第343页，大连出版社，1994年

们之间的关系。到那时，经络系统的真正科学价值就大了，可能对现代世界医学将掀起一个大的医学革命。

四、中医学辨证思维的诊疗体系（个体化治疗的核心）

我经过 50 多年的临床实践，证明了中医确实能治好许多疾病，甚至是一些疑难病，对许多慢性病更是它的特长。关键的问题，在于掌握并灵活地运用中医的脏腑学说及其所含的整体思维、平衡思维及以脏腑（含经络）为中心的辨证论治的思维方法。

（一）中医学的"证"与辨证的关系

中医学的辨证，是按照中医的辨证思维指导下的诊疗体系的重要过程，与现代医学的诊疗体系不同。

中医学诊治疾病是以"证"为诊治单位，现代医学是以"病"为诊治单位。"证"是证据的证，不是症状的"症"。"证"类似于西医的 syndrome（征），但又不全如此。这一点常被西医医师将中医的"证"误解为症状的症。中医治病绝不是对症治疗。

中医学如何应用辨证思维诊断"证"。"证"的诊断过程即辨证的过程。"证"是医师将病人的主要自觉症状，和望、闻、问、切（四诊）、舌、脉的变化及触诊等信息收集起来，再依照传统的辨证方法和内容（如病因辨证法、六经辨证法、气血津液辨证法、卫气营血辨证法、脏腑辨证法及经络辨证法等）与脏腑相联系，确定证的脏腑定位、阴阳的属性，综合、分析、判断、概括为某个证。以上辨证的过程是一般常用的辨证过程。有时，如抓住个别症状辨证（壮热、潮热、夜热早凉等）、病机辨证（如血热、血瘀等），确是辨证的关键，对指导治疗、处方用药起着重要的作用。这样得出的"证"的概念，显然是宏观的，不是微观的。而现代医学诊断某种病，除根据常规的问、触、扣、听程序外，主要借助现代科学仪器（X-线、CT、MRI、内窥镜、介入造影等）、生化检查、光学显微镜或电子显微镜等手段而确诊的，因此"病"的概念主要是微观的。在"证"和"病"的关系上，中医学对一个患者可因病情的复杂性、多样性，对现代医学的同一个病，可有一个"证"或 2~3 个"证"。而中医的一个"证"，可能概括为西医的几个病。

（二）"证"与治疗的关系

先辨证，后论治。"证"和"治"往往是如影随形，辨证不明就治疗不确，有是证用是药，而且处方用药不在多而贵在精专，要取某种中药的主要功能特长，科学地配方组合，力求合理用药。同时，用药前先确定治疗方法（原则），"证"不同，治法相异。在确定治法时还要参照病人的体质情况。中医很重视体质，在相当程度上，具体的体质条件决定着发病的证型和什么性质的病，如"易风为病者，表气素虚；易寒为病者，阳气素弱；易热为病者，阴气素衰"[1]。人的体质有十数种，简单而适用的分法，要分清偏寒体质或偏热体质。所谓辨证论治因人而异（含因时、因地），是中医学的辨证法。这是中医个体化治疗的核心，也是中医治疗疾病的一大优点。1962 年我在系统学习中医 3 年后撰写了"脏腑学说"的论文时，我们总结中国传统医学理论体系时发现，中医有个体化治疗的观点：中医对人体内外的整体统一的看法，辨证施治的思维方法，以及灵活应用个体化的治疗原则等，是现代医学相对缺少的内容[2]。中医个体化治疗的方法值得研究和发扬。现代医学近 20~30 年才提出个体化治疗的问题，

---

①匡调元著《人体体质学》，第 171-173 页，上海科技出版社，2003 年
②许自诚著，《中医脏腑学说的研究与应用》，第 43 页，甘肃科学技术出版社，1995 年

逐步才引起了医师们的注意。

(三) 中国传统医学的"证"与现代医学的"病"的关系

我认为西医的"病"和中医的"证"的关系，是纵横的关系，如地球的"经"度和"纬"度的关系一样。西医的"病"如经度，中医的"证"如纬度。现代医学对某一疾病的发生、发展、转变和预后等研究的比较透彻清楚，有经验的西医医师都心中有数，而中医对某一"证"的认识就没有那么细微，除了一些传染病（"瘟疫"）较系统（有简单的流行病学认识）外，一般来说缺少统计学处理和流行病学调查的结果。近10年来，我们从病理生理学的角度看，"病"与"证"进一步结合的理论探讨（见以后所讲），现在医学的某一"病"，在其发展变化的某一阶段出现的"综合征"即是"证"。由于"证"不同，治法也不同。"同病异治"根源正是这样来的。同时，西医的几种不同的疾病，在其发展过程中，可能出现相同的"证"，中医在治病上又采用同一种治法，这又称"异病同治"。"同病异治"和"异病同治"是构建中医辨证论治、因人而异、个体化治疗的两大分类。

五、中西医各自的特点、优势和不足（中医要向微观发展，西医要向整体倾斜）

(一) 中国传统医学的优势

1.把人体作为一个整体对待的思想（含"心"为最高调控中枢说，脏腑相关理论，体表与内脏相关理论、身心统一论、人与自然的整体统一论，动态的阴阳平衡论等），这些理论有广泛的指导中医基础和临床各科治疗疾病的重要价值。

2.宏观的辨证论治，因人、因地、因时的个体化诊疗体系。

3.以自然植物药为主的治疗药物（中草药有一万多种），毒副作用小，过敏反应也少（从静脉输入的中药制剂例外）。资源丰富的中华中草药中挖掘新药的潜力很大，确有发展前途。

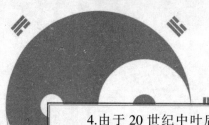

4.由于 20 世纪中叶后，人类疾病谱的发现，感染性疾病和营养不良已得到控制，而免疫、遗传、代谢性疾病增多，如肿瘤、糖尿病、心血管疾病、痛风、自身免疫性疾病，特别是慢性疾病增多的情况下，中医采用中药复方治病的方法，显示出一种优势，很可能是今后发展成治疗这些病的方向。现在对中药复方研究的治疗原理，主要在于对人体的高级神经系统、自主神经系统、内分泌系统、心血管系统、免疫调节系统、消化系统等系统，起着调节所用，尤其是对整体（多系统）调节作用更为突出。具有多靶点、多途径、多效应等几方面的药理作用①。

5.经络系统的理论，在世界医学领域里独树一帜。它可能是人体内的另一个调控系统，对它的进一步研究（实质），可能带来今后医学上新的理论发展。在经络理论指导下产生的针刺治疗方法，是中医治病的一大特点，有时起到惊人的疗效，而且方法简便、易于学会掌握，深受国外人的赞扬。针刺治疗的原则和方法主要是辨证施穴。

6.用中草药、针灸等治疗疾病，已成为我国防治疾病中不可缺少的措施。

7.中医的食疗，丰富多彩，具有独特性，对人体保健、促进疾病早日痊愈有很好的作用，值得研究，进一步总结，使其规范化，适应性强，说理科学化，利于推广使用。

（二）中国传统医学的不足

1.传统医学的理论朴素，在较大程度上解释和说明的语言含有中国古代哲学的思想，阻碍了中医学的发展，加以文字古奥，语言不通俗。因此，对具有现代医学知识的人和外国人很难完全理解和接受。

---

①许自诚"中医治疗疾病的现代原理"，《中医脏腑学说的研究与应用》，第 174 页，甘肃科学技术出版社，1995 年

2.缺乏精确辨证的手段（仅有宏观辨证）。从现代医学的角度看，如贫血患者，中医一般辨证为气血双虚，因未进行贫血的分类，故对缺铁性贫血、失血性贫血及营养缺乏性贫血等用中药治疗，确实可起到明显好转或治愈的结果，但对再生障碍性贫血，急、慢性白血病的疗效差，预后难以预料，有时甚至不自觉地延误了病情。以上举例是就一般情况而言，但也有少数治愈的病人，这是因为又借助了现代医学的检查，参照了现代医学对病的诊断，得到启发，不断改进治疗方法和药物等的结果。从这一点现实的举例和我几十年来的临床经验所形成的一种思维定式，我建议中医必须要向微观发展。

　　3.给药的手段和方法单一。目前为止，仍以汤药和丸剂为主，以口服为主要手段。近10多年来，单味中药及简单复方的静脉注射剂（如丹参注射液、参脉注射液等）增多，起到了比较好的疗效。但中药治疗的优势主要还是复方，有些复方已研制成颗粒剂及胶囊剂，显示了中药剂型改革上的进步，如参松养心胶囊、丹参滴丸等，使用方便，疗效比较好。而大型静脉输液的问题，至今仍未解决，这是一大缺点。尽管研究困难，但它是发展的方向，千万不可动摇，一定要研究探索出成功之路，对快速提高疗效有重要的关系。

　　(三) 现代医学的优势

　　1.现代医学的理论，具有科学性、现代性和全球性，说理性透彻。有扎实的医学基础学科，如解剖学、病理学、病理生理学、药理学、微生物学及免疫学等，现代又有先进的分子生物学(如基因学)、分子病理学等。

　　2.对人体生理、病理微观的研究，已成为现代医学的一大优势，世界上任何一种传统医学（主要是中国传统医学）的研究至今是赶不上的，遂成为中医医师向现代医学学习的重点倾向。

　　3.检查疾病的手段（仪器、生化）先进，对疾病的诊断准确

中西医结合理论的研究

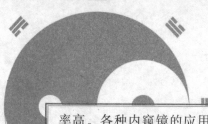

率高。各种内窥镜的应用，既提高了诊断水平，又进行了治疗。恶性肿瘤的诊断除先进仪器、生化指标外，最后还有细胞病理学把关。病因诊断现已进入基因水平阶段。这个阶段，医学诊疗上疑难的、重大的问题人们仍然寄予厚望。心脑血管疾病自CT、MRI、血管造影等影像学的发展，对疾病的准确性我国已达到国际先进水平。地震灾害中使用的"生命探测仪"，争取了时间，挽救了过去无法挽救的人的生命。

4.治疗技术的发展突飞猛进。外科领域多种手术的开展，解决了中国传统医学无法解决的疾病。如心脏瓣膜置换术、室缺和房缺的修补术已普遍应用，某些复杂的先天性心脏病，如法洛氏四联症也已得到了解决。周围血管疾病的中西医结合介入治疗，如心梗的介入治疗、搭桥手术已经很普通，疗效很好，受到患者的青睐。2010年兰州大学第一医院中西医结合介入科成功地实施了巨大髂总动脉瘤腹腔内修补术，成为甘肃省省内首创。器官移植术，由肾脏移植开始发展到肝脏移植、心脏移植，以及干细胞治疗血液病已达到惊人的疗效。现代的中国传统医学的技术是望尘莫及的。2010年湖南湘雅医学院报道了一例多内脏器官移植成功。

5.对急、危重患者的抢救措施先进、见效迅速，挽救了无数人的宝贵生命，达到了"起死回生"的高度境界。在全国多年不遇的地震、水灾、泥石流等严重自然灾害面前，起到了巨大的作用。

6.给药途径多样。体外给药，疗效快。静脉输液给药的方法，广泛应用的程度，几乎已替代了肌肉注射的方法。对慢性消耗性疾病、不能进食及禁止进食的患者，静脉输入人体必需的营养液的方法，在支持疗法中起到了积极的治疗作用。如兰州大学第一医院普外2科，对一坏死性胰腺炎合并脓肿的重度患者，将胃管下入空肠部位，使营养液直接从空肠吸收（肠内营养法），起到了良好的作用。

7.对病原微生物的治疗，针对性强（即对抗疗法），如各种细菌、病毒、原虫、衣原体、支原体等。

8.疫苗的广泛、普遍地应用，有效地控制了许多传染病的流行蔓延，尤其是烈性传染病，起到了控制和杜绝发生的重要作用。

（四）现代医学的不足

1.过度重视局部、轻视整体。主要表现在对病人的整体上、精神上、心理上的改变重视不够。这个现象比较普遍。也是一个观念的问题，实与西方医学两百多年来形成的思维定式有关，谁也怪不得谁，欲要短期内得到彻底解决，恐非易事。世界上的事，变是绝对的，不变是相对的。这种轻视整体的观念一定要变，现在已经在变（详见下页整体综合医学一段）。因此，我反复建议，西医要向整体倾斜。

2.西药的毒副作用较大。据美国一个调查报告说占 27%。这个问题已成为世界医药界广泛关注的事，因为它给患者带来困惑与不安，若不吃药则病情需要，若要吃药又担心出现毒副作用，对自己身体有伤害。

六、对中国传统医学和现代医学的初步评估

从以上中、西医学的优点、不足和中西医学对人类疾病防治保健所起作用的大小来看，我认为西医是世界医学的主流，起着主导作用，而传统医学是起着辅助作用。国际上称传统医学为替代和补充医学（Alternative and Suplementary Medicine）。我们至少可以说，传统医学起到丰富现代医学的作用。当前，在我国医疗保健事业中，中国传统医学是不可缺少的重要组成部分，而且还应发展壮大。

现代医学科学发展太快了，传统医学的发展确实显得滞后。

但是中国传统医学的整体论思想，把人体内各个脏器、组织，看成是相互联系、相互制约、不可分割的观点是正确的，所以我建议，西医要向整体倾斜。仅强调还原论是不行的。从中医整体论的内涵看，也有它的局限性，正如恩格斯在《反杜林论》中指出，"虽然正确地把握了现象的总画面的一般性质，却不足以说明构成这幅总画面的各个细节，而我们要是不知道这些细节，就看不清总画面"①。

现代医学对人体生理、病理的微观研究是它的一大优势。不要总认为现代医学是局部观点，没有整体观点。我认为这是认识上的不足。自从 20 世纪 70 年代美国医学家恩格尔提出了生物—心理—社会医学模式后，随着生物医学模式的转变，"现代医学并不完全以局部观点为指导，而是走向整体化趋势，已提出整体医学（Holistic Medicine，又称综合整体医学）的观点。首次把人作为一个整体看待，并认为任何一个整体大于而且不等于其他各部分的相加。"②

综合整体医学论，主要提出了"机体外部有两个平衡：自然生态平衡和社会生态平衡。""机体内部也存在两个平衡：生理平衡和心理平衡。"我们再看看中国传统医学的整体观，主要有人与自然的整体统一性，人体内部的整体统一性，以及人与社会环境的整体统一性。其中人与自然环境的整体统一性，所讲的"人与天地相应"的观点，人与日、月、星辰、四季气候更迭的正常和异常变化发生的"六淫"、"疬气"等致病观点，与现代医学的"机体外部的自然生态平衡"有近似之处；人体内部的整体统一性，所讲的"心"为"五脏六腑之大主"、"君

①李振英《"病理过程"与"证"结合假设及其学术意义》第 4 页，甘肃医学科学研究院，内部资料，2008 年

②许自诚著《中医脏腑学说的研究与应用》第 127 页，甘肃科学技术出版社，1995 年

主之官"，为人体最高的调控中心，各内脏之间相互联系、制约，在"心"的最高调控下各自发挥自己的生理功能，有秩序地维持人体内部的生命活动。由于社会环境的关系，引起人的精神、情志的变化，如喜、怒、哀、乐超过了人的耐受能力所致的"七情致病"观点，与现代医学机体内部的生理平衡和心理平衡相一致。

因此，我主张将中国传统医学中整体观的科学内涵（因是它的优点要发扬）应与现代医学的整体观（综合整体医学）的内容有机地结合起来。结合的思路，一个方式是，如前所述，人与自然的整体性与机体外部的生态平衡相结合；人体内部的整体统一性与生理平衡相结合，并将"心为君主之官"的人体内最高调控中心与现代医学的脑的作用放在合二为一的位置；人与社会的整体统一性（"心"神合一论）与心理平衡相结合。另一种方式是，将人与自然环境的整体统一性和社会环境的整体统一性，纳入生理—心理—社会医学模式中，成为生理—心理—社会—自然（环境）医学模式。由于中国传统医学的科学内涵之范围较广，与天体宇宙、气象、资源等等有密切的关系，也不是单靠医学科学知识所能解决的。这里，我仅就医学领域的结合点谈了自己的一点认识。著者更倾向于第二种方式。

20世纪80年代中期，我鉴于"中西两种医学都有整体观的观点，都有一整套的理论体系，也有近似及共同之处，并在各自的理论指导下有防治疾病的手段和方法，各具特点"。因此，我主张这两种整体观的结合是十分必要的，也是可能的。1984年，我在北京召开的《2000年的中国研究》中西医结合论证会上提出了这个观点（论文发表于《兰州医学院学报》，1985年第3期）。因为这个观点"关系到两种医学在总体上结合的方向性的大问题"，"也是中、西两大医学体系在理论上总体结合的基点和纽带"。两种整体观结合后，至少有两点好处：①"对认识人体

中西医结合理论的研究

和疾病将更趋全面"。② "必将有助于揭示人体复杂的巨系统的秘密" ①。

七、中国传统医学和现代医学临床结合的思路、步骤与方法

传统医学和现代医学各有优势和不足，各有一套理论体系，但在临床医学方面如何扬长避短，起到优势互补，提高诊治疾病的疗效？我认为只有走中西医结合的道路，才是明确的方向。当今世界医学的特色，现代医学有现代医学的特色，中国传统医学有中国传统医学的特色，而结合医学应有结合医学的特色。结合医学要求由结合、融合到统一。

(一) 两种医学结合的思路

中西医结合的思路，应以中西医两种理论为指导（以上所说的两种整体观的结合，阴阳平衡论与机体内稳态学说的结合仅是两个大方面的结合思路），首先要以临床结合为起点，提高疗效为目的，逐渐走向理论结合的阶段，最后融合为统一的新医学体系——中西医结合医学（整合医学或整体医学）的总目标。

两种医学体系的特点：

我国著名中西医结合专家、中医病理学创始人、中医体质实验研究的开拓者匡调元教授曾提出："中国传统医学是以宏观、整体、全息（全息源于全息论。指全息生物学是研究生物部分与整体或局部与局部之间在生物特性上全息相关的规律以及这些规律的应用科学）调控（整体调节）医学，现代医学是以微观、局部定位、对抗医学" ②。

①许自诚著《中医脏腑学说的研究与应用》，第126-131页，论中西医两种整体观结合的必要性，甘肃科学技术出版社，1995年

②匡调元著《人体新体系猜想·前言》第45页，上海中医药大学出版社，2004年

我基本同意这种观点，但还不够全面。现代医学除对抗疗法为主外，还有补充和替代疗法。根据患者的需要，如脏器移植，如补充钾、钠、钙等微量元素、各种维生素、各种营养液（如氨基酸、脂肪乳等）和心脏瓣膜置换、冠脉搭桥手术等。这些疗法很重要，也是绝不可轻视的疗法。因此，我的观点是，中国传统医学是以宏观、整体、全息调控医学，现代医学是以微观、局部定位、对抗、补充及替代医学。我的意见实际上是对匡教授所提观点的补充。由于中西医学之间的渗透和中西医结合时潮的影响，西医常用的单一的对抗疗法，现已向复方或整合的疗法方向发展。如对高血压病患者不仅考虑个体化治疗的原则，处方用药时既有降压药，又有降脂药及合理的饮食调节等。

（二）两种医学临床结合的步骤与方法

　　两种医学结合的步骤，可分为两个步骤（两个阶段）。第一个步骤是临床结合阶段，第二步骤是理论结合阶段。我国中西医结合的工作，50多年来的实践经验告诉我们，各地的发展极不平衡，当前主要的工作仍在临床结合阶段。因为临床结合阶段是中西医结合的基础。积之越厚，发之越佳。理论结合阶段是中西医结合的高层次结合。两个阶段紧密相连，前者的结合孕育着新理论产生的内涵（萌芽）。后者的结合进入到有机的融合，构建新理论、新体系的出现。

　　1.临床结合阶段——辨病与辨证相结合。

　　又称病证结合，即西医辨病为基础，与中医辨证相结合的方法。这个方法是中西医结合医学实践的总结，也是中西医临床研究的重要模式[①]。我是赞同这种结合方法。1964年我提出中医辨

---

　　①刘平、李光、陈凯先《病证结合与中西医结合医学知识理论体系的构建》，《中国中西医结合杂志》2010年第6期，556页，引自陈可冀、宋军撰写的《病证结合的临床研究是中西医结合的重要模式》世界科学技术——中医药现代化，2005，8（2）：1-4）

中西医结合理论的研究

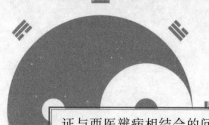

证与西医辨病相结合的问题，"采用祖国医学辨证施治的方法，结合现代医学'辨病施治'为主的方法，对于中西医结合将是一个良好的途径"。经过 50 多年的中西医结合实践，证明了这是一条成功的经验，良好的途径。西医是世界医学的主流，诊断的病名是国际化的，标准一致的。如果以中医的"证"为基础进行"证病结合"的话，中西医结合或许要走弯路，甚至得不到世界医学界的认可。

首先，用现代医学先进的手段和方法，确定或辨清病人患的是什么"病"。明确诊断后，再用中医辨证的方法辨清是什么"证"（或证型），在辨证和辨病过程中，我们要应用中医学内涵的科学思维方法与辨证方法和现代医学科学理论的思维方法，实行宏观与微观结合、整体与局部结合、辨证与辨病结合的原则，确定是什么"证"（或证型）和病，然后再选定何种治疗方法。

中西医结合治疗的原则，应采取西医的治疗方法好就用西医方法治，中医治疗的方法好就用中医方法治。或先西医后中医或先中医后西医，或中西医两种治法同步进行。在当今的现实情况下，病人有选择医生的权利，找中医或西医或中西医结合治疗。当今各大综合医院里客观上存在三种临床结合方式或步骤，一种是西医医生不论在病房或门诊自发的、有兴趣地选用某些中药（如参脉注射液、丹参注射液、三七总甙、参松养心胶囊……）治疗某些疾病，这种结合可称为"自发性结合"。一种是西医医生在治疗某些疾病过程中的某一阶段或某种情况下，用西医治法不满意时再请中医医生会诊治疗，这种结合方法可称"中西医配合"。另一种是，对某几种疾病有目的、有针对性地实行中西医结合治疗，即什么时期（情况）用西药，什么时候（时期）用中药，选择结合点，达到有机的结合，这种结合称中西医真正的结合。我建议多开展第三种结合的方式。但也不要忽视前两种方式、方法，因为它不仅可以提高了西医医生对中医或中西医结合的认知能力，同时也提高了自己诊疗疾病的效果。

2.理论结合阶段——病证与机能、结构、代谢相结合

通过病证结合，在提高疗效的基础上，开展中西医结合的理论探讨，即是理论结合阶段。这是一项极其重要的步骤。只有理论上的创新、或突破，才能产生新学说、新假说，中西医结合医学学科才能逐步形成一整套中西医结合的完整体系。有了这个体系，构建中西医结合医学（整合医学/整体医学）的理想才能实现。

在中西医结合临床辨病与辨证相结的过程中，匡调元教授曾提出：要使"辨病与辨证二者结合发展到一个高级阶段，要强调整体的统一性，强调相互依存与相互制约的辨证关系，要强调机能、结构、代谢的统一性"[①]。他的观点是正确的，我赞成这个观点。

八、辨病和辨证结合与西医"病理过程"关系的研究

近十多年来，中西医结合主任医师李振英提出，我也赞同并参与了这一问题的探讨。在临床实践研究辨病与辨证结合的过程中发现西医的病理生理学的"病理过程"（Pothologcal process），是病证结合的理论基础。这一发现给我们开展中西医结合开拓了新的思路。我们研究的结果有四点。

1.西医的"病理过程"，存在于不同疾病中的共同的、成套的、呈规律性组合的机能、代谢和形态结构的异常变化，即病理生理变化。如炎症、发烧、水肿、缺氧、水盐电解质紊乱、休克、循环障碍、血栓形成、肿瘤、全身性炎性反应、多脏器功能衰竭（MOF）及多脏器功能障碍综合征（MODS）等。而中医的"证"同样有西医的"病理过程"，它的本质就是与其相关的机能、代谢和结构的异常变化。

---

①匡调元著《中医病理学研究》，第 194 页，上海科技出版社，1980年 8 月第一版

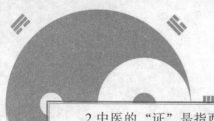

2.中医的"证"是指西医的"病"在其发生、发展、变化的不同阶段出现的外在表现和体征的综合。病与证在一个病人身上同时存在，二者的"病理过程"自然是平行的关系，决不能截然分开。通常一个疾病可有一个或多个病理生理学改变，在其发展的不同阶段，可出现一个或多个中医的"证"（证型）。换句话说，可出现一个或多个病理生理学改变。可以说，这就是"同病异治"的中西医结合的理论基础。

不同的疾病在其发展过程中可出现同一证型（相同的证型），反映了具有同一证型的"病理过程"。这是"异病同治"的中西医结合的理论基础。

3.西医的病理生理学，是从局部走向"活"的整体实验的一门近代学科，而中医学是从"活"的人身整体上经过长期的直接实验探索（或推理）出的一门学科，二者都有整体的观点。这个整体观点说明了中医"证"的"病理过程"（病理生理学变化）与西医病的病理过程有相同的共性基础。

4.我们的临床实践多次证明，通过西医的辨病和中医的辨证结合、微观与宏观结合、局部与整体结合的方法，实行辨病、辨证结合论治的结果，由"病证同治"，再到"病证同愈"的双重效果。从而反证了"病证同愈"的根本病机，在于改善或消除了机能、代谢和形态结构上的异常改变。

在辨病、辨证结合论治的过程中，特别是在制定治疗方法和选药、处方时，我们已经自觉或不自觉地与西医的"病理过程"结合起来，如炎症，要分清组织病理学上细胞及其纤维组织的变化，确定为急性或慢性炎症；在病因学上也要分清是何种微生物引起的，是细菌、病毒、霉菌或幽门螺杆菌（Hp）等；还有血瘀、循环障碍、肿瘤的性质（良性或恶性）、水肿的定位、血脂的异常、水盐电解质紊乱等等。

具以上四点及临床病证结合的实践经验看，我们认为"病证结合"的理论基础就是西医的"病理过程"（即病理生理学改变）。如果我们在此"病理过程"的基础上结合，探讨各种疾病在机能、代谢及形态结构上统一起来，并强调患病机体的整体统一性，促进中西医走向全面整体结合的理论发展阶段，使中西医结合医学逐渐形成一套完整的理论体系[①]。

九、结束语

中西医结合的工作，是一项复杂而艰巨的医学工程。从20纪初的自发性"中西医汇通派"起，到半个世纪后（1949年新中国成立），我国政府正式提出了中西医结合方针和《人民日报》社论"关键在于西医学习中医"。至今，又经历了半个多世纪的实践与探索，才摸索出了一个中西医结合的比较正确的方式，即西医辨病与中医辨证相结合的方式。实践证明了这个方式是一个最佳的结合模式。

我们知道，欲要构建成中西医结合的医学工程，我认为必须要经过两个过程：初级阶段和高级阶段。辨病与辨证结合的模式，只是中西医结合的初级阶段（主要是临床结合），现在还在继续进行，而理论上的结合才是高级阶段的结合，现在刚刚才开始，还须经过较长时间的"磨合"才能完成。

构建中西医结合的医学工程，是一项新医学理论体系的伟大创举，前途光明，任重道远。要清楚地认识到我们这些西医学习中医的人，是走中西医结合道路者，要比单纯学西医或单纯学中医的人付出成倍的心血和劳动。要求高，任务重，既要精通中

---

①见许自诚于2009年12月13日在北京中国中西医结合学会及河北省中西医结合学会召开的"中国中西医结合高端论坛"会上的发言：《从临床"辨病与辨证结合"向理论结合方向发展》一文，详见《中国中西医结合高端论坛暨李恩中西医结合思想研究会议指南与资料汇编》，2009年11月8日

中西医结合理论的研究

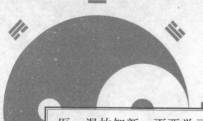

医，温故知新，更要学习赶上西医快速发展的步伐。因为我们所做的事是前人没做过的事，我们所走的路是前人没走过的路。路是人走出来的。因此，我们要有远大的理想，树雄心，立壮志，只有不怕艰辛而勇于攀登的人，才能实现自己的伟大理想。

我前面所讲的一切内容，不知对大家有无启发和参考，若能起到一点拓宽思路或眼界的话，我也就心满意足了。

第二章 脏腑学说的提出、研究和应用

1957年初，我身患严重的全身风湿性关节炎，在西医治疗无效，病情危重的时候，我寻求中医中药及针灸治疗，终于恢复了健康。在这种绝路逢生的情况下，我对我国传统的中医药学产生了浓厚的兴趣，而立志要学习中医。1958年，领导满足了我的心愿，派我参加了湖北中医学院，为期3年的全国西医离职学习中医研究班。自此我把毕生精力奉献给学习、继承、发扬、整理、提高祖国医学遗产的伟大事业中，把中医传统的独特的理论和诊治疾病的方法与现代医学结合起来，为中西医结合创建新医药学做出了应有的贡献。

1961年夏，在我完成学业即将离校之际，中央卫生部郭子化副部长及吕炳奎司长来校检查学习情况汇报会上，我提出了脏腑学说的主要论点。之后不久我接受了撰写此论文的任务，部分同学组成编写小组，由我首先构思，和张大钊、李瑞臣主笔，日夜苦战3月余，完成了《从脏腑学说来看祖国医学的理论体系》一文。论文在《健康报》《光明日报》1962年5月30日，《中医杂志》1962年6期全文刊登，《人民日报》5月29日及《中国建设》英文本摘要刊登。文章见报后，引起了全国中医学术界及西学中同志一次规模颇大的学术争鸣，对整个科学界也有一定影响。该文中心论点有六：①中医有一套与西医不同的独特的理论体系；②脏腑学说是中医理论体系的核心；③阴阳五行学说是一种古代的哲学思想，用以认识和说明自然界与人体，及人体内一

中西医结合理论的研究

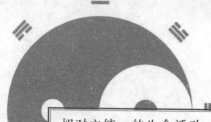

切对立统一的生命活动，脏腑的生理机能，病理变化的说理工具；④脏腑学说是指导临床辨证施治的基本理论根据；⑤经脉在人体结构和功能上起着广泛联系的作用；⑥脏腑学说给医学科学提供了新的研究内容。该学说的提出对继承、发扬中国传统医学起了重要作用，并成为研究中医理论，中西医结合临床研究诊治疾病和编写中医学院教材的主要依据。其定义，是以五脏为中心，研究人体脏腑、组织、器官的生理功能，病理变化、疾病的诊断、治疗、预防以及与外界环境相互联系的学说。脏腑学说已于1982年收入我国第一部《中国医学百科全书·中医基础理论分卷》。

在近40年的教学、医疗、科研生涯中，我始终不渝地执著于应用传统方法及现代科学方法研究脏腑学说，取得了新的认识和进展。

1.体表内脏相关学说（1961年）。鉴于经络内连脏腑，外通四肢、九窍，在体表呈有规律的路线分布的关系，可以研究某些皮肤病的好发部位和根源在内脏的关系。这对进一步探讨西医无法解释的皮肤病发病部位提出新的思路。现发现的29条循经性皮肤病与脏腑的病灶有关，就是这一学说的验证。如一冠心病心绞痛患者沿心包经发生湿疹。

2.疾病的发展变化不仅是脏腑机能上的改变，还有结构（组织）的改变（1963年）。如萎缩性胃炎，不仅有胃胀、胃痛、遇热减轻、稀便等虚寒证型的机能表现，且有胃黏膜充血、水肿、炎症甚至肠化、异性增生等组织上的变化。

3.论证了明代医学家李梴提出中医学的"心"有"血肉之心"（即心脏）和"神明之心"（即大脑）的区别（1979年）。使中医的临床医学和现代医学的人体解剖及生理功能走向一致。

4.通过对历代医学家对以脏腑为纲及其相互联系理论的研究

和临床实践（36 000字）（1982年）。对进一步深入研究脏腑学说提供了系统的宝贵的资料根据。

5.总结脏腑学说的现代研究（1983年）。新中国成立后30多年，我国用现代科学方法对五脏，特别是对脾、肾两脏实质和舌诊的研究取得的较大成就。

6.提出《伤寒论》的六经病证，实际上系六经（十二经）及其所属脏腑病理变化所表现于临床的各种症候的概括，从脏腑、经络、气化三者结合才能阐明疾病的机理（1963年）。

7.论证了中、西医两种整体观结合的必要性和可能性（1984年）。两种整体观的结合看做是中、西两大医学体系在理论上总体结合的基点和纽带的观点。

8.整体调节作用是中医治疗疾病的现代原理（1990年）。脏腑是人体整体机能的核心。所谓整体调节，是反映在对人体的高级神经系统、植物神经系统、内分泌、消化、免疫等系统起着调节的作用。

9."多脏腑的损害，多功能的不足"的观点（1989年）对中西医结合诊治老年病有一定的指导作用。

10.历经15年对胃寒证、胃热证机理的系列研究，对中医传统的胃寒、热证提出了现代科学的客观指标和形成机理，不仅丰富了中医脾胃学说理论，而且依照寒、热两型来辨证施治慢性萎缩性胃炎和胃癌前期病变，取得了显著的疗效。

通过以上的研究和实践，我深深体会到，毛泽东主席提出的"西医要学习中医"和"中国医药学是一个伟大的宝库，应当努力挖掘，加以提高"，是我们西医学习中医的指导思想，实践也证明了它的伟大性和正确性。西医学习中医只有不断地继承，不断地挖掘，不断地运用现代科学方法研究，才能有所创新，有所提高，不薄古人，更重今人。中西医结合是中医走向现代化的捷径，中医越现代化，越能加速中西医结

中西医结合理论的研究

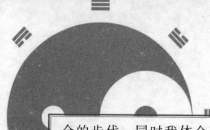

合的步伐。同时我体会到西学中的同志，只有热爱中医，认识中医的科学性、实用性和它对人民保健事业的伟大作用，和中西医结合事业发展的重要性，才能不怕困难，锲而不舍地刻苦钻研中医理论和临床实践，为中西医结合事业做出贡献。

第三章 从脏腑学说来看
祖国医学的理论体系

【按语】 本文由许自诚提出，并由许自诚、张大钊、李瑞臣三人主笔，论文完成后，以集体名义发表。发表于《中医杂志》1962年6期，同年5月30日《光明日报》、《健康报》专刊，5月29日《人民日报》摘要刊登。至今50多年的实践证明，以脏腑为核心的中医理论的观点是正确的。中医学的整体统一性、辨证施治的思想方法和个体化的治疗原则，不仅正确，而且反映了中医学的独特性，是现代医学中较为缺少的内容，正在引起医学界的关注。故此次再将原文收入，以飨读者。

人类在发展过程中，为了要健康的生活和繁衍种族，就要不断地和危害生命的疾病做斗争，这个斗争也就是认识、了解以及防治疾病的过程，随着人类物质文化的进步，这个认识过程也就日益深入。但由于处在不同的历史时期，人们的知识水平、认识方法不同，所以研究的对象虽然同样是疾病，却有着各种或同或异的见解，这也就是我们所习称的各个不同的医学派别。

目前，在医学领域中，我们所熟知的几个学派，他们对疾病的发生、发展、防治都有一套比较完整的理论体系。比如以德国病理学家魏尔啸(1821—1902年)首创的细胞病理学说，认为疾病的发生主要和机体内的组织细胞有关，不同的疾病在组织细胞中有着不同的病理变化，根据这些特异性变化，可以判定疾病的发生及其转归，为临床诊断治疗提供了可靠的证据。以苏联伟大的生理学家巴甫洛夫(1849—1936年)为首创立的高级神经活动

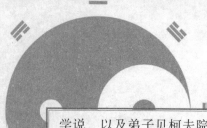

学说，以及弟子贝柯夫院士所发展的大脑皮层内脏相关学说，认为机体内的一切生理病理过程均取决于神经系统，特别是它的高级部位——大脑皮层。疾病的发生、形成以及在机体内所产生的一系列变化，无一不和大脑皮层的功能状况有关。近20年来，加拿大的病理生理学家塞里又提出了应激学说，认为脑下垂体—肾上腺皮质系统所引起的内分泌体液调节功能障碍，是疾病发生的中心环节。上述的几个学派虽然看法不同，看起来都是有一定的片面性。例如细胞病理学说过分强调了细胞组织的个别作用，而忽视了机体的整体统一。但过分强调了大脑皮层在疾病中的主导作用。应激学说强调了垂体—肾上腺皮质系统的作用，而对神经系统在这方面的控制作用估计不足。但他们从不同的方面对于探求疾病的本质都做出了一定的贡献，对于医学科学的发展，都起了重大的作用。

我们祖医学已有几千年的历史，它对我们民族的生存和繁衍起了巨大的作用，我们通过较系统的学习后，深深地体会到古代医学家在长期与疾病斗争的过程中，不仅积累了丰富的临床经验，而且形成了一套独特的理论体系。从其发展过程来看，它是从无数次临床实践的基础上，结合宇宙间一切事物的现象和变化，认为人体内具有与宇宙事物变化的类似规律，并采用了古代的哲学思想——阴阳五行学说，来说明自然界与人体，和人体内一切对立统一的生理、病理现象，以及它们之间复杂的有机联系，从而形成了祖国医学对机体整体统一的认识和"天人相应"的观点。

但是，由于历代医学家所处的环境不同，累积的经验不同，看问题的角度不同，对人体的生理、病理现象的认识也就有所差异，因而产生了许多不同的学派。如伤寒学派偏重于六经辨证，温病学派则主张卫气营血，李东垣、薛立斋、张景岳等氏则分别强调了脾胃和肾在发病中的作用。我们通过学习后，感到阴阳五行学说可以看做是祖国医学理论体系的说理工具，而在这个理论体系中，若以脏腑学说为核心，则可以将这个理论体系中的经络、卫气营血、津液、精、神等一些基本理论，概括地统一起来。

脏腑学说，以五脏六腑为中心，认为脏腑之间的内在平衡协调，整体统一，是维持机体正常生命活动的主要基础，外在环境对机体所发生的影响也主要是通过改变脏腑之间的平衡协调状态反映出来。疾病的发生、发展、形成、转归，主要和脏腑的功能状况有密切的关系，并用这个理论指导着临床实践，已经取得了极其辉煌的效果。所以，我们认为，若以脏腑学说作为这个理论体系的核心，将会对整理提高和发扬祖国医学带来好处。

一、脏腑学说是祖国医学理论体系的核心

作为祖国医学理论体系核心的脏腑学说，是古人从长期生活、临床实践以及对人体解剖粗浅的认识基础上，通过综合、分析、比拟、推演而概括出来的对人体的生理、病理、诊断、治疗等的理论总结。有关脏腑的记载，祖国医学最早典籍《黄帝内经》已有不少专门章节论述。根据前人的看法，脏包括肝、心、脾、肺、肾、心包络等，称为六脏，腑包括胆、小肠、胃、大肠、膀胱、三焦等，称为六腑。此外，尚有脑、髓、骨、脉、女子胞等奇恒之腑。由于六脏中的心包络位于心之外围，主要表现心的功能，故通常称为五脏。而奇恒之腑，虽各有其特殊的功能，但多隶属于五脏（如肾主骨生髓，脑为髓之海）。所以，作为机体内结构和功能上的核心，主要是五脏六腑。

在结构上，五脏六腑各有其所属的经脉（如足厥阴肝经、足阳明胃经等）。这些经脉，源于五脏六腑，贯穿于脏腑和体表之间，内而通过经脉的络属形成脏和腑之间的表里关系（足厥阴肝经属肝络胆，使肝与胆的构成互为表里），外而与四肢百骸、五官九窍、筋肉皮毛等建立各有所属的联系（如肝经上连目系）。

中西医结合理论的研究

可见，经脉在构成人体整体的结构上具有重大的作用。脏腑机能的变化，往往可以通过经脉反映到体表，同样，经脉的变化，又可以影响络属脏腑的机能活动。因而对临床上辨证施治，提供了理论依据。尤其在针灸治疗上，显得更为突出。

在功能上，总的说来，五脏具有产生和储藏精气的主要作用，而六腑则具有腐熟水谷、分清泌浊、传化糟粕的功能。气、血、津、液、精、神等都是从脏腑所产生的。例如："气"、"血"的生成，虽然都来源于食物，它必须首先通过脾胃的受纳、腐熟、转运等作用，以及有关的脏腑一系列复杂的气化过程才能生成。以血来说，一般认为，"中焦受气，取汁变化而赤，是谓血"，而心、肝、脾三脏又分别担负着"主血"、"藏血"和"统血"的重要作用。谈到"气"，在祖国医学中的含义很广。由于其所在部位和功能上的不同，有营气、卫气、宗气、元气及脏腑之气(如肝气、胃气)等名称，它从其生发的根源来说，则不外乎是来自先天父母的精气、后天水谷的精微，以及肺所主呼吸之气相结合而成。这些"气"在功能上，除具有维持生命活动的主要作用外，还又标志着脏腑机能活动的状态。但是，"气"、"血"二者，一旦离开脏腑，就失去生化之源。因此，"气"、"血"的变化异常，也就反映了脏腑机能的活动状态。此外，"津""液"也是维持人体健康的要素，来源于饮食，产生于中焦（脾胃），在功能上具有温润肌肤、利关节、濡空窍、补益脑髓等作用，而其分布调节则又与肺、脾、肾、三焦、膀胱等有密切的联系。一旦这些脏腑的机能失常，必会影响"津"、"液"的输布、转化，而在临床上就会出现水肿、痰饮等证。至于"精"、"神"，也和脏腑有着密切的关系。在内经中有"肾藏精"、"心藏神"等的记载，而其产生过程，"精"之先天来源于父母，后天又赖于水谷精微之不断补充、化生而成。"神"是人体精神和思维活动的概括，脏腑所产生的精、气、血的充足与否，关系着"神"的盛衰，所以有"精气充足，神乃自生"的说法，可见祖国医学中所说的"神"，是具有物质基础的，它和迷信鬼神之神，显然不同。这样看来，"精""神"二者，是脏腑机能活动的标志。

同样，脏腑学说对药物在临床上的应用，也具有实际的指导意义。在生理情况下，五味对脏腑有着不同的"亲和"作用，故《内经》中有"五味入胃，各归所喜"和"酸入肝，苦入心、咸入肾、辛入肺、甘入脾"等的记载。而在病理情况下，由于脏腑机能的改变，对药物的性味发生"所喜"、"所恶"的不同感受，故《内经》又有"肝苦急，急食甘以缓之，脾苦湿，急食苦以燥之"等等说法。祖国医学临床用药的主要理论依据，就是利用这种性味之偏，来校正脏腑机能之偏，以达到功能的恢复。在这种理论的指导下，后世医家从长期的临床实践中，又总结出药物对脏腑及其所属经脉的疾病，在治疗上各有其特殊的适应范围。如黄连、栀子，味苦入心，可清心火；甘草、大枣，味甘入脾，可补脾培中；而柴胡苦平，善走少阳。于是创立了药物性味归经的理论，并且依据脏腑升降机能（如肝主升，肺主降）和病理失调性质（属寒、属热），又为寒热温凉、升降浮沉等临床用药理论提供了依据。从而可见，脏腑学说不仅是祖国医学基础理论的核心，而且是临床用药的主要理论基础。

今以肝脏为例，来具体说明脏腑作为机体结构和功能上的核心及其整体统一协调平衡的关系。肝为五脏之一，因其所属的足厥阴肝经，络胆，使肝胆相合，互为表里，肝经连目系，上出额与督脉会于巅，又过阴器，抵少腹，挟胃，与任脉相会，并有支脉贯膈上注于肺，使肝气通于目，并与督脉、阴器、任脉、脾胃、肺等发生直接的关联，此外，又通过其他脏腑的经脉，如足少阴肾经，从肾上贯肝膈，使肝肾相连。这样，在结构上，通过了经脉之分支络属，肝脏即与其他脏腑器官发生紧密的联系。在

中西医结合理论的研究

功能上，除了经脉在结构上的关系外，由于应用了"天人相应"的观点，结合临床实践的观察，用比拟推演的方法概括了肝脏的功能。以肝胆主春，具有生发之气，主风、主筋、性喜条达，在志为怒、在色为青，临床上如果出现了性暴易怒，手足抽搐等现象时，都认为与肝有关。肝脏的主风、主筋、主怒、主疏泄、开窍于目等的机能，都是在这样认识的基础上得来的。又利用了阴阳的对立统一来说明肝脏生理、病理的变化，以五行生克制化来说明肝脏与其他脏腑的关系。例如在生理上，肝有肝阴、肝阳，在病理上，有肝阴虚、肝阳亢，肝气郁结，则肝木贼害脾土，肾水不足，则肝木失去涵养。这样，肝脏由于这些结构和功能上的联系，就和其他脏腑器官建立了表里、内外、生克制化的复杂关系，体现了祖国医学的整体统一观。其他脏腑，也有着类似的情况，不再一一列举。

从上面看来，人体各个脏腑都具有其特殊的功能，而又相互依存，平衡协调，构成机体的整体统一。一旦某脏腑的功能发生异常变化，除在本脏腑及其所属经脉等出现一系列的改变外，与其他关联的脏腑也会受到不同程度的影响。因此，如掌握了脏腑的生理功能，就可以认识它的病理改变，在临床上，尽管症状千变万化，只要深入地结合分析，就不难从错综复杂的临床病证中找出矛盾的主次关系，而为疾病的分证、诊断、治疗等提供可靠的依据。但是，各脏腑之间的密切合作，在生理上却受着"心"的统一领导，故"内经"中有"心者、君主之官，神明出焉……主明则下安，主不明则十二官危"的记载；在病理情况下，后世医家又相继发挥了"肾为先天之本"，"脾胃为后天之本"的专论。这些学说的产生，乃由于当时各人所经历的客观环境不同，积累的经验不同，因此所形成的论点也各有专长，并且对推求病理机制和指导临床实践都具有一定的实用价值。但是，我们认为，疾病的病理过程是一个动态的过程，病变的主要矛盾往往随着机体内外不同情况而有所转化。故病变的矛盾，有时主要在肾，有时主要在脾或肝，甚而涉及两个以上的脏腑。所以不能认为某一脏即为绝对的主导，而应在错综复杂的病证中，灵活地运用望、闻、问、切的诊断方法和理、法、方、药的理论原则辨证施治，即判定病变的主要矛盾所属的脏腑施以不同的治法。这就是祖国医学的灵活性和整体观相结合的特点。

总的说来，脏腑学说，是建立在整体观的基础上，充分反映了人体内外和环境的统一。它所指的脏腑，除了指实质脏器外，更主要地是概括了人体生理功能和病理变化上的种种反映。所以说，脏腑的机能活动，实质上就是整体的活动。从而可见，祖国医学中的脏腑含义，与现代医学所指的脏器显然不同。因此决不能单纯以现代医学的解剖学、生理学以及病理学等观点去理解，而应把它看成是历代医家认识和研究机体生理功能及病理变化的理论概括。

二、阴阳五行学说是祖国医学理论的哲学说理工具

至于阴阳五行学说，在祖国医学理论体系中，是作为说理的工具，借此来认识和说明人体一切生命活动的规律，这在《内经》中已有较详细的记载。例如"内有阴阳，外有阴阳。在内者五脏为阴，六腑为阳，在外者筋骨为阴，皮肤为阳……"这是表明阴阳的对立两面。但是对立的阴阳两面，复有阴阳，如背为阳，阳中之阳，心也……腹为阴，阴中之阳，肝也……"同时在每一脏腑之中，还有阴阳，如脾有脾阴、脾阳，肝有肝阴、肝阳等。并且认为阴阳经常处于不断的消长变化之中，从而使脏腑之间及脏腑之内形成了动态的平衡。前人并将长期观察人体生理、病理机制的结果，结合了五行的特性，将体内五脏分属为木、火、土、金、水相配为肝、心、脾、肺、肾，借其相生相克、化生制约的规律，说明脏腑阴阳对立统一之间的内在复杂联系，以此形成了

中西医结合理论的研究

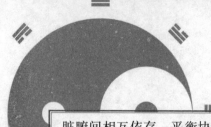

脏腑间相互依存、平衡协调，共同维持机体的正常生理活动，构成人体机能的内外在的整体统一。这样看来，人体内的阴阳，是相对而不是绝对，既矛盾而又统一，普遍存在于一切结构之中，又贯穿于一切机能活动的终始，而五行生克制化关系，又说明了机体内的复杂联系。祖国医学就是这样以阴阳矛盾的相对统一观念和五行生克制化规律，来辩证地说明脏腑之间和脏腑之内的对立统一和复杂联系。脏腑机能的变化，决定着它属阴或属阳，而绝不是阴阳发生了变化，才使脏腑机能引起变化。例如：脾脏机能失调，出现了便溏、腹胀、面色㿠白等症状，才能称为脾阳虚，如果没有脾脏机能失调的变化，那么阳虚症状就不会出现；又如肾阳虚，临床上出现了肢冷、恶寒、小便清长、下利清谷等症状，才能称为肾阳虚，如果没有肾脏机能衰退的障碍，阳虚症状也不会出现。这样看来，脾阳虚或肾阳虚，都是在脾肾两脏的基础上才能提出。在治疗上，也就本着脾肾阳虚的特殊性，各选用适应的药物，才可以收到预期的效果。反之，不拘阳虚是属脾或属肾，单纯凭阳虚概念，就无法准确地施治。例如：桂附八味丸主用于治疗肾阳虚，而不适用于治疗脾阳虚。由此可见，脏腑决定着阴阳，而不是阳阴决定着脏腑。至于五行，也只能代表五脏的属性及其内在的复杂联系。因此我们认为，在祖国医学上所运用的阴阳五行，只是认识脏腑的生理机能活动和病理变化的一种说理工具，祖国医学理论的核心看来应该是脏腑学说。

三、脏腑学说在临床辩证施治上的重要意义

诚如上述，祖国医学在长期与疾病斗争中，不仅积累了丰富的治疗经验，并且从概括宇宙一切事物关系的广阔的知识基础上，以脏腑为中心，将人体的所有组织建立了各有所属的相互联系，使机体内外形成统一的整体，并在这样的理论指导下来认识疾病的发生、发展、治疗和预防，逐渐形成了祖国医学独特的理

论体系。

在病因学方面，祖国医学以"天人相应"观点，用概括、比拟、推演等方法，将一些自然现象和人体的生理、病理机能结合起来。在概念上大凡能使人致病的因素统称为病因，故《内经》有"夫百病之始生也，曾生于风雨寒暑、阴阳喜怒、饮食起居、大惊卒恐"的记载。历代医家不断地发挥和补充，将一切疾病发生的原因归纳为三因。外因，风、寒、暑、湿、燥、火（六淫）；内因，喜、怒、忧、思、悲、恐、惊(七情)，不内外因，虫、兽、创伤等，同时有三因论的专著。

病因虽然是致成疾病的条件，但在三因中除"不内外因"在发病中可以起决定性作用外，其他病因仅是疾病发生的单方面条件，而引起疾病的根本原因却在于人体内部的变化，首先是脏腑机能状态起着决定性的作用。所以《内经》认为"邪之所凑，其气必虚"，"风雨寒热不得虚，邪不能独伤人"，因而"忧患缘于内"就成了中医发病学说的指导思想。从这点来看，和辩证法认为"外因是条件，内因是依据，外因是通过内因起作用"的科学论断相一致的。不过由于历史条件的限制，祖国医学没有能和现代科学相结合，因而其理论主要是建立在观察自然现象，结合脏腑病理反应、临床症状和体征的特性类比推演而来。以六淫中的"风"来说，它是致成多种疾病的首要原因，所谓"风为百病之长"。如果肝脏机能失调，在临床上出现头昏目眩、唇甲色青、手足抽搐、口眼㖞斜、角弓反张等症状，则认为是肝风内动，所谓"诸暴强直皆属于风，诸风掉眩皆属于肝"；如果肺气不固，卫气失去固护之权，临床上出现头痛、发热、汗出恶风、脉浮缓等症状，则又认为是外成风邪侵袭的结果。依上看来，尽管风邪为患累及的脏腑不同，但这些症状的共同性质都是从"风者善行而数变"的特性抽象出来的，并且都是脏腑机能首先失调所引起的结果。其他像"诸湿肿满皆属于脾，诸气膹郁皆属于肺，诸寒

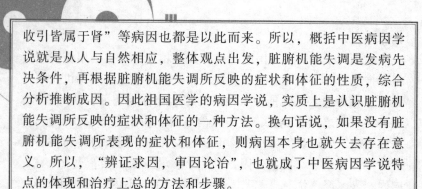

收引皆属于肾"等病因也都是以此而来。所以，概括中医病因学说就是从人与自然相应，整体观点出发，脏腑机能失调是发病先决条件，再根据脏腑机能失调所反映的症状和体征的性质，综合分析推断成因。因此祖国医学的病因学说，实质上是认识脏腑机能失调所反映的症状和体征的一种方法。换句话说，如果没有脏腑机能失调所表现的症状和体征，则病因本身也就失去存在意义。所以，"辨证求因，审因论治"，也就成了中医病因学说特点的体现和治疗上总的方法和步骤。

"审因"在辨证施治（或称辨证论治）中占有很重要的地位。但"审因"并不能代替整个辨证施治过程，因为任何疾病都可以理解为在病因作用下，脏腑机能失调的反映。所以在辨证中就必须依据脏腑机能特性、发病部位、发展趋势、季节环境等，从整体情况来考虑脏腑机能失调的性质——病机，才是更重要的一环。辨证实际上包括"审因"和"辨证"两个过程，而且在很大程度上，中医治疗重视病机胜过西医重视病因。比如疟原虫是引起诸疾的唯一病因，西医治疗中的抗疟疗法是针对病因施治，而中医则除针对病因的抗疟疗法外，并在机体削弱、抗毒力微的时候，却依据疟原虫所引起的症状，运用辨证施治的方法，调整脏腑机能，加强抗病力量，更能取得扑灭疟原虫的效果。诚然，原因和结果是互相联系的，病因决定着它所引起的疾病、病理过程的特殊性质，因而西医确定病因对于各种疾病的治疗和预防都是非常重要的，但是针对病因治疗并不可能治愈所有疾病。一方面，在疾病发生上除了致病动因以外，每个人的性别、年龄、生活习惯、社会环境等个体差异，致使相同的病因在不同人身上发生不同的反应；另一方面，原因和结果并不是一成不变的，在任何疾病中，随着病程的发展都可以见到原因和结果交替现象，况且这种疾病的因果关系又不是直线往复，一成不变，而往往与伴随的条件而有所不同。如同因致成的疾病或相同疾病的不同阶段，在临床症状和体征上有着千差万别的变化，这是常见的现象。祖国医学病因作为辨证时的重要要求之一，"依证求因、审因论治"，是具有科学价值的。

脏腑是整体机能的核心，病因又必须通过脏腑发生作用，所以同样可以理解，任何疾病都是由于脏腑机能紊乱的结果。而临床症状和体征同样可以认为是脏腑生理功能有规律联系失调的反映，只不过由于脏腑和其所属组织的机能不同，而呈现不同的症状和体征，概括成不同的病因。因此，祖国医学辨证施治的一系列的方法，是以脏腑学说为核心的。

为了说明辨证施治过程，首先应当了解祖国医学所说的"病"、"证"这样两个概念，以及两者的关系。中医所称的"病"，实质上是以突出的临床症状和体征为依据，作为临床的归类联系的一种方法，像崩漏、黄疸等都是病。而"证"是在病的基础上，结合周围环境、时令气候、个体特性，全面地考虑和概括了病因、病机、发病部位，有关脏腑的生理、病理状态，全面而又具体地反映了疾病某一阶段的特殊性质和主要矛盾，为临床治疗提供了充分的依据。因而中医治疗所重视的是"证"，而不是"病"。从这里也不难看出，祖国医学的辨证施治与西医中的对症治疗显然有所不同。

辨证施治大体上是运用四诊（望闻问切）搜集感性认识资料（症状和体征等）：四诊的主要理论依据是，以脏腑病理反应的外在表现作为认识基础，来推断机体内的病理变化。比如面、舌、眼等部位都有五脏的分属，而脉诊的三部九候也主要是以脏腑来分。如果所属部位发生异常变化，就可以认为是相应脏腑的功能失常。不过这只是整个疾病的各个片面，如果停留在这个阶段，无疑将会走上"对症治疗"的途径。当依据脏腑机能特性时，对搜集的症状和体征结合整体情况进行抽象的思维加工，找出主导整个病程的病机，才能为临床立法处方提供可能。在这方面，我

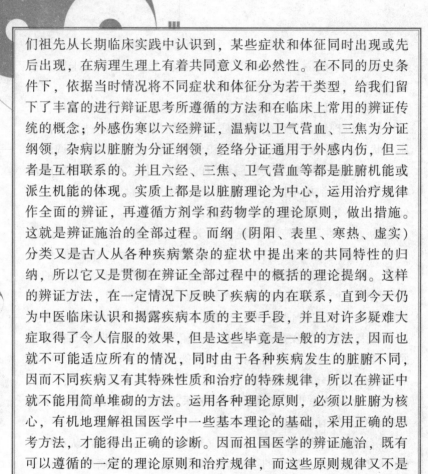

们祖先从长期临床实践中认识到，某些症状和体征同时出现或先后出现，在病理生理上有着共同意义和必然性。在不同的历史条件下，依据当时情况将不同症状和体征分为若干类型，给我们留下了丰富的进行辩证思考所遵循的方法和在临床上常用的辨证传统的概念；外感伤寒以六经辨证，温病以卫气营血、三焦为分证纲领，杂病以脏腑为分证纲领，经络分证通用于外感内伤，但三者是互相联系的。并且六经、三焦、卫气营血等都是脏腑机能或派生机能的体现。实质上都是以脏腑理论为中心，运用治疗规律作全面的辨证，再遵循方剂学和药物学的理论原则，做出措施。这就是辨证施治的全部过程。而纲（阴阳、表里、寒热、虚实）分类又是古人从各种疾病繁杂的症状中提出来的共同特性的归纳，所以它又是贯彻在辨证全部过程中的概括的理论提纲。这样的辨证方法，在一定情况下反映了疾病的内在联系，直到今天仍为中医临床认识和揭露疾病本质的主要手段，并且对许多疑难大症取得了令人信服的效果，但是这些毕竟是一般的方法，因而也就不可能适应所有的情况，同时由于各种疾病发生的脏腑不同，因而不同疾病又有其特殊性质和治疗的特殊规律，所以在辨证中就不能用简单堆砌的方法。运用各种理论原则，必须以脏腑为核心，有机地理解祖国医学中一些基本理论的基础，采用正确的思考方法，才能得出正确的诊断。因而祖国医学的辨证施治，既有可以遵循的一定的理论原则和治疗规律，而这些原则规律又不是完备的，还应在临床上充分体现出同病异治（一病多方）、异病同治（一方多病），灵活多变的优越特性。

综上所述，疾病本质与外在症状和体征的联系，用辨证施治的方法给认识和治疗疾病提供了可能，同时我们祖先从长期与疾病斗争中以脏腑学说为理论指导的一系列的总的辨证方法，又给我们实践工作留下了准绳和典范。因而我们有充分理由说，在以脏腑为核心的基础上灵活运用各种辨证方法，将会对进一步揭露疾病本质、提高疗效展现出更广阔的途径。通过下面几个病例可以比较清楚地看到，脏腑学说作为理论核心，在临床辨证施治上的地位和指导价值。

譬如肾炎，是一种常见的疾病，在祖国医学中属水肿病范畴。根据西医在临床上的急、慢性两个不同阶段，祖国医学认为是不同脏腑在不同阶段的病理反应。在病因学上，认为饮食劳倦则伤脾，形寒饮冷则伤肺，久卧湿地则伤肾，引起的脾、肺、肾三脏的功能紊乱，五行生克反常，影响了体内水精布化转输等作用失调就成为发病的基本原因。因为肾为水脏而主二便，为排泄水液的要道，肾又为胃之关，关门不利，水道不通，水聚而成本病。脾主运化水谷，如脾失健运，土不制水，水反侮土，使水精不能转输，亦可发生本病。肺主气，肾脉上连于肺，肺为水之上源，气行则水行，如肺气宣化失职，则不能通调水道，下输膀胱，亦能导致水肿。总的说来，肺、脾、肾三脏的机能失调，是肾炎的根本原因，但在肾炎的不同阶段，往往是某一脏的功能失调为主。一般说来，急性期以肺为主，慢性期以脾、肾为主，此外，三焦、膀胱对水肿的发生亦有密切关系。在治疗上，可根据各个阶段的病理特点和主要的病变所在的部位，而审证求因，辨证施治。在急性阶段，主要病变在肺、因肺属卫，外合皮毛，外感邪气首当其冲，故临证上既有水肿，又有表证，须从肺论治，宜开鬼门——宣肺解表，洁净腑——通利小便，使水湿邪气分消而解。病情进入慢性阶段，主要病变在脾、肾。如其因脾阳虚为主，患者除水肿外，另有腹胀、便溏、四肢酸软、舌淡苔白、脉小沉缓，须从脾论治，宜健脾利湿；如其因肾阳虚为主，则另有腰酸肢冷，脉小沉细，须从肾论治，如脾肾阳气俱虚，应脾肾同治，宜温肾运脾。

上述仅是治疗的一般原则，具体情况尚须根据检查结果，运用理、法、方、药的理论原则，辨证施治，灵活运用，消肿的效

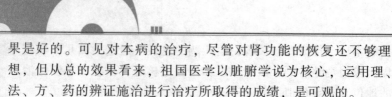

果是好的。可见对本病的治疗，尽管对肾功能的恢复还不够理想，但从总的效果看来，祖国医学以脏腑学说为核心，运用理、法、方、药的辨证施治进行治疗所取得的成绩，是可观的。

再如，功能性子宫出血病，祖国医学中属于"崩漏"范畴，现代医学治疗的办法也不多，患者可因长期流血影响健康及劳动生产，病情顽固者甚至须要考虑摘除子宫，对妇女在精神上造成很大负担。但是祖国医学在以脏腑学说的理论指导下，疗效却很好，并且还有促进卵巢排卵功能的恢复作用。至于本病的发病机制，原因不一，中医认为主要是肝、脾、肾三脏的机能紊乱所导致的冲任二脉失调（"冲为血海，任主胞胎"，与月经的关系最为密切）。因为"脾统血"而为气血之源，脾虚不能统摄，中气下陷，影响冲任不固，血不归经而发生本病。因肾气经过任脉通于胞宫（子宫），肾气的盛衰，关系着月经的来潮与停止，如肾气旺盛，冲任调和，月经即呈正常规律，反之，即可招致冲任不调而发生本病。因"肝藏血"而主疏泄，性刚强而喜条达，如大怒伤肝，疏泄失职，不能藏血，冲动血海，即可发生本病。又因中医认为肝肾同源，母病及子，所以当肾有病时，往往会影响肝也有病，因此，二者单独或联合影响本病的发生。总之，本病发生的根本原因，主要在于肝、脾、肾三脏的机能紊乱而引起的冲任失调，所以在治疗上，调理肝、脾、肾就成了治疗本病的根本原则。如脾虚不能统血者，以健脾益气为主；肾阴虚者，以滋阴为主，兼有肝旺者，养阴平肝；纯系肝气郁结者，当以疏肝理气为主；累及脾肾两脏皆病者，应双补脾肾；日久不愈者，因"久病及肾"，可以从肾着手，往往收到一定的效果。依照这种理论的指导，我们阅览了几篇临床报道，近期疗效很好，可见，祖国医学的脏腑学说，是指导本病辨证施治以及取得疗效的可靠的理论根据。

通过上述两种疾病的举例，虽然有的是外感，有的是内伤，也有的是内伤兼外感，但是对疾病的认识和治疗，都是以脏腑学说为基础采用辨证施治的方法在临床上的具体应用。从疗效反应来看，充分地说明中医治病不仅是经验问题，而更重要的是具有一整套与西医显然不同的、以脏腑学说为核心的理论体系作为指导。这个理论体系，不仅过去对民族的生存和繁衍做出了巨大的历史贡献，而且今天在指导医学科学研究上以及临床实践中，仍然具有不可忽视的现实意义。

四、脏腑学说给医学科学提供新的研究内容

面的论述可以看到，在祖国医学理论体系中，脏腑学说显然处于核心地位，以脏腑学说为纲，能够将祖国医学的基础理论如经络、卫气营血等统一起来。在临床上，无论在病因、诊断、治疗以及方剂、药物、针灸等方面，都是受着脏腑学说的指导的。它贯穿在祖国医学理论体系和临床实践的各个方面。

我们深深地感到，祖国医学的科学性是相当强的。虽然由于历史条件的限制，祖国医学未能和现代科学结合起来，以致有很多问题没有能得到进一步的说明，但由于它的理论是建筑在实践基础上，所以一直有着非常强大的生命力。它对脏腑功能的概括认识，主要是由长期的临床实践得来而又经过无数次反复的临床实践所证实，因而这些理论绝大多数已不再是什么偶然性的主观假说，而是具有一定必然性的客观真理了。例如在两千多年前的《内经》中，就已经概括出有肝开窍于目，主怒、主筋等功能。按照这种认识，中医所说的肝脏功能和视器（目）以及神经精神系统有着很密切的关系。而现代医学对肝脏的功能认识，了解到肝脏和视器（目）以及和神经精神系统的关系，还不过是最近几十年来的事。至于是否肝脏和目的关系，仅仅是一个肝脏贮存维生素 A 的问题，肝脏和神经精神系统的关系，仅仅是一个血氨解毒的问题，恐怕还不见得就是如此，需

中西医结合理论的研究

要进一步加以探索。但从这里也可以看到，祖国医学对脏腑功能有着科学的预见性。祖国医学中还有很多对脏腑功能的概括，例如"肾开窍于耳"、"舌为心之苗"、"肝主筋"、"肾主骨"等等，这些理论已经不断反复地为临床实践所证实。但在现代科学上究竟如何解释，有进一步研究的必要。此外，在祖国医学中还有不少言之成理、行之有效的东西，例如目前就有一些老中医，能根据观察妇女"人中"的形态、部位等的不同，来确定子宫的形态、位置等，经过和一些妇产科专家内诊检查进行对照，有90%的一致性，这也是脏腑和体表联系——有诸内必形于外的具体说明。但在现代医学方面究竟如何解释，也还没有答案。此外，尚有一些在我国民间久已存在的事实，例如我国武术家能运气于掌，手碎巨石，运气后能经受鞭打而不受伤。祖国医学认为这是"气"的作用，但在现代科学上也还没有得到说明。所有这些，均值得我们每一个医学科学工作者，和有关的科学工作者深入思索钻研，也是我们在发扬民族遗产方面应尽的责任。

我们知道，症状和体征作为一个现象，是能够客观反映出疾病的本质来的，因为现象和本质是有内在联系的。但由于人们认识的过程是有阶段性和逐步深入的，因而不可能从一些简单的现象中一下子抓住疾病的全部本质。这一方面说明祖国医学有分析地对待形形色色的症状和体征，在掌握了解疾病本质中的科学性，同时也说明了疾病内在的本质隐蔽的特性又提出采用科学认识的必要。正如马克思所说，"如果现象和事物本质是合而为一的，一切科学就成为多余的了"。正因为现象和本质之间有着内在联系，而又常常不易一下子认识，所以根据长期临床实践而综合归纳得来的祖国医学对脏腑功能的认识，才有这样强大的生命力和具有科学预见性的可能。也正因为现象和本质之间常常表现的不完全一致，采用现代科学方法整理祖国医学又具有多么重要的意义。上面我们提到的很多问题和祖国医学对脏腑功能很多概括性的认识，我们不能因为现代医学中还没有这样的发现，就怀疑它的现实价值，而应该承认这是祖国医学通过长期实践得来的理论概括，是具有一定客观真理的意义的。目前不能很好地进行解释，这只是因为我们所掌握的科学（认识事物的工具）还没有达到这样的高度。现代医学的发展，主要是近百年来在自然科学飞跃发展的基础上才达到今天这样的境地，在目前也还是不断地利用各项科学成果来充实、发展，很多过去所不了解的问题现在已逐渐有了头绪。但是，应该承认，在医学领域里，目前还有很多实践问题和理论问题未能阐明，有不少疾病无论在病因、发病机制以及治疗上都未能解决，更谈不到已经无遗地揭露了机体的全部生命规律。要满足人类对健康的要求，还需要我们不断地努力。祖国医学在与疾病长期做斗争的过程中，不仅积累了丰富的经验，而且已形成了独特的理论体系，它和现代医学显然不同，对于揭露疾病的本质做出了出色的贡献。除了上述对脏腑功能的概括认识是我们今后研究的一个方向以外，它对人体内外在整体统一的看法、辨证施治的思考方法以及灵活运用个体化的治疗法则等，都是现代医学中较为缺少的内容。系统深入地学习祖国医学，采用现代科学方法对祖国医学进行研究，首先是对其基本核心——脏腑学说的研究，一定会使我国的医学科学事业有一个新面貌。

我们通过较为系统的学习，深深体会到祖国医学的确是一个"伟大的宝库"，需要我们医学科学工作者和有关的科学工作者共同努力，加以发掘。这对于发展我国高度的医学科学，保障我们民族的健康，建设社会主义社会，一定会做出更大的贡献，本文仅仅是我们对祖国医学一些肤浅的认识，不当之处，希望同志们多多指正。

中西医结合理论的研究

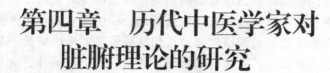

第四章　历代中医学家对脏腑理论的研究

　　脏腑学说，是以五脏为中心，研究人体脏腑、组织、器官的生理功能、病理变化，并指导辨证论治及其预防等相互联系的学说。此学说于1962年著者提出后，又参阅了60多本书，总结我国历代医学家怎样重视脏腑理论，作为脏腑学说坚实的历史基础。在2000多年的历史过程中，大约经过六个阶段，由于历代医学家的充实和完善，从而形成中医理论体系的核心部分：一是脏腑学说之形成（战国——三国时期），由于中医理论体系的形成，为脏腑学说的理论和临床奠定了基础。二是脏腑学说之充实（两晋——五代时期），对脏腑学说的病因、病理有了详尽的论述，临床上积累了丰富的经验。三是脏腑学说之发展（宋——元时期），由于不同学派的蜂起，对脏腑学说的发展起了积极的作用。四是脏腑学说之完善（明——清时期），通过广泛的临床实践，创立了温病学的理论和完整的诊疗体系，又对脏腑学说提出了很多重要的论点，促进了这一学说在临床各科的应用和发展，使其日臻完善。五是脏腑学说之中西汇通（鸦片战争——中华民国时期），由于现代医学的传入，出现了中西汇通的新趋向，对脏腑学说的理论和治疗实践带来了某些新的影响。六是脏腑学说之现代研究（中华人民共和国时期），运用现代科学的技术和方法，研讨脏腑实质、临床诊治等重大问题，使其逐步提高到现代科学的水平（此第六阶段，另立一篇，题目仍为"脏腑学说的现代研究"）。

一、脏腑学说的形成（公元前475～公元265年，战国——三国时期）

早在远古时期，我国劳动人民在与疾病做斗争的医疗实践中，逐渐积累了比较丰富的医疗经验。从1973年底发掘的长沙马王堆三号汉墓出土的帛书——《五十二病方》之内容看，它是我国现存的最古医方，约成书于公元前3世纪末，共载医方300个，所记病名涉及内、外、妇、儿、五官等科，尤以外科为多，但对中医理论，却极少论及。它是我国远古流传下来的珍贵治疗方法。例如"治睢（疽）病方：冶白蔹（薟）、黄蓍（耆）、芍乐（药）、桂、姜、椒、朱臾（茱萸），凡七物。骨睢倍白蔹，肉睢倍黄蓍，肾睢倍芍药，其余各一。并以三指大最（撮）一入杯酒中，日五六饮之。"此方说明，在"凡七物"组成治疽方的基础上，针对不同的疽病，调整各药比例，按"其余各一"的估量法给药处方，反映了我国医学早期辨证施治的实况，也是脏腑学说中"同病异治"的雏形。帛书中除了心及胕（指膀胱）外，极少提到脏腑名称。它所说的"肾"是指外肾（睾丸），也没有把经络与脏腑联系起来（见《足臂十一脉灸经》和《阴阳十一脉灸经》所述的名称及主治证候，仅有经名而无所属的脏腑名）。

1972年由甘肃武威旱滩坡出土的汉墓医简（《武威汉代医简》）中，记载了脏腑辨证的早期医方，如：同治久咳上气者有两方，一为"茈（柴）胡、桔梗、蜀椒各二分，桂、乌喙、姜各一分"。二为"茈（柴）菀七束，门冬一斤，款东（冬）一升，橐吾一升。石膏半斤……桂一尺，密（蜜）半斤，枣世（卅）枚"。但辨证不同，处方用药亦异，前者用于肺寒咳嗽，故以温药为主，后方用于肺有痰湿兼阴虚之咳嗽，故除温药之外，又有清热滋阴之品。体现了脏腑辨证中"同病异治"的原则和具体方药的运用。若与《五十二病方》之辨证用药相比，则又前进了一步。再从治疗久泄肠澼下血的医简方(黄连四分、黄芩石脂龙骨人参姜桂各一分)得知，我国在汉代早期，已用黄连、黄芩等清热解毒药治疗炎症性结肠疾病外，还用人参、姜、桂补气温里药，石脂、龙骨收敛固涩药，体现了中医处方配伍的优越性。既有祛除病邪的药，又有扶助正气的药，达到祛邪而不伤正的目的。治肠澼的这一范例，对研究脏腑学说中脾胃学说的治疗，提供了早期的实物依据。

从战国，经两汉，直至三国时期，不论从脏腑的生理学、病理学，还是辨证治疗学，均有一套比较完整的论述，形成了中医理论体系的重要组成部分——脏腑学说。这一时期的代表著作有《黄帝内经》(《素问》)和《灵枢》)、《难经》、《伤寒论》、《金匮要略》及旧署华佗撰《中藏经》等。其中《黄帝内经》的论述，为脏腑学说的理论奠定了基础，《伤寒论》及《金匮要略》为脏腑学说的临床应用奠定了良好基础。

在生理学方面：《黄帝内经》对脏腑生理的共性、个性、相互协调及"心"的主导作用，均有阐述。如"五脏者，所以藏精、神、血、气、魂、魄者也；六腑者，所以化水谷而行津液者也。"(《灵枢·本脏篇》)"所谓五脏者，藏精气而不泻。""六腑者，传化物而不藏。"(《素问·五脏别论》)"心者，君主之官也，神明出焉。肺者，相傅之官，治节出焉。肝者，将军之官，谋虑出焉。……凡此十二官者，不得相失也。故主明则下安，主不明则十二官危。"(《素问·灵兰秘典》)"五脏六腑，心为之主。"(《师传篇》)以上说明，五脏六腑的生理功能，既有其各自的特点，又有其共同的协调，而且又受到"心"的主宰，调节着一切生理活动。《黄帝内经》还对脏腑之间的表里关系，也作了精辟的阐述。如说："肺合大肠，大肠者，传导之腑。心合小肠，小肠者，受盛之腑。肝合胆，胆者，中精之腑……"(《灵枢·本神》)"亢则害，承乃制，制则生化，外列盛衰，害则败乱，生化大病。"（《素问·六微旨大论》）此外，五脏与体表各个组织、器官的关系，以及脏腑与经络的关系等，《黄帝内经》亦叙述得独具匠心，颇有创见，反映了中医理论的特色。如说："心者，生之本，神之处也，其华在面，其充在血脉。肺者，气之本，魄之处也，其华在毛，其充在皮。肾者，主蛰封藏之本，精之处也，其华在发，其充在骨……"（《素问·六节脏象论》）"肝开窍于目，肺开窍于鼻，心开窍于耳（舌），脾开窍于口，肾开窍于二阴。"（《金匮真言论》）五脏与人体嗅、味、视、听等感觉的关系，《灵枢·脉度篇》亦有论述："五脏常阅于上七窍也，故肺气通于鼻，肺和则鼻能知臭香矣；心气通于舌，心和舌能知五味矣；肝气通于目，肝和则目能辨五色矣；脾气通于口，脾和则口能知五谷矣；肾气通于耳，肾和则耳能辨五音矣。"是说五脏虽于胸腹之内，而其精气却可通达于面部的七窍，与人的嗅、味、视、听等感官相连。在该篇中更强调："五脏不和则七窍不通，六腑不和则留结为痈。"进一步说明五脏六腑的功能失调，对于七窍及人体的影响。再如人体的生长、发育、衰老过程与脏腑的气血、阴阳的盛衰关系，《黄帝内经》亦作了比较正确的论述，对研究和探讨人体生长发育的规律性，具有较高的科学价值，迄今仍有一定的现实意义。如《素问·上古天真论》说："女子七岁，肾气盛，齿更，发长。二七而天癸至，任脉通，太冲脉盛，月事以时下。……七七，任脉虚，太冲脉衰少，天癸竭，地道不通，故形坏而无子也。""丈夫八岁，肾气实，发长，齿更。二八，肾气盛，天癸至，精气溢泻，阴阳和，故能有子。……八八，则齿发去。肾者之水，受五脏六腑之精而藏之，故五脏盛，乃能泻。今五脏皆衰，筋骨解堕，天癸尽矣，故发鬓白，身体重，行步不正而无子也。"《阴阳应象大论》又说："年四十而阴气自半矣，起居衰矣。年五十，体重，耳目不聪明矣。年六十，阴痿，气大衰，九窍不利，下虚上实，涕泣俱出矣。"

中西医结合理论的研究

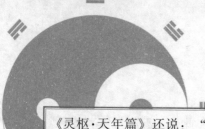

《灵枢·天年篇》还说："人生十岁，五脏始定，血气已通，其气在下，故好走。二十岁，血气始盛，肌肉方长，故好趋。……八十岁，肺气衰，魄离，故言善误。九十岁，肾气焦。四脏经脉空虚。百岁，五脏皆虚，神气皆去，形骸独居而终矣。"

脾胃学说，是脏腑学说的重要组成部分，《黄帝内经》对脾胃在人体的重要性做了明确的论述，为脾胃学说的理论奠定了初步的基础。如《素问·玉机真脏论》说："五脏者，皆禀气于胃，胃者五脏之本也。"《平人气象论》说："人以水谷为本，故人绝水谷则死，脉无胃气亦死。"《灵枢·五味篇》又说："胃者，五脏六腑之海也，水谷皆入于胃，五脏六腑，皆禀气于胃。"《难经》和《中藏经》对脾胃生理功能的重要性及脾胃病的治则又补充说："中焦者，在胃中脘，主腐熟水谷。"（《三十一难》）"损其脾者，调其饮食，适寒温。"（《十四难》）"胃者，人之本也，胃气壮，则五脏六腑皆壮。"（《中藏经·论胃虚实寒热生死顺逆脉证之法第二十七》）汉代杰出的医学家张仲景所著《伤寒论》中的太阴、阳明两篇，及太阳和少阳两篇的部分内容，基本上是对脾胃病辨证论治的阐述，如理中汤证、五个泻心汤证、桂枝汤证等，对后世脾胃病的治疗影响极大。特别是对脾胃气虚、脾胃阳虚二证的辨证治疗，使后世有所遵循。从"伤寒病"全部发展过程中处方用药的配伍原则看，也无不处处保护脾胃，维护《内经》"人以胃气为本"的观点。《金匮要略》在脾胃学说的理论上，又提出了"四季脾旺不受邪"及"见肝之病，知肝传脾，当先实脾"的防治原理，《难经·五十四难》有"胃泄、脾泄、大肠泄、小肠泄、大瘕泄"等5种以腹泄为主的胃肠道疾病特征的叙述，可供临证时参考。

在病理学方面：《素问·至真要大论》说："夫百病之生也，皆生于风寒暑湿燥火，以之化之变也。"这是六淫病因学说的主要记载。但疾病的发生，不全由于六淫病因的侵袭，而主要取决于人体正气的强弱与否，所以《灵枢·百病始生》说："风雨寒热，不得虚，邪不能独伤人。"《素问·评热病论》所提出的"邪之所凑，其气必虚"的说法，便成为中医发病学的主要观点。而脏腑的强弱，对健康和发病又有着重要的关系，病因往往是通过脏腑机能的状态而表现出疾病来。如说："夫五脏强者，身之强也。""得强则生，失强则死。"（《脉要精微论》）"五脏皆坚者，无病；五脏皆脆者，不离于病。"（《灵枢·本脏篇》）说明五脏机能强时，身体即强，机能弱时，身体即弱，强时不易得病，弱时易于致病。

《黄帝内经》又根据五脏生理的特性，结合六淫病因及疾病的临床表现，提出病机十九条，成为后世2000多年来探讨脏腑病机的主要根据。如说："诸风掉眩，皆属于肝。诸寒收引，皆属于肾。诸气膹郁，皆属于肺。诸湿肿满，皆属于脾。……"（《素问·至真要大论》）

此外，《黄帝内经》还提出了精神情绪的异常变化，往往影响五脏而发生疾病，且其影响是先使心动，然后再使其他脏腑而发病的。如《灵枢·本神篇》说："脾愁忧而不解则伤意，意伤则悗乱。肝悲哀动中则伤魂，魂伤则狂妄不精。……"《口问》又说："悲哀愁忧则心动，心动则五脏六腑皆摇。"《难经·四十九难》结合情志和其他病因，对五脏的伤害，也作了论述。如说："忧愁思虑则伤心；形寒饮冷则伤肺；恚怒气逆，上而不下则伤肝；饮食劳倦则伤脾；久卧湿地，强力入水则伤肾。"《中藏经》对外科痈疽病首次提出了"蓄毒"的正确观点，这对探讨本病的病机，比《灵枢·玉版篇》只认为由于"卫气有余，营气不行"引起的观点，则具有进步意义。如在《论痈疽疮肿第四十一》说："夫痈疽疮肿之所作也，皆五脏六腑蓄毒不利则生也，非独因营卫壅塞而发者也。"

在辨证治疗学方面：五脏六腑病的临床证候，《黄帝内经》

中西医结合理论的研究

记载说："五脏六腑者，各有畔界，其病各有形状。"（《灵枢·胀论》）五脏病候：如《素问·脏器法时论》说："肝病者，两胁下痛引少腹，令人善怒，虚则目䀮䀮（音荒）无所见，耳无所闻，善恐如人将捕之，气逆，则头痛耳聋不聪颊肿。……"六腑病候：如《灵枢·邪气藏府病形篇》说："胃病者，腹膜胀，胃脘当心而痛，上支两胁，膈咽不通，食饮不下。……"还可参见《本神篇》、《五邪篇》、《五阅五使篇》等。《难经·十八难》初步确定了腕部桡动脉寸、关、尺三部诊脉法，以候脏腑及上、中、下三焦病证，为后世研究脉学和从脉诊断脏腑疾病开了先河。《十四难》更为五脏虚损病的治疗方法，作了概括的论述。如说："损其肺者，益其气；损其心者，调其荣卫；损其脾者，调其饮食，适寒温；损其肝者，缓其中；损其肾者，益其精，此治虚之法也。"《伤寒论》的六经辨证法，虽系外感病的辨证总纲，但从实质上看，却反映了脏腑及其所属经络在受病时所出现不同类型的病理变化和临床特征。太阳病主要反映膀胱或小肠的病变，部分还反映肺的病变；阳明病主要反映胃及大肠的病变；少阳病主要反映胆或三焦的病变；太阴病主要反映脾的病变；少阴病主要反映心或肾的病变；厥阴病主要反映肝或心包的病变。由于心为五脏六腑之大主，所以六经病中均有心的症状。可见，一部《伤寒论》的辨证，是紧密联系脏腑的，即六经病联系着整个五脏六腑，而脏腑和经络则为《伤寒论》的物质基础。辨证论治的原则和方法，《伤寒论》反映得最详尽、最具体，为以后辨证论治树立了典范。《金匮要略》更是以脏腑经络之理论为出发点，把《脏腑经络先后病脉证》作为总纲列为首篇。认为脏腑经络机能失调，是疾病发生、发展和转归的根本原因。全书主要以脏腑辨证为纲来治疗杂病，包括内、外、妇等科疾病在内。如《水气病脉症并治》和《痰饮咳嗽脉症并治》，指出水气病有五脏水之异。痰饮病有水在五脏之别。张仲景"见肝之病，知肝传脾，当先实脾"的论点，对后世颇有启发，使人们明确地认识到，脏腑患病后，要及早抓住其演变规律，预防其并发症，或避免累及他脏。他还认为疾病的传变层次"入脏即死，入腑即愈""唇口清，身冷，为入脏，即死，如身和，汗自出，为入腑，即愈。"（《脏腑经络先后病脉症篇》）言明脏病较重，腑病较轻，脏病难治，腑病易治。类似这样的认识，《难经·五十四难》及《中藏经·论痹第三十二》均有记载。可见，《伤寒论》和《金匮要略》不仅补充了《内经》中脏腑学说理论的不足，而且更重要的是为脏腑学说的临床应用打下了基础，且其处方用药，经长期的实践证明，确有较高的疗效，实为运用脏腑辨证最早、较完备、较有实用价值的中医古典著作。在《中藏经》里，华佗根据五脏六腑的生理特性和病理反应，并结合其临证经验，首次从脉证的角度分析、归纳、论证脏腑的虚实寒热等不同证情，写出了《论五脏六腑虚实寒热生死顺逆之法》十一篇，使脏腑辨证的理论和临床系统化起来，充实和发展了《金匮要略》脏腑辨证的内容。但惜未有五脏六腑病证的具体治疗方药，为其不足之处。

二、脏腑学说的充实（公元265～960年，两晋——隋唐五代时期）

这一时期，医学发展的主要特点是医疗实践方面积累了丰富的经验。对脏腑学说有较大影响者，首推巢元方所著的《诸病源候论》，它比较详尽地论述了脏腑疾病的病因、病理和临床表现，使脏腑学说在病因、病理学方面得到了发展。其次为王叔和著的《脉经》，共总结了24种脉象的病理变化及其主证，并明确地指出寸、关、尺三部脉与脏腑的关系，把脉学的研究推到新的阶段。再如皇甫谧所著的《针灸甲乙经》，虽系驰名中外的针灸学专书，但其中有关脏腑学说的内容，却有五卷之多。又如孙思邈所著的《备急千金要方》《千金翼方》及王焘所著的《外台秘要》

中西医结合理论的研究

等书，除对脏腑的一般生理、病理叙述外，主要还对疾病的脉象、证候及治疗方药，又作了一次巨大的整理，诚为脏腑学说临床应用时的宝贵参考资料。

隋代著名医学家巢元方所撰的《诸病源候论》，是我国第一部以脏腑学说为核心，系统论述中医病因、病理学的专著。如中风以五脏分证，有心中风、肝中风、脾中风、肾中风、肺中风（《卷一·风病诸候上·中风候》）。对五劳、六极、七伤，均归于虚劳范围，也以五脏为纲，分述各种虚劳证（《卷三、四·虚劳病诸上、下》）。在该书中，又专列《卷十五·五脏六腑病诸候》《卷十六·心痛诸候》和《卷二十一·脾胃病诸候》，以探讨脏腑诸疾的病因、病程及其证候。妇科病的月经、崩漏、带下、妊娠、产后病，着重强调冲、任失调，脏腑虚损，与肾、脾、心、小肠等关系密切，对后世妇科学的发展，有着深远的影响。在小儿科，强调病分先天后天、脏腑脆弱、易虚易实等小儿生理、病理的特点，即便是外科的痈疽、疮肿，亦以脏腑机能的失调，来分病情的轻重缓急，如《卷三十二·痈疽病诸候上》说："痈者，由六腑不和所生也。六腑主表，气行经络而浮。""疽者，五脏不调所生也。五脏主里，气行经络而沉。"总之，巢氏所撰《诸病源候论》，主要是以脏腑（经络）气血的虚实状态来论证病理的，为进一步探讨、研究和发展脏腑学说有关病因病理学的理论，做出了巨大的贡献。

晋代驰名中外的针灸学家皇甫谧所撰《针灸甲乙经》，是一部系统论述针灸的专著，全书共有12卷，但其中论述脏腑的生理、病理及证候表现者，却有5卷之多（卷一、六、八、九、十）。除对《内经》《难经》"删其浮辞，除其重复"而"论其精要"外，还渗入了他自己的宝贵经验，实为一部珍贵的中医理论参考书。今以脾胃病而言，"邪在脾胃，则病肌肉痛。阳气有余，阴气不足，则热中善饥；阳气不足，阴气有余，则寒中肠鸣腹痛；阴阳俱有余，若俱不足，则有寒有热。"（《卷之九·脾胃大肠受病发腹胀满肠中短气第七》）对脾胃之寒证、热证及寒热错杂证的病机、证候，抓住要领，论证明晰。

晋代医学家五叔和撰《脉经》，主要总结了浮、沉、迟、数、滑、涩、虚、实、芤、洪、弦、紧、微、细、弱、软、散、缓、结、促、代、伏、革、动24种脉象及其反映的病证（《卷一·脉形状指下秘诀第一》），后世二十八脉之说（如《濒湖脉学》），也是在这个基础上发展起来的。王氏在《两手六脉所主五脏六腑阴阳顺逆第七》说："肝心出左，脾肺出右，肾与命门俱出尺部。"又说："脉长而弦，病在肝；脉小血少，病在心；脉下坚上虚，病在脾胃；脉滑（一作涩）而微浮，病在肺；脉大而坚，病在肾。"（《迟疾短长杂脉法第十三》）明确地指出了左右手寸、关、尺三部分候脏腑的部位及其病脉，从此便把切脉诊病的方法固定下来，把脉学的研究推到新的阶段。

唐代著名医学家孙思邈所撰之《备急千金要方》中，有11卷（卷十一~二十一）专门系统地论述了五脏六腑脉证的虚实寒热和治疗方药。在《卷一·诊候第四》说："五脏未虚，六腑未竭，血脉未乱，精神未散，服药必治，若病已成，可得丰愈，病势已过，命将难全。"足证孙氏非常重视脏腑的虚实盛衰对疗效和预后的影响，在他晚年所著的《千金翼方》里，载有"补五脏药品"（见《卷一》），现在看来，所列诸药种类庞杂，有些经过实践虽被淘汰，但仍有些常用而疗效确切的药品，却被保留下来。如补益心气的人参、远志，补益肾气的鹿茸、狗脊，治咳逆上气的贝母、冬花等。再在《卷十八·杂病上》所记载的紫雪（丹），迄今为止，仍为治疗热入营血所致的高热、神昏、谵语之良方。

继孙思邈之后，王焘所著之《外台秘要》（公元752年），是一部总结汉唐阶段医疗经验的治疗学巨著，载方6000多首，用于治疗内、外、妇、儿、皮肤、五官、中毒急救等各类疾病，

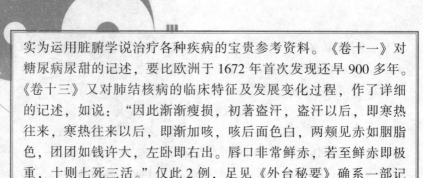

实为运用脏腑学说治疗各种疾病的宝贵参考资料。《卷十一》对糖尿病尿甜的记述，要比欧洲于1672年首次发现还早900多年。《卷十三》又对肺结核病的临床特征及发展变化过程，作了详细的记述，如说："因此渐渐瘦损，初著盗汗，盗汗以后，即寒热往来，寒热往来以后，即渐加咳，咳后面色白，两颊见赤如胭脂色，团团如钱许大，左卧即右出。唇口非常鲜赤，若至鲜赤即极重，十则七死三活。"仅此2例，足见《外台秘要》确系一部记载诊疗经验丰富的医籍。

三、脏腑学说的发展（公元960—1368年，宋——元时期）

宋元时期的医学发展趋势，主要是在两晋隋唐医疗实践的基础上，进一步走向理论探讨和研究的阶段。这一时期，医学界里出现了"百家争鸣"的局面，医学流派不断涌现，促进了新的医学理论之产生，从而发展了脏腑学说。如李东垣创立"脾胃论"，朱丹溪提倡"阳有余而阴不足"论，使脾、肾两脏的生理和病理得到了突出的发展，为明代提出"肾为先天之本，脾为后天之本"，打下了理论基础。钱乙依据小儿的生理特性和病理特点，对小儿疾病的脏腑辨证作了系统的阐述。张元素以脏腑的虚实寒热变化详细地论证了脏腑病机，并结合中药的性味、归经，对脏腑用药具体规定下来，这是对药理学的一个重要发展。其他如陈无铎的"三因病因说"，刘河间的"六气转化说"等，都更加丰富了脏腑学说的内容。因此，这一时期，可以说是脏腑学说得到充分发展的重要阶段。

宋代著名医学家李东垣对脏腑学说的贡献，主要是在脾胃学说方面。叶天士曾在其《临证指南医案》中说："脾胃之论，莫详于东垣。"李氏著有《脾胃论》一书，认为"元气之充足，皆由脾胃之气无所伤，而后能滋养元气。"（《脾胃论·脾胃虚实传变论》）"脾胃俱旺，则能食而肥；脾胃俱虚，则不能食而瘦。"（《脾胃胜衰论》）所以主张"诸病从脾胃而生"，并以大量篇幅论证"胃虚"或"脾胃虚"是脏腑经络及九窍发生病变的根本所在，反复阐明诸病皆从脾胃虚而生的论点。因此，强调治疗各种疾病，均应以调整脾胃为主，用甘温药温补脾胃而符盛名，以补益胃气，升发脾阳，辅以甘寒之药泻其"阴火"，为立法、处方、选药的原则。补中益气汤和补脾胃泻阴火升阳汤两方为其代表方剂，故后世称他为"补土派"。李氏所提出的"甘温除大热"，在中医治疗学上是一个突破，对于脾胃气虚引起的发烧，确有疗效，影响较大（《脾胃论》150～154页）。与此同时，李氏还说："治肝、心、肺、肾，有余不足，或补或泻，唯益脾胃之药为切。"（《脾胃论》第44页）说明在治疗脾胃以外其他脏腑病变时，都需注意使用有助于脾胃之药为宜，以免损伤元气，影响治愈。这一观点，至今仍十分宝贵。李氏专撰《调理脾胃治验》、《天地阴阳生杀之治在升降浮沉之间论》及《阴阳升降论》等篇章，论述治疗用药要随四时气候的变化、自然界万物的生长收藏和升降浮沉的规律，来调整人体脏腑阴阳的失调。如说："若不达升降浮沉之理，而一梗施治，其愈者幸也。"（《脾胃论》第353页）在脾胃病的护理上，主要提出"损其脾（胃）者，调其饮食，适其寒温"及"若风、寒、暑、湿、燥一气偏胜，亦能伤损脾胃，观证用药者，宜详审焉"。（见《脾胃损在调饮食适寒温》、《脾胃将理法》）从脏的整体机能上较全面地阐述了脾胃病的用药及护理措施。

元代著名医学家朱丹溪对脏腑学说的贡献，是对肝肾之阴在生理、病理上的重要发挥。强调"相火论"，在生理上，认为人体"肝肾之阴，悉俱相火"，"人非此火不能有生"的观点（《格致余论·相火论》），并依据《内经》之原意，得出人之阴气"难成易亏"的结论。在病理上，结合自己的临床体验，认为这种相

中西医结合理论的研究

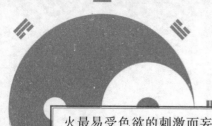

火最易受色欲的刺激而妄动，致使肝肾之阴耗损不足．成为各种疾病发生的最重要因素。正如他说："主闭藏者肾也，司足束（即疏字）泄者肝也，二脏皆有相火，而其系上属于心，心君火也，为物所感则易动，心动则相火亦动，动则精自走，相火翕然而起，虽不交会，亦暗流而泄矣。"（《阳有余阴不足论》）因此，他主张"阳有余而阴不足"之说，治病主要应以补阴为主，后世称他为"滋阴派"，并有一定的影响。此外，朱氏也很重视"人以胃气为本"的观点，他说："夫胃气者，清纯冲和之气，人之所赖以为生者也。"（《大病不守禁忌论》）所以他遇有胃气伤者，照样用黄芪、人参、白术等温补之品（见《病邪虽实胃气伤者勿使攻击论》），还说："病邪轻而药力重，则胃气受伤，……唯与谷肉果菜相宜。"（《气逆论》）"粳米甘而淡者土之德也，物之属阴而最补者也。"（《茹淡论》）以上说明，朱氏在脾胃学说上的贡献是"重胃气，宜食养"。其重点还在养胃阴。

宋代著名儿科学家钱乙撰《小儿药证直诀》。主要以脏腑的病理立论，根据脏腑的虚实寒热来论证小儿的病证。如《五脏所主》《五脏病》和《胃气不和》等，比较系统地叙述了脏腑辨证及处方用药的原则，为儿科脏腑辨证开了先例，对后世儿科有较深远的影响。在论五脏病时，他又特别强调以五脏之间的生克制化来解释病机，如《肝病胜肺》《肺病胜肝》和《五脏相胜轻重》等章。钱氏还提出小儿"脏腑柔弱，易虚易实，易寒易热"的论点，这是他对小儿生理、病理特点的一个卓越贡献。他又依照这些特点，从崔氏八味丸化裁成六味地黄丸，不仅成为常用的"幼科补剂"，还是1000多年来公认为一般滋补肾阴药的代表方剂。

元代医学家张元素，他以脏腑病机而闻名，著有《医学启源》及《珍珠囊》。张氏继前人的经验，结合自己的临床实践，从脏腑的虚实寒热的演变论述脏腑的病机，对后世脏腑辨证法有较大的影响。以肝病为例，分为肝中寒、肝中热、肝虚冷三种证型，并对其脉证作了详尽的论述。又根据肝病的不同证型，将治疗的原则、方、药明确而具体地规定下来，使脏腑辨证用药开始有了准则。如说："肝苦急，急食甘以缓之，甘草。肝欲散之，急食辛以散之，川芎。补以细辛之辛，泻以白芍药之酸。肝虚以陈皮、生姜之类补之。经曰：'虚则补其母。水能生木，水乃肝之母也'，若以补肾熟地黄、黄柏是也。如无它证，惟不足，钱氏地黄丸补之。实则芍药泻之，如无它证，钱氏泻青丸主之，实则泻其子，心乃肝之子，以甘草泻之。"（《医学启源·五脏六腑除心络十一经脉证法》）此外，张氏结合中药的药性，发明药物归经之说及引经药，这是对药理学上的一个重要发展。时至今日，仍有一定的现实意义，且为研究中药药理学的主要课题之一。如同为泻火药，黄连则泻心火，黄芩则泻肺火及大肠火，白芍则泻肝火，知母则泻肾火，木通则泻小肠火，石膏则泻胃火。又如阳明胃与大肠经病，在上则用升麻、白芷，在下则用石膏。归经不同，引经药也相异，对提高临床疗效有着密切的关系。

宋代许叔微，是重视脾肾、而以肾为主的著名医学家，在其所著《普济本事方·补脾并补肾论证》说："因肾气怯弱，真元衰劣，自是不能消化饮食，譬鼎釜之中，置诸米谷，下无火力，虽终日米不熟，其何能化。"他将脾比作"鼎釜"，将肾比作"火力"，无"火力"则米谷不熟，脾亦无法健运。所以许氏主张补脾"常须暖补肾气。"（《八味肾气园并论证》）对此重视脾肾，以肾为主的观点，对明代研究脾肾而主张脾肾同补的医家，有一定的影响。

南宋著名的妇产科学家陈自明，于1237年撰《妇人大全良方》24卷，基本上总结了南宋以前妇产科成就，是一都较完整的妇产科专书，对后世影响较大。全书共分调经、众疾、求嗣、胎教、候胎、妊娠疾病、坐月、产难、产后、疮疡等十门。前三门论述妇科病，后七门论述产科病及其护理。陈氏对月经病的产生十分重视脾胃的作用。如说："若脾胃虚弱，不能饮食、荣卫

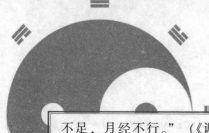

不足，月经不行。"（《调经门·产宝方序论》）又说："助胃壮气，则荣血生而血自行。"（《养生必用论病》）在《众疾门》论述一般妇科病时，主要是以脏腑论证而治疗的，在《妊娠门》论述胎动不安、漏胎下血症时，主张"胃气壮实，冲任荣和，则胎得所，如鱼处渊"；若"冲任气虚，不能约制"，而妊娠漏胎下血（《妊娠胎动不安当下方论第三》《妊娠漏胎下血方论第五》）。在产后护理上还提出："产后将息如法，脏腑调和，庶无诸疾苦"（《产后门·产后调理法》）。

四、脏腑学说的完善（公元1368～1840年，明——清时期）

这一时期脏腑学说的成就，是在宋元脏腑理论发展的基础上，通过实践使其进一步充实和深化。促进了临床医学的发展。在理论上，主要有张介宾、赵献可、孙一奎等对肾与命门关系的研究；薛立斋、李仲梓等重视脾肾在人体的重要作用，提出"肾为先天之本，脾为后天之本"的论点；李梴提出心有"神明之心"和"血肉之心"的不同；李时珍提出"脑为元神之府"等。王清任著《医林改错》，对脏腑学说的解剖学基础做出了新的贡献。在临床上，主要是内、外科的进展较大，如叶天士、吴鞠通、薛雪等创立了温病学派，对各种热性病的认识有了新的进展，为指导热性病的辨证施治，立下了不朽的功绩，从而发展了脏腑学说；陈实功、高锦庭等强调了脏腑与痈疽疮疡的重要关系；他如，傅青主重点论述了肝、脾、肾三脏在妇女生理、病理上的重要作用；王旭高对肝病的分类和各种治法，别具一格，富有创见。

张介宾、赵献可、孙一奎等对肾与命门关系的研究，自《难经·三十九难》提出"左为肾，右为命门"的观点和命门的重要生理功能"命门者，精神之所舍也，男子以藏精，女子以系胞，其气与肾通"之后，虽经汉、晋、隋、唐、宋、元等漫长的历史时期，却对肾与命门关系的研究甚少，直至明代，始为医家所重视，堪称肾与命门理论研究的极盛时期，对命门功能的认识日臻完善，并广泛应用于临床，关于肾与命门关系的研究，约有以下3种学说：

（一）命门在两肾之间说

此说为明代命门学说的主流，对后世影响颇大。其代表为著名医学家张介宾和赵献可。张氏同意《难经》"命门其气与肾通"的观点，但不同意"左为肾，右为命门"的说法。他认为"命门居两肾之中。"（《类经附翼·求正录·真阴论》）"命门总主乎两肾，而两肾皆属于命门。"（《三焦包络命门辨》）命门不仅位于两肾之中，而且统领两肾。两肾又包命门，命门和肾有不可分割的关系。他对命门功能的认识说："命门为元气之根，为水火之宅，五脏之阴非此不能滋，五脏之阳非此不能发。"（《景岳全书·传忠录下·命门余义》）又说："命门之火，谓之元气，命门之水，谓之元精。"（《类经附翼·求证录·真阴论》）说明他所谓的命门有水火之分，包括元精和元气。后世所称的肾阴即元精或元阴、真阴、真水；所称的肾阳亦即元气或元阳、真阳、真火。正如沈金鳌在《杂病源流犀烛·卷八·虚损痨瘵源流》中说："阳虚者，肾中真阳虚也，真阳即真火。阴虚者，肾中真阴虚也，真阴即真水。"总观张氏对命门功能的认识是：人体五脏六腑之阴都由肾阴来供给，五脏六腑之阳又都由肾阳来温养，肾阳即命门之火。与张介宾同一时期的赵献可，对肾与命门关系之研究，基本上是一致的。他说："七节之旁有小心此处两肾所寄，左边一肾属阴水，右边一肾属阳水，各开一寸五分，中间是命门所居之宫，其右旁即相火也，其左旁即天一之真水也。"（《医贯·内经十二官》）他对命门的功能认识是："愚谓人身别有一主，非心也。命门为十二经之主，肾无此，则无以作强，而技巧不出矣；膀胱无此，则三焦之气不化，而水道不行矣；脾胃无此，则

中西医结合理论的研究

不能蒸腐水谷，而五味不出矣；肝胆无此，则将军无决断，而谋虑不出矣；大小肠无此，则变化不行，而二便闭矣；心无此，则神明昏，而万事不能应矣。正所谓'主不明则十二官危也'。"（《内经十二官》）（按：人体下丘脑的分泌部分和大脑垂体，与其他内分泌靶器官的重要生理功能，可能系古代医学家朦胧认识的命门或小心。）

（二）命门为肾间动气说

持此说之代表为明代医学家孙一奎，在所著《赤水玄珠·医旨绪余》中说："命门乃两肾中间的动气，非水非火，乃造化之枢纽，阴阳之根蒂，即先天之太极，五行由此而生，脏腑以继而成。"他所指的命门，从位置上说，虽在两肾之间，似与张介宾所说一致，所不同者，认为命门是肾间之动气，具有一种生生不息，造化之枢纽的重要作用。命门之作用如此重要，但不认为命门是火的问题。他说："坎中之阳，即两肾中间动气，谓之阳则可，谓之火则不可。"（《医旨绪余·右肾水火辨》）

（三）两肾总号命门说

持此说之代表是明代医学家虞搏，在其所著《医学正传·卷一》中说："夫两肾固为真元之根本，性命之所关，虽为水藏，而实为相火寓乎其中，愚意当以两肾总号命门。"虞氏认为命门相火与人之性命至关重要。命门为相火之说，为后世多所采用。

总上三说，有两说认为命门在两肾之间，有一说认为命门为两肾之总称，但都未离开肾之范围。对于命门位置的争论，临床上似无什么实际意义，而他们对于命门作用的认识，则应值得注意。多数人主张具有"相火之主"的作用，为十二脏之化源，关系着人之生命。正如李时珍所说："命门为藏精系胞之物，……下通二肾，上通心肺，贯脑。为生命之源，相火之主，精气之府。生人生物皆由此出。"（见贾德道著《中国医学史略》第210页）

明代医学家薛立斋、李仲梓等，均重视脾、肾在人体的作用。薛氏在《明医杂著》中注王节斋《补阴丸论》说："肾经阴精不足，阳无所化，虚火妄动，以致前症(指阴虚火旺，咳嗽咯血)者，宜用六味地黄丸补之，使阴旺则阳化；若肾经阳气燥热，阴无以生，虚火内动而致前症者，宜用八味地黄丸补之，使阳旺则阴生；若脾肺虚不能生肾，阴阳俱虚而生前症者，宜用补中益气汤、六味地黄丸，培补元气，以滋肾水。"于此可知，薛立斋对肾阴虚和肾阳虚者，常以六味地黄丸和八味地黄丸为主，对脾肾两虚者屡用补中益气汤合六味地黄丸而取效。这些方剂常为临证所惯用，而补中益气汤与六味地黄丸合用，更为后世医家多所赞同。李仲梓在所著《医宗必读·肾为先天本脾为后天本论》中说："肾何以为先天之本?盖未有此身，先有两肾，故肾为脏腑之本，十二脉之根，呼吸之本，三焦之源，而人资之以为始者也，故曰先天之本在肾。脾何以为后天之本?盖一日不食则饥，七日不食则胃肠涸绝而死。《经》云：'安谷则昌，绝谷则亡'，谷气一败，百药难施，一有此身，必资谷气，谷入于胃，洒陈于六腑而气至，和调于五脏而血生，而人资之以为生者也，故曰后天之本在脾。"于此不难看出，李氏重视脾肾的主张，主要在于他总结前人的看法，结合自己的临证经验，明确地提出"肾为先天之本，脾为后天之本"的卓越见解，直至现在仍为中医界所推崇。李氏还提出"乙癸同源，肝肾同治"的主张（《乙癸同源论》），至今亦为许多医家所遵循。

　　明代著名医学家李梴，在所著《医学入门·卷一·脏腑》(1575 年) 说："心者一身之主，君主之官。有血肉之心，形如未开莲花，居肺下肝上是也；有神明之心，神者，气血所化，生之本也。"李氏是中国医学史上首次提出心有"神明之心"和"血肉之心"的人，颇有见地，打破了 1000 多年来，一直被认为心具有"主神明"和"主身之血脉"的两种功能的传统观念。所谓"神明之心"，实指大脑的主要功能，"血肉之心"即司血液

中西医结合理论的研究

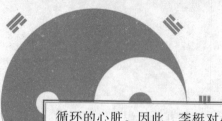

循环的心脏。因此，李梴对心功能认识的区别性，是中医理论上的一大贡献。与李梴同一时期的著名药物学家、医学家李时珍在《本草纲目》（1578年）中说："脑为元神之府。"清代药物学家汪昂对脑的功能说得较好："人之记性，皆在脑中。小儿善忘者，脑未满也；老人健忘者，脑渐空也。"（《本草备要·卷二·辛夷条》）（1694年）。具有革新进步思想的王清任在所著《医林改错·脑髓说》记载："灵机记性在脑者，因饮食生气血，长肌肉，精汁之清者，化而为髓，由脊髓上行入脑，名曰脑髓。两耳通脑，所听之声归于脑；两目系如线，长于脑，所见之物归于脑；鼻通于脑，所闻香臭归于脑。"可见，王氏是系统论述脑功能的人，他把人的记忆、视、听和嗅等感觉作用从结构到生理上明确地统归于脑的功能范畴。足证，至明、清时期，中医学对脑功能的认识比过去确有很大的进步。

明代著名中外的科学家、药物学家、医学家李时珍，还非常重视药物与脏腑的关系，在其巨著《本草纲目·第一卷》中，专附了《脏腑虚实标本用药式》《六腑六脏用药气味补泻》及《五脏五味补泻》等脏腑辨证用药的理论和药物。在同卷论述"十剂"时，又具体地提出了补养五脏气、血之药品举例，与张介宾所提"五脏皆有气血"的理论，相辅相成，相得益彰。整个一部《本草纲目》所载1892种中药及其单方、验方，对研究我国中药学和诊治各种病证有颇高的科学价值。著名的进化论创始人、英国生物学家达尔文，曾称《本草纲目》"是中国古代的百科全书"（见《少年文史报》1983年3月10日第四版辛安亭撰李时珍）。

明代医学家喻嘉言著《医门法律》，在《卷一·经络论》中说："凡治病，不明脏腑经络，开口动手便错。"又提出"人之脏腑以脾胃为主"（《先哲格言》）。在疾病的发病学上，又以脏腑之虚为基点，提出"风中五脏，其来有自脏气先伤，后中之"的看法（《卷三·中风门》）。说明喻氏重视脏腑理论在临证上的重要性。

温病学派的创立。明清之际，由于瘟疫流行甚多，在瘟疫病原的认识上吴又可首先提出了"戾气"学说，江南一带著名的医学家如叶天士、吴鞠通、薛生白等，结合自己的临床实践，创立了温病学派，其中以叶天士的影响最大，被誉为温病学派的创始人。《叶香岩外感温热篇》中提出卫气营血辨证，更是一个伟大的创举，对温病学派的快速形成起了促进作用。卫气营血辨证，实质上也是以脏腑分证为基础的。例如温病开始，每见咳嗽、高热、胸闷、胸痛等症状，属于肺经见症；继则出现烦躁、神昏谵语等症，属于心及心包的见症等。《外感温热篇》说："温邪上受，首先犯肺，逆传心包。肺主气属卫，心主血属营"的著名论点。说明了温病易于迅速传变心包的特殊性，明确地指出了温病发病的部位和其病机所在。卫分、气分的症状除肺经外，尚有胆、胃、肠腑和脾的见症。后期所出现的吐血、衄血、斑疹、痉厥、手颤等症状，均为心、肝、肾三经受累见症。叶氏在《外感温热篇》中又说："大凡看法，卫之后方言气，营之后方言血，在卫汗之可也，到气才可清气，入营犹可透热转气，入血，就恐耗血动血，直须凉血散血。否则，前后不循缓急之法。虑其动手便错，反致慌张矣。"（《温热经纬》第49页）是对温病的传变规律和治疗原则所作的概括性的阐述，使人临证有法可遵。吴鞠通在1778年所著《温病条辨·中焦篇》注说："温病由口鼻而入，鼻气通于肺，口气通于胃，肺病逆传则为心包。上焦病不治则传中焦，胃与脾也。中焦病不治，即传下焦，肝与肾也。始上焦，终下焦。"即明确地指出温病上、中、下三焦的证情与心、肺、胃、脾、肝、肾的密切关系，又说明温邪侵入人体的途径和传变规律，书中对温病后期肝肾阴伤的证治，尤为详细。薛雪的《湿热条辨》，更擅长于温病湿热证的证治。至此，温病学由病原、病理到辨证施治，便系统地形成一套完整的理论体系，进而发展了脏腑学说。

中西医结合理论的研究

清代著名温病学家叶天士著《温热论》、《临证指南医案》、《未刻本叶氏医案》等书，不仅在温病学的发展上闻名于世，而且还对脾胃学说贡献卓著。他重视脾胃的升降运动，在李东垣益气升阳的基础上提出养胃阴、降胃气的治法，使脾胃病的治疗更为全面。又在脾胃的生理功能上有所发挥，如《临证指南医案》所说："纳食主胃，运化主脾，脾宜升则健，胃宜降则和。""太阴湿土，得阳始运，阳明阳土，得阴自安，以脾喜刚燥，胃喜柔润也。"使脾胃学说的理论和应用更臻完善。再者，他所说的"初病在气，久必入血。"（194页）"久痛必入络"（615页）及"久痛寒必化热"（194页）等为临证颇为赞用，特别是"六腑以通为用"（188页）的理论，更对开展中西医结合治疗急腹症，具有较高的指导意义。

清代著名医学家王清任，著《医林改错》一书。他敢于疑古，勇于创新，重视实践，对我国解剖学和脏腑学说的解剖学基础做出了新的贡献。在《上卷·医林改错脏腑记叙》中，既收载《古人脏腑图》，又绘《亲见改正脏腑图》，纠正了一些错误。他的《脑髓说》在当时也确是一个进步。书中所载的几个活血化瘀方，如通窍活血汤、血府逐瘀汤、膈下逐瘀汤、少腹逐瘀汤、补阳还五汤等，深受医界所喜用，广泛用于冠心病、宫外孕、创伤外科等病，疗效较好。

清代医学家王旭高著《西溪书屋夜话录》，对肝病的治法颇有创见，从而发展了脏腑学说。他把肝病分为肝气、肝风、肝火三大类，治疗上提出疏肝、柔肝、缓肝、泄肝、抑肝、养肝、温肝、镇肝、平肝及泄肝和胃、熄风和阳、熄风潜阳、清金制木等不同方法，并在每一治法中举出相宜之药物，故对后世治疗肝病广开了门路，正如所说："肝病最杂，而治法最广。"

清代医学家沈金鳌著《杂病源流犀烛》，把脏腑论病列为该书分类之首，对五脏六腑疾病的源流、生理、病理的论述极为详细。例如对肺的生理功能说："肺主气，司呼吸出入，居上以镇诸脏，而压糟粕，以行于大肠，出纳清气，以出浊物"（《卷一·肺病源流》)，比较正确地叙述了肺的正常生理功能。

明代著名外科学家陈实功所著《外科正宗》（1671年），是一部以脏腑论述痈疽疮疡的发病和治疗的专书。他说："盖痈疽皆出于脏腑乖变，开窍不得宣通而发也。"（《卷一·痈疽门·痈疽原委论第一》）又说："痈疽，脑项疔毒大疮，形势虽出于外，而受病之源实在内也。及其所治，岂可舍于内而治外乎?"（《痈疽治法总论第二》）可见，陈氏既主张外科疾病源发于内脏，治疗上亦不能舍于内而仅治其外；而且特别强调脾胃的重要作用，认为脾胃是"命赖以治，病赖以安"的脏腑，因而把调理脾胃置于至关重要的位置，否则，就会易生他病。正如他在《痈疽治法总论第二》所说："精神气血由此而日亏，脏腑经络由此而日损，肌肉形体由此而日衰，所谓调理一失，百病生焉。故知脾胃不可不端详矣。"此外，陈氏在《卷一·痈疽原委论》中还指出："盖内肾(内肾指五脏之肾，外肾指睾丸)乃为性命根本，藏精、藏神，又谓受命失天，育女、育男、育寿，此等皆出于肾脏之一窍也。"他所提的"三育"之意，育女、育男显然是指肾的生殖功能，育寿是肾有抗老延年的功能，为老年医学的研究提出了一个重要的课题。陈氏之所以能提出肾有"三育"的观点，与他重视脏腑学说的理论是一脉相承的。

明代高锦庭著《疡科心得集》（1809年），在《卷上·申明外疡实从内出论》中，对外科疮疡的发病明确提出"外疡实从内出"、"与内证异流而同源"的观点，而且还重视人体正气的强弱，与外疡发病部位的关系，如说："最虚之处，便是容邪之地。"高氏还提出"毒攻五脏说"（《卷上·疡证总论》）对疮疡证在发展过程中出现毒气内陷时具有指导意义。在疡病的治疗上，他主张"治病必求其本"，随着"本"之不同，采用温、凉、攻、补等不同的治法。他说："本者何?曰脏也，腑也，阴阳也，虚实

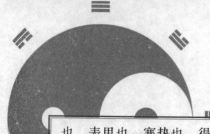

也，表里也，寒热也。得其本，则宜凉宜温，宜攻宜补，用药庶无差误，倘不得其本，则失之毫厘，谬以千里。"（《疡证总论》）

清代傅山所著《傅青主女科》，突出肝、脾、肾三脏在妇科生理、病理上的重要性，并论证带下、血崩、经期、妊娠、难产及产后等妇科常见病证。处方常以补养肝血、调理脾胃、肝肾同治为主，以药味不多、理法严谨为其特点，在妇科的临床实践中发展了脏腑学说，并有较深的影响。

清代陈复正著《幼幼集成》（1750年），专论小儿病证，书中所列五脏所属之证，对小儿疾病的脏腑辨证，颇有参考价值。例如先天性发育不良的"五迟"证中，他认为"肾阳不足则齿迟，血脉不荣则发稀，心气不足则语迟。"陈氏还对婴儿的防护尤具创见，值得一读。（参见《卷一·勿轻服药》）

明代傅仁宇撰《审视瑶函》眼科专书（1644年），在卷首提出"眼具五脏六腑也"，"脏腑主目有二，一曰肝，二曰心，至东垣又推之而及于脾。"治疗方面，强调治理脾胃为主，如说："凡医者不理脾胃，及养血安神，治标不治本，不明正理也。"傅氏并写了《五轮所属论》、《八廓所属论》、《五轮不可忽论》、《勿以八廓的无用论》等文，以论证五轮八廓在眼科上的重要作用，认为"五轮乃五脏六腑之精华，宗脉之所聚。"论五轮八廓说者，尚有明代之王肯堂。清代顾锡著《银海指南》，对眼科疾病的理论亦颇有发挥，并结合五脏六腑的生理功能，详尽地论述了眼病的病机，后世眼科医者，多有遵用。

五、脏腑学说的中西汇通（公元1840—1949年，鸦片战争——中华民国时期）

在此近百年时期，由于我国变成了一个半殖民地半封建的社会，洋奴买办思想比较昌盛，特别是国民党统治阶段，对我国民族文化遗产——中医采取全盘否定态度，认为中医不科学，曾于

1929年通过了"废止旧医以扫除医事卫生之障碍案",并提出消灭中医的六项办法,使中医学术饱受摧残。同时,也由于现代医学的传入,给中医学带来不同的反响。中医界人士也受了一定程度的客观影响,试图走中西汇通的道路,许多中医自发地学习现代医学,乐于接受西医知识,在治疗上吸取现代医学的某些有效方法,在理论上还探索中、西医之异同,企图折衷归一,遂出现了具有进步思想的中西"汇通派"。持这一学术观点的主要代表及著作,有唐容川的《中西汇通精义》、朱沛文的《华洋脏象约纂》、张锡纯的《医学衷中参西录》、恽铁樵的《群经见智录》等。中西汇通是这一时期的主流。此外,如费伯雄重视脾胃,对燥、火二证的脏腑分证,论述甚详;张山雷对脏腑药又有补正;曹炳章著《彩图辨舌指南》,是一部论述舌诊较全面而具体的著作,并较详细地阐明舌诊在脏腑辨证上的重要作用;吴师机著《理瀹骈文》,主张"外治与内治一理",专用膏药等法治疗脏腑病证,"以能补内治之不及"。

唐容川,是非常重视脏腑学说的,如在其所著《血证论·脏腑病机》中说:"业医不知脏腑,则病源莫辨,用药无方。"又是中西汇通派的较早期代表,《中西汇通医经精义》是他的代表作,其主张在当时来讲,也是比较好的,如说:"摘《灵》、《素》诸经录其要义,兼中西之说解之,不存疆域异同之见,但求折衷归于一是。"(《叙》)因此,该书既收入王清任《医林改错》的脏腑图说,又插进了20世纪初现代医学的人体解剖图,并参照现代医学之学术见解(包括生理学),印证《黄帝内经》之原文。例如对《灵枢·胀论》"胃之五窍者,闾里门户也。"论证说:"《医林改错》言胃有三窍,上下窍纳谷,传入小肠,又有一窍出水入油膜。西医言胃通体,均有微窍行水入连网,予已详胃三焦条。兹云五窍其义尤详,盖上焦主纳水谷也,下焦入小肠,主化谷之糟粕也,旁窍入三焦油膜之中,主行水之余沥也,

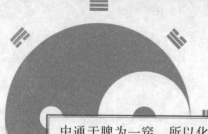

中通于脾为一窍，所以化水谷者也，上输于肺为一窍，所以布精汁者也，古云胃五窍者，闾门也，唐宋以后，无力知之，即西医剖视，又何尝精细似此。"（《中西汇通医经精义·下卷·全体总论》）据上可见，唐氏既不同意王清任"胃有三窍"之说，又不同意西医"胃有微窍行水入连网"之说，而坚持《黄帝内经》胃有五窍之说是正确的。其实三窍、五窍之说，都不与实际相符，胃之上口名贲门，可称上窍，胃之下口名幽门，可称下窍，合计二窍，也没有五窍。从上述唐氏对胃腑的中西汇通观点看，他主观臆测、编造医理，使其符合《黄帝内经》的"胃有五窍"之原文，汇而不通，结果势必走向崇古、复古的偏向，而且"愈古愈高明"，认为秦汉以前医理正确，宋元以后，每况愈下，否定了后1000年中医学的发展和成就，又轻视了当时的西医学术见解。正如在《叙》中又说："岂知中国宋元后医诚可訾议，若秦汉三代所传内难仲景之书极为精确，迥非西医所及。"

朱沛文，著《华洋脏象约纂》（1892年）。他的中西汇通观点，正如在《自叙》中说："少承庭训医学。迄今临证垂二十年，尝兼读华洋医书，并往洋医院亲验真形脏腑，因见脏腑体用，华洋著说不尽相同，窃意各有是非，不能偏主，有宜从华者，有宜从洋者，大约中华儒者，精于穷理，拙于格物；西洋智士，长于格物，而短于穷理。华医未悉脏腑之形状，而但测脏腑之营运，故信理太过，而或涉于虚，如以五色五声配五脏，虽医门之至理，乃或泥而不化，则徒障于理，而立论能增流弊矣。洋医但据剖验脏腑之形状，未尽达生人脏腑之运用，故逐物太过，而或流于固，如五脏开窍于五官，五志分属于五脏，本人身之至理，乃或遗而不究，则不衷于理，而陈义未免偏枯矣。"他认为中、西医学"各明是非，各有宜从"的观点，还是比较中肯的。但说中医"精于穷理，而拙于格物"，西医"长于格物，而短于穷理"，则不尽然。"格物"与"穷理"不能绝对地割裂而论，只是中、西医之理论体系不同，运用的方法各有不同而已。（按：西医随着现代科学技术的发展，对脏腑生理、病理的研究愈来愈深，已达到分子水平，中国传统医学的认识，至今还差距很大。）

张锡纯，著有《医学衷中参西录》，为其代表作。他在中西汇通过程中的突出特点，是中、西药并用。通过临床实践的大胆尝试，取得了比单用中药更好的疗效，如说："西药阿司匹林，为治结核的良药（按：当时尚无抗结核专药，如链霉素、异烟肼等），而发散太过，恒伤肺阴，若兼用玄参、沙参诸药以滋肺阴，则结核易愈，又其药善解温病初得，然解表甚效，而清里不足，恒有服之周身得汗，因其里热未清，而病不愈者，若于其正出汗时，急用生石膏两许煎汤，乘热饮之，则汗出愈多，而热亦遂清，或用石膏所兼之汤送服阿司匹林，汗出后亦无不愈者。"（北京中医学院任应秋主编《中医各家学说》第166页）可以看出，张氏取阿司匹林发汗解表之长，以玄参、沙参来纠正它过汗伤阴之短；又以石膏善清里热之长，克服阿司匹林解表甚效而清里不足之短。试图取中、西药之长，互补其短，使药物发挥更好的治疗作用。张氏从临床上观察中西药的配合应用，走中西汇通的道路，有其一定的实践意义。

恽铁樵，对中医造诣很深，对当时的西医亦有一定的钻研，他承认西医有先进之处，并主张吸收其长处以发展中医。如说："以吾撰此书，目的在使今之中医先对于自己的学说了了，然后吸收他国新文化，固非反对西医而为此书。"（《药庵医学丛书·第二辑上·群经见智录·灵素商兑第十六》）对中医理论的看法，恽氏既主张"内经不能废除也"（《第一辑·论医集·对于统一病名建议书之商榷》），又强调"治医者不当以内经为止境"（《第二辑上·群经见智录·结论》）。他这种既保持《内经》精华，又不以《内经》为止境的发展眼光，确实是可贵的，应予肯定。因《内经》是中医理论的基础，若废除《内经》就等于取消中医理

论，最后势必走上"废医存药"的错误道路；反之，若以《内经》为止境，便会阻碍中医学的发展，从而走上崇古复古的道路。正如恽氏又说："而居今之世，欲求中医与西国医学相化合，而吸收其精华，不精研素问伤寒，其道亦无由矣。"（《第二辑·伤寒论研究》）恽氏对脏腑理论曾说："古人已知人身有脏腑。"（《第二辑·伤寒论研究》）又说："中西医学基础不同，外国以病灶定名，以细菌定名，中国则以脏腑定名，以气候定名。"（《第一辑·论医集·统一当以中名为主》）这里虽然说的是定名问题，却基本上道出了中、西医学不同的某些学术观点，同时也可看出，他对中医脏腑学说是非常重视的。

以上所举中西汇通派的四家观点，由于当时既没有国家政策上的保障，又缺乏现代科学知识和正确的研究方法，并只限于临床上的个人研究，因而成效甚微。但总的说来，他们的出发点还是好的，它毕竟代表了这一时期医学发展的趋势，堪称为我国"中西医结合"的先驱者。

清代医学家费伯雄，著《医醇剩义》，他重视脾、肾两脏在人体生理、病理上的重要作用，在《卷二·虚劳最重脾胃论》中强调"虚劳内伤，不出气血两途，治气血虚者，莫重于脾肾。气之根在肾，血之统在脾，气血旺盛，二脏健康。"费氏对燥、火二证研究较深，均以脏腑分证为纲。将秋燥分为肺、心、肝、脾、肾、胃、小肠、大肠等证型，将火证分为肺火、心火、肝胆火、脾火、肾火、胃火、小肠火、大肠火及实火、虚火、燥火、郁火、邪火、毒火、风火、实火、痰火等不同证型，论证详尽，治法不拘泥于古人，自拟处方较多，对临证有较好的参考作用。

张山雷，根据自己的临证经验，对脏腑用药作了补正，著《脏腑药式补正》一书。内有"六腑以通为职"的记载，并加按语说："诸腑主化物而不藏，以运输为专职，宜于流通不滞，功在走而不守，昔人谓六腑以通为补。"他对三焦的认识是"三焦者，合此身胸腹中之脏腑全部而言"，可供参考。

曹炳章，著《彩图辨舌指南》，是他著作中的一部重要书籍。曹氏广搜博采，积累资料，并吸取现代医学有关舌之生理解剖功能，又附舌苔彩色图119幅，实为论述舌诊较全面而具体的一部著作，可为研究舌诊和临床参考之用。该书专列《辨舌审内脏经脉之气化》和《辨舌察脏腑之病理》二章，比较详细地阐明舌诊在诊断脏腑病证上的重要作用。强调指出："因舌与内脏经脉，均有联系，故辨舌质可决五脏之虚实，视舌苔可查六淫之浅深。"又说："辨舌欲知脏病，当先查其舌形，如舌瘦而长者为肝病，短而尖者为心病，厚而大者为脾病，圆而小者为肺病，短阔而动如波起伏者为肾病，此大要也，而尤以查胃气为至要。"

吴师机，著《理瀹骈文》一书，主张"外治与内治一理"，专用膏药等治疗脏腑病证及其他病证。他在《略言》中说："膏有上焦心肺之膏，有中焦脾胃之膏，有下焦肝肾之膏，有专主一脏之膏，脏有清有温，有专主一腑之膏，有通有涩，有通治三焦，通治五脏，通治六腑之膏。"根据脏腑之虚、实、寒、热变化，而运用不同的膏药治疗，起到"能补内治之不及"的效果。除膏药外贴治病外，尚有用药末吸鼻嚏取以治上焦病，用药炒香布包慰脐以治中焦病，用药或研、或炒随症制包身坐其上以治下焦病等，方法多样，简便易行，实为外治法之一部较好参考书。

中西医结合理论的研究

第五章 体表与内脏
相关学说的提出

一、体表与内脏相关学说提出的原始依据

1961 年著者提出了体表与内脏相关学说，那时正在湖北中医学院刚刚系统地学习完中医 3 年，对中医经典著作《内经·灵枢·邪客篇》中"肺心有邪，其气留于两肘，肾有邪，其气留于两腘"一段记载感兴趣。结合自己从事临床皮肤病 8 年的经验，如银屑病好发于膝前和肘后的部位，异位性皮炎好发于肘窝和腘窝部位等特点，与中医理论《邪客》篇的论点有近似之处，使我初步认为皮肤病的根源可能在内脏，皮肤病也可反映内脏的病变。这种内脏病变可以发生皮肤病，皮肤病又可反映内脏疾病的相互作用，称为"体表内脏相关学说"。不久，在同年 10 月我们这个西中班毕业典礼座谈会上，著者大胆提出了"体表内脏相关学说"，10 月 29 日《湖北日报》上披露了这个消息。

二、体表与内脏相关学说的再认识

10 年后（1971 年），著者受甘肃省卫生厅的委托主编《新编中医入门》（甘肃人民出版社，1971 年出版）一书时，又对体表与内脏相关学说的观点从中医生理、病理上以及临床实践上做了进一步的认识。

在生理结构上，由于人体的经络，内联五脏六腑，外通四肢、九窍、躯干各个组织器官，每条经络都与其相关的内脏相联

系，并在体表呈有规律的分布"线路"，其上有一定数量的穴位，使体表和内脏成为不可分割的整体。足见体表与内脏相关的原因，经络起了联系作用。

在病理上，人体受到内、外致病因素的侵扰时，经络便成为传导疾病的重要途径。体表各个器官的病变通过经络传入内脏，而内脏的病变，往往也通过经络反映到体表。中医外科病（主要为痈、疽、疔、疖）的发展根源，更明确地指出发于内脏"痈疽必出于脏腑乖变，开窍不得宣通而发。"（明·陈实功著《外科正宗》）"脏腑乖变，经络滞隔，气血凝结而发痈疽。"（清·许克昌·毕法同辑《外科论治全书》）

在临床实践上，从疾病在体表的某些变化和表现，可以辨认出许多内脏疾病，而许多体表疾病（如皮肤病）和五官的疾病，也可借以寻找发病的内脏根源，通过治疗内脏达到痊愈的目的。我国两千多年来经反复临床验证有效治疗许多疾病的针灸疗法，就是根据这种体表与内脏相关的理论指导的。与此学说相关的耳针疗法也是如此。如耳穴压丸治疗胆石症，排石率较高，通过"B超"观察到，可引起明显的胆囊收缩，成为排石的现代机理。（《中国医学论坛报》，1985年5月15日，第7版）如斯可见，体表与内脏相关学说，可为主要指导针灸治疗疾病和进一步研究探索皮肤病与内脏关系的理论依据。

三、体表与内脏相关学说的现代实验研究

1983年著者从《中国中西医结合杂志》第5期中看到中国医学科学院协和医学院著名生理学专家张锡钧教授，通过动物实验，在证实体表的经穴与内脏活动间存在着特定的规律联系的同时，针刺狗的"足三里"和人的"内关"，用条件反射的方法，引起大脑皮层诱发电位的变化。从而证明了穴位与大脑皮层的联系，而提出了经穴—皮层—内脏相关的假说。著者认为，张教授

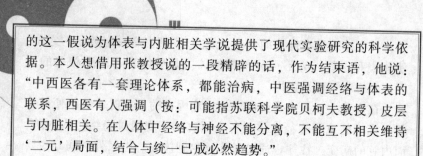

的这一假说为体表与内脏相关学说提供了现代实验研究的科学依据。本人想借用张教授说的一段精辟的话，作为结束语，他说："中西医各有一套理论体系，都能治病，中医强调经络与体表的联系，西医有人强调（按：可能指苏联科学院贝柯夫教授）皮层与内脏相关。在人体中经络与神经不能分离，不能互不相关维持'二元'局面，结合与统一已成必然趋势。"

第六章　现代医学对中医脾胃学说的研究与发展

【按语】　本文发表于《中国中西医结合脾胃杂志》，1999 年第 7 卷第 1 期。

脾胃学说是我国传统医学在长期临床实践的基础上发展起来的一种理论，是脏腑学说的主要组成部分之一，具有较高的指导临床防治疾病的价值。现代医学通过近 20 多年的临床实践和理论研究，进一步肯定了它的临床价值，并对它的朴素的主要理论，提高到了一定的现代科学水平，从而发展了原有的脾胃学说。现从三方面简要探讨如下。

一、脾胃学说指导着现代医学多种疾病的治疗

脾胃学说主要指导胃肠道疾病的治疗，尤其是对慢性萎缩性胃炎、胃及十二指肠球部溃疡、慢性溃疡性结肠炎等 3 种常见病，通过大量的临床验证，不仅取得了显著的疗效，而且基本上摸清了这些疾病的证型和治疗方法。近 10 多年来，指导治疗胃癌前期病变，又取得了可喜的进展，对胃腺体的萎缩，肠上皮化生，异型增生可以逆转，证明了健脾益气、活血化瘀、解毒抗癌的方法确有阻断癌变的作用。其次，脾胃学说也有效地指导着治疗反流性胃—食管炎、小儿腹泻、厌食、功能性消化不良、习惯性便秘等疾病。对其他系统疾病的治疗，有的已取得了比较满意的疗效。如以"脾主肌肉"和眼睑属脾胃的观点，指导治疗重症肌无力；"脾为气血生化之源"治疗白细胞减少症；"脾主统

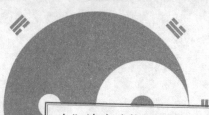

血"治疗功能性子宫出血；"脾为生痰之源"治疗慢性支气管炎；健脾益气合通腑降浊法治疗尿毒症；益气健脾为主的方法治疗胃癌，以及指导治疗化疗、放疗反应等，无不反映了脾胃学说具有广泛指导治疗现代医学多种疾病的临床价值，治疗的范围几乎涉及人体的各个系统。

二、现代医学的体外补液、给药和输入营养物质的手段和方法，是对脾胃学说的发展

中医临床上遇到的津脱、亡阳、昏迷、吞咽困难、胃肠道手术后、婴幼儿及重危患者，传统医学通常所采用的养阴救津，回阳救逆，通关开窍，醒脑救急等中药（如汤、丸、散、丹等剂型），即是频频口服，但往往没有赢得时间，甚至延误了患者病情及生命。我们认为现代医学的体外补液、给药、输入营养物质的手段，是对水液、药液、"脾"化生食物后的精微物质的直接输入，吸收快，可直达病所，因而见效快，挽救生命及时，弥补了中医口服给药和给饮食的不足。同时也说明了这种手段和方法绝不是现代医学替代我国传统医学治疗的方法，而是反映了中医"脾主运化，胃主受纳，藉脾气行药"理论应用的升华，是医药科学技术发展到今天的必然结果。从这一角度来看，它是隶属于脾胃学说的范围。因此，我们认为现代医学的体外补液、给药、输入营养物质的手段和方法，是对中医脾胃学说的发展。同时显著提高了中医治病的临床疗效。这一有力的治疗措施，不仅丝毫没有减弱"脾胃为后天之本"的重要作用，而且进一步加强了这一理论的应用。现在我国传统医学也正在积极地改良药物剂型，如复方药液的静脉输入问题，虽然难度较大，但这个方向，必须坚持。从口腔进食、给药是最方便的途径，中西医认识是一致的。"人以胃气为本"，中医治病用中药调理脾胃的方法和保护脾胃的观点，是一个极其宝贵、长期运用有效的治病方法。所

谓："治病不查脾胃，实不足以为太医"。笔者认为"治病不查脾胃，实不足以为良医"。

三、现代医学对脾胃学说的主要研究

利用现代科学技术的手段和方法（主要包括现代医学的方法），通过对多种疾病的治疗观察，以研究脾虚证为重点，逐步阐明了中医脾的实质。对脾虚证患者采用唾液淀粉酶活性、血清胃泌素、胰功肽及 D-木糖排泄试验，结果表明均比正常人降低。用消化道钡餐透视，发现脾虚证患者的胃蠕动减慢，排空功能迟缓。用体内渗入 ^{3}氢–胸腺嘧啶核苷的放射自显影法，观察脾虚动物模型的结果，大鼠的十二指肠绒毛细胞的寿命缩短，绒毛细胞过早地失去吸收功能，使机体处于慢性营养障碍状态。以上试验，提示脾虚证患者的消化、吸收功能均处于减退状况，基本上说明了中医脾的功能，主要是指消化系统，包括消化、吸收和运动功能。我们从 20 世纪 80 年代初开始，逐步对慢性胃病（慢性胃炎、萎缩性胃炎、胃及十二指肠球部溃疡）脾虚证的研究，发现虚寒组（型）患者的胃腔温度偏低，胃蛋白酶活性降低，T 细胞酯酶较低，胃液中前列腺 PGE_2 及 PGF1a 的含量低，环–磷酸腺苷（cAMP）的含量也低，cAMP 与环–磷酸鸟苷(cGMP)的比值小。而虚热组（型）呈相反的结果，两者之间有显著性差异，为我国传统医学的胃寒证、胃热证提供了科学的客观依据。其发病机制，可能与胃黏膜组织分泌前列腺素 PGE2 含量多寡有重要的关系，环核苷酸和免疫功能的改变可能起了辅助的作用。脾（胃）虚热时，因 PGE2 的含量明显上升，胃黏膜血流量相对增多，微循环改善，胃腔温度升高，加上胃蛋白酶活性增强，使消化功能好转，此点为脾虚证的热型患者表现食欲较好、胃中有热感、大便较干等提供可能解释的依据。临床上虚寒型多于虚热型，虚寒型患者的副交感神经功能亢进现象较普遍（胃凉、食欲减退、大便稀等），虚热型时交感神经功能较亢进。通过脑电图，发现胃肠道脾虚夹寒型大脑皮质抑制较强，副交感神经兴奋性占优势；脾虚夹热型大脑皮质兴奋较强，交感神经兴奋占优势。提示了脾的功能与神经系统的关系密切。通过 T 细胞亚群、NK 细胞及免疫调节因子检测，脾虚证患者的细胞免疫功能普遍较低下，尤以虚寒型明显，NK 细胞活性降低，免疫调节因子失衡。说明中医脾的功能包括了免疫系统的功能，也为"四季脾旺不受邪"的中医观点提供了可以解释的依据。

通过动物模型和电子显微镜的观察，研究"脾主运化"、"脾主肌肉"、"脾统血"的机制，发现脾气虚证的动物的红细胞蛋白发生变构，导致红细胞携氧的能力下降；广泛分布的线粒体（包括胃壁细胞）结构破坏，出现肿胀、膜缺损、嵴断裂，导致线粒体内的生物氧化功能不足，能量物质的储存、转化、利用不足；小肠微绒毛破坏，影响肝糖原、肌糖原及脂肪等能源物质吸收和储存。表示"脾主运化"的实质在于物质能源的吸收和能量的转化、利用问题。此点可为脾虚证患者表现倦怠、疲乏无力甚至出现体重减轻，消瘦现象，虽然经现代医学检查已排除甲亢、糖尿病、癌症等引起消瘦的常见病提供依据。电镜下又发现胃的主细胞酶原颗粒、G 细胞分泌颗粒的面数密度均低，展示了脾虚证患者的消化功能减退的超微变化根源。胃黏膜上皮和结肠柱状细胞的微绒毛变稀、变短、脱落或消失，导致水分吸收障碍，可能为大便稀、次数增多的主要机制。"脾主肌肉"的动物模型，发现明显消瘦，肌力下降，重要内脏（心、肝、脾、肾、胰腺）的重量减轻，骨骼肌和眼肌的肌纤维萎缩、变小，说明"脾主肌肉"与"脾主运化"的功能密切相关。"脾统血"动物模型提示，心肌及血管平滑肌线粒体有改变，血小板收缩，黏附聚集力下降，毛细血管脆性增加等变化，是脾气虚证脾不统血的主要改变。这些变化除与"脾主运化"的实质有关外，还与血小板的功能有关。同时对"脾主运化"、"脾主肌肉"、"脾主统血"的实质和机制，提供了一定的科学依据。

通过测定溃疡病和慢性支气管炎脾虚证患者尿 17 酮类固醇的含量，结果均降低，肾虚证者降低更甚，表明中医脾的实质又与内分泌系统有关。现代医学近 10 多年的研究认为消化系统是人体内最大的内分泌器官，因此，从消化道激素的变化来研究中医的脾胃学说，必将有助于脾实质的进一步探讨和疗效机制的新的解释。此外，脾虚患者的胃黏膜及其不完全性结肠化生的组织中的锌、铜等微量元素和含量偏低，锌 / 铜的比值明显下降，在脾虚气滞性患者更较显著。

以上各种研究，是从多种疾病的脾虚证，从宏观到微观，由细胞水平到超微结构，使传统（原有）的中医脾胃学说的理论和临床提高到了一定的现代科学水平，从而发展了脾胃学说。

第七章　中西医结合诊治胃肠病的反思

【按语】　本文发表于《中国中西医结合消化杂志》，2005 年 12 月，第 1~3 卷第 6 期第 351 页（专家笔谈）。原题目为《中西医结合诊治胃肠病的思考》。

中国中西医结合临床诊治疾病的历程已有半个世纪，与现代医学各系统疾病中常见病种的结合，取得了一批比较有显著疗效和一定影响的成果，基本上形成了中西医临床结合的诊疗模式，从而成为我国医疗卫生事业的独特优势。但是，由于中西医结合是一项复杂的、时间较长的系统工程，它又是我国的创举，在中西医结合的过程中难免出现这样或那样的不足。笔者就中西医结合诊治胃肠病过程中存在的一些问题及自己的体会分述如下，供基层中西医结合工作者参考。

一、必须坚持应用西医辨病与中医辨证相结合的双轨诊断模式

西医是世界医学的主流医学，在人类疾病的防治和保健上起着主导的作用，并以"疾病"为临床认识单位，运用辨病诊断的思维模式，对某一疾病的病名，是全世界公认的，诊断与治疗也相一致。而中医是以"疾病"过程中的"证"为临床认识单位，采用的是辨证诊断的思维模式并随着治疗后的症状、舌、脉象等的改变，"证"（型）的诊断常随之改变（有时相性），形成"同病异证"或"同病多证"的辨证诊断病名。但是，有些人还

坚持以中医的病名带证的思维诊断方式。因此，为了有利于我国医学科学领域与国际接轨，中西医结合的病名应以西医的病名为前提，实行双轨诊断法。如十二指肠消化性溃疡（脾胃虚寒型或证），后者系指初诊时十二指肠溃疡发生发展变化的阶段性证型。

双轨诊断法的优势，除了西医的诊断病名世界公认外，在学术上，西医是对疾病"纵"的诊断，中医是对疾病"横"的诊断，以地球的经纬线比喻，西医是"经"的诊断，中医是"纬"的诊断。有了"经"和"纬"两个诊断，才能对疾病有更全面的认识。为此，必须坚持应用西医辨病与中医辨证相结合的双轨诊断模式。

二、辨证分型的观点，还需从疾病的全过程中寻求规律性

对某一西医疾病采用辨证分型的诊治方法，是从"同病异证"、"同病多证"到"同病异治"原则的具体应用，并行之有效，已成定论。中国中西医结合消化疾病专业委员会制订和正在制订的溃疡性结肠炎、肝硬化（以上为试行方案）、慢性胃炎、消化性溃疡、功能性消化不良、肠道易激综合征（以上为草案）等病的诊断、辨证及疗效标准具有学术性、权威性、指导性的方案，已成为全国遵循的诊治规范和标准。有效地指导着我国中西医结合诊治主要消化道疾病，并已取得了长足的进展和显著的疗效。建议今后对这些方案在执行中进行定期修订，使方案日趋完善，符合疾病发展、变化的客观规律性的诊治指南。

辨证分型的内涵，只是反映某种疾病在其发生、发展过程中所表现出来的某一阶段的证（即患者就诊时的证），它并不代表某种疾病全过程的证，以及各证（型）之间的先后相互关系。例如慢性胃炎（慢性萎缩性胃炎为主）已知有脾胃虚弱型（含虚寒）、肝胃不和型、胃阴不足型、脾胃湿热型和胃络瘀血型等5个证型（笔者发现尚有其他常见的证型如脾虚气滞型、脾虚胃热

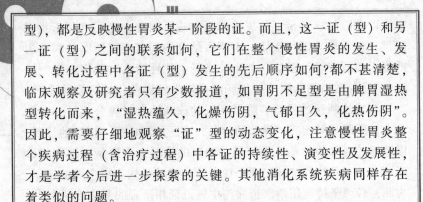

型），都是反映慢性胃炎某一阶段的证。而且，这一证（型）和另一证（型）之间的联系如何，它们在整个慢性胃炎的发生、发展、转化过程中各证（型）发生的先后顺序如何？都不甚清楚，临床观察及研究者只有少数报道，如胃阴不足型是由脾胃湿热型转化而来，"湿热蕴久，化燥伤阴，气郁日久，化热伤阴"。因此，需要仔细地观察"证"型的动态变化，注意慢性胃炎整个疾病过程（含治疗过程）中各证的持续性、演变性及发展性，才是学者今后进一步探索的关键。其他消化系统疾病同样存在着类似的问题。

三、深入探讨宏观辨证与微观辨证的结合

中医对病的宏观辨证，必须与西医对病的微观诊断结合，这一观点已被多数学者所公认。临床实践证明，20世纪五六十年代，单纯从外"象"揣内"病"的中医传统观点，越来越显示出它的局限性。实践证明微观的改变已开阔了人们的视野，充实了辨证的内容，提高了辨证的能力，并已积累了不少的经验。如詹继烈对胃黏膜的微观辨证的研究，就是一个明显的例证。对胃黏膜的辨证分型有较好的参考价值。他统计病例2000例，分为胃寒型、胃热型（为多）、胃络瘀滞型、胃络灼热型，前两型在病理上以慢性炎症为多，后两型以肠化生为多，胃络瘀滞型的异型增生明显高于其他组。又如彭林等对脾气虚型慢性结肠炎结肠镜下肠黏膜局部形态学的异常改变，以充血、糜烂为热象，水肿为寒象，广泛苍白为气血虚象，黏膜松弛为气陷象，黏液多为湿热象。其他类似的报告，如朱生梁对慢性萎缩性胃炎胃镜下表现及病理结果（见本文六，组方合理是提高疗效的关键），均可作参考。但就我国目前实际情况看，宏观与微观的系统结合，还没有显现出规律性的局面，所以需要进一步深入探

讨。

四、探索"证"与"病理过程"的结合

李振英等提出："从'病证结合'到'病理过程'与'证'结合，作为中西医结合点，是中西医结合研究思路与方法学的合理选择，并且有可能推动中西医结合理论研究上创新与突破"。这个观点，对当前我国中西医结合发展到辨病与辨证结合、微观与宏观结合，进一步引向全面整体理论上结合的发展，具有现实和深远的历史意义。在中西医结合诊治胃肠病的实践中，笔者也深深体会到这个"结合点"，依然是刻不容缓、值得探索的重要课题之一。

所谓病理过程，系指现代医学的"病理过程"，属病理生理学范畴。它是存在于不同疾病中共同的成套的功能代谢和形态结构的病理变化。文章具体指出："主要证的病理生理学基础，就是基本病理过程'证'的本质，就是与之相关的'病理过程'所包括的功能、代谢和形态结构上的异常变化。"根据这种论点是否先从慢性胃炎、消化性溃疡、非特异性溃疡性结肠炎等几种最常见的胃肠病的主要"证"与现代医学的"基本病理过程"作为结合点，将胃、肠黏膜在功能、组织结构及代谢上（生化检查）的各种改变统一起来，探讨主要证的本质及其科学理论。

五、多疾病和多种证型并存诊治的复杂性

当今世界上慢性疾病比急性疾病多，中老年患者中，一个人同时患有 2~3 种或 4~5 种慢性病者不少，仅就消化系统说，几种病同时存在于一人身上者屡见不鲜。因此，在运用辨病与辨证结合的双轨诊断上常常带来一定的复杂性。如一老年患者就诊时，既有慢性萎缩性胃炎、慢性胆囊炎并发结石，又有慢性溃疡性结肠炎，依次辨证为脾虚气滞证，肝胃不和证，脾肾阳虚证，

中西医结合理论的研究

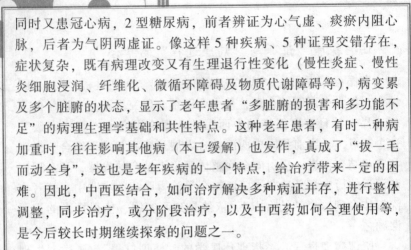

同时又患冠心病，2型糖尿病，前者辨证为心气虚、痰瘀内阻心脉，后者为气阴两虚证。像这样5种疾病、5种证型交错存在，症状复杂，既有病理改变又有生理退行性变化（慢性炎症、慢性炎细胞浸润、纤维化、微循环障碍及物质代谢障碍等），病变累及多个脏腑的状态，显示了老年患者"多脏腑的损害和多功能不足"的病理生理学基础和共性特点。这种老年患者，有时一种病加重时，往往影响其他病（本已缓解）也发作，真成了"拔一毛而动全身"，这也是老年疾病的一个特点，给治疗带来一定的困难。因此，中西医结合，如何治疗解决多种病证并存，进行整体调整，同步治疗，或分阶段治疗，以及中西药如何合理使用等，是今后较长时期继续探索的问题之一。

六、组方合理是提高疗效的关键

实行西医辨病和中医辨证结合的最终目的，就是要从病证同治，达到病证同愈。笔者从多年治病实践中体会到，凡是取得显著疗效者，其中药的组方（复方）都是比较合理的。在选药组方上，既符合理、法、方、药的中医药理论，起到了复方具有多靶点、多途径的功能效应，又有针对西医病因、病原及病理有作用的药理学基础，从而对取得疗效的机制，似感说理比较透彻，有说服力，又具有科学性。古人说："用药之妙，如将用兵，兵不在多，独选其能，药不在贵繁，唯其取效"。正是组方选药的中医真知灼见和经验精髓。将中医这个传统组方用药的观点，扩大应用到中西医结合用药上，使选药具有双重性，既对"证"，也对"病"，实行"辨证论治"、"辨病论治"和"辨药论治"的原则。这是提高中西医结合治疗消化系疾病疗效的关键之一。

微观辨证用药，也是组方选药提高疗效的另一侧面。它是历史发展的必然趋势，可以说是传统辨证论治方法的延伸和发展的结果，应引起重视。如朱生梁根据慢性萎缩性胃炎胃镜下表现及病理结果，具体选用中药治疗。如胃黏膜充血、水肿、渗出，或平坦型糜烂，加煅珍珠母、白及、地榆、黄芩、银花、滑石等；充血、渗出、隆起糜烂，加生地、丹皮、当归、公英、瓜蒌、僵蚕等；粗糙不平、增生或不典型增生、肠化生，加当归、丹参、莪术、白花蛇舌草、半枝莲、炙蜂房等。丹参、莪术、白花蛇舌草对粗糙不平、增生或不典型增生、肠化生等病理变化，与笔者多年治疗病例相同，证明确有显著的疗效。但是，由于内窥镜下胃肠黏膜形态学的改变，与宏观辨证的寒、热、虚、实不尽完全一致。选用的中药未必与"寒证用热药，热证用寒药"的原则相合。因此，微观辨证的用药还需要广泛地进行实践，积累更多的用药经验。

七、深入认识和累积合理使用中西药经验

中、西药分用也可合用。从当今社会的客观情况看，患者要求或医师主动采取中、西药联合使用治病的情况越来越多。中、西药合用得当，可以增强药效，提高疗效，若用得不当，反能减弱药效，降低疗效，甚至增加不良反应，或导致医源性疾病。因此，中西药如何合理使用，是一个实际问题，需要深入认识，还要以后不断地发现，积累经验。如青霉素与金银花合用，可以提高青霉素对耐药金黄色葡萄球菌的抗菌作用。含有钙离子（Ca^{2+}）的中药（石膏、海螵蛸、牡蛎、瓦楞子等），不宜与四环素合用，因易形成螯化物，不被肠道吸收，从而减弱抗菌作用。常用的中药泻药如麻仁丸、润肠丸等，不可与阿托品、654-2、颠茄、普鲁本辛等解痉药合用，因二者作用相反，后者可抑制肠蠕动，从而降低大黄的泻下作用。鹿茸、人参、甘草不可与降糖药如D860、优降糖等合用，因这些中药含有糖皮质激素样物质，使血糖增高而加重糖尿病的病情。中药冠心苏合丸，与西药亚硝酸异戊酯合用，能生成汞离子的毒性沉淀物。乌梅、山楂、五味子、山茱萸、金樱子等含有机酸的中药与西药磺胺类药合用，容

易生成磺胺结晶，引起尿闭或血尿。近年来报道，中药如关木通、广防己、马兜铃、天仙藤、青木香、寻骨风等，可引起肾脏损害，严重者出现肾功能衰竭。经研究这些中药含有马兜铃酸，故又称马兜铃酸肾病，应引起注意。

八、重视胃病的保养

胃肠病中胃病最多，因其大部分又是慢性病，时轻时重，反复发作，多年不愈。患者经过药物治疗，病情好转或治愈后，由于生活方式或饮食结构等的改变（如饮酒频繁、多吃麻辣刺激性或油腻性食物），劳逸失度，情绪变化或服用某些西药后，引起的胃肠不良反应，以及忽视定期复查等多种原因，导致胃肠病加重或复发，甚至极少数癌变。此外，有些患者因病愈后不注意加强营养，长期饮食摄入量少，能量来源不足，体重减轻抵抗力日衰，引起诸病蜂起，正如李东垣说的"诸病之所由（脾胃）生也"。鉴于上述种种情况，胃病的保养显得非常重要。"胃病三分治疗七分保养"，在某种意义上讲，确有一定的道理，保养胜于治疗。

至于胃病的具体保养，可从饮食、药物、心理、防变（指防癌变）、运动等方面着手。

九、体会

中西医结合是中医药现代化的一个捷径。中医药越现代化，越能加速中西医结合的步伐，越能促进创立新理论。只有理论上的突破和雄厚的中西医结合治病上的经验，才会完善中西医结合学的深邃含义。当前有一种趋向，少数西学中人员深入学习和研究中医理论的精华和宝贵的治病经验还不够。当然，做一个好的中西医结合医生的难度是比较大的，需要付出比单纯学习中医或单纯学习西医的人的两倍精力。不继承中医，根基不深，难以挖掘宝库；不吸收现代医学先进的技术和理论，中西医结合的深度就要受到影响。因此，在业务上要不断地学习，既要继承中医学的理论精华，又要赶上现代医学的发展步伐；在思想指导上，要认真学习、贯彻执行国家中医药管理局的指示："挖掘、整理、研究、阐释中医学的经验真知和理论精华。深入探索中西医的结合点，揭示中西医结合防病治病原理，进一步研究中西医结合的研究思路、方法，促进中西医结合学术创新"的精神，将中西医结合诊治胃肠病的临床及理论研究，提高到新的水平。

中西医结合理论的研究

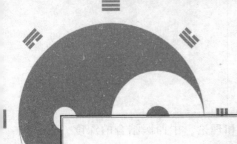

第八章 中药胃康胶囊治疗慢性萎缩性胃炎及并发胃癌癌前期病变的研究

【按语】 本文未正式发表。系著者重点研究的方向的论文，从临床到动物实验相结合的研究成果。

慢性萎缩性胃炎（Chronic Atrophic Gastritis，以下简称CAG）是一种常见而较难治的胃病。由于患者机体内外环境的改变，常并发胃癌癌前期病变（Gastric Precancerous Lesion，以下简称GPL），故有转变成胃癌的潜在危险性。为了防治这一疾病，寻找有效的中药办法，我们经过了两个阶段的研究，1982～1984年，首先采用了中药辨证论治的方法，分型治疗CAG 88例，在取得较满意疗效的基础上，鉴于患者服用辨证中药汤剂不方便，也难以坚持，故又选用药味少、制成胶囊的办法，于1985～1986年进行了中药胃康胶囊治疗CAG及伴发GPL的观察，共计102例，结果取得了满意的疗效，并优于辨证分型的中药汤剂。20世纪90年代初，为了验证中药胃康胶囊的疗效和机理的探讨，又进行了胃康对大鼠实验性胃炎防治作用的研究。

一、对象和方法

按1982年重庆会议制定的《慢性胃炎的分类，纤维胃镜诊断标准及萎缩性胃炎病理诊断标准》，102例均经纤维胃镜及病理活检确诊。男73例，女29例，年龄21～72岁，其中30岁以上98例占91.2%，并发现30～40岁者比过去有增加的趋势，约占 26.5%。全部患者均住院治疗观察。在确定 CAG 的部位、程度和异型增生及肠化的程度的前提下，按中医辨证分型后（脾胃虚寒型占 81 例，肝胃不和型 19 例，脾胃湿热型 2 例，胃阴不足型 0 例），一律服用中药胃康胶囊治疗。成人一般每次 4 个胶囊，个别患者 5 个，一日 3 次，饭前服，3 个月为 1 疗程。一疗程后进行胃镜复查，分别判断临床、胃镜、病理三者的疗效。中药胃康胶囊由兰州大学第一附属医院药剂科提供，主含白屈菜和大枣两种中药，经现代科学方法研究而成。

二、疗效标准与结果

（一）疗效标准

1.临床：显效：临床症状和体征基本消失，食欲恢复正常；有效：临床症状和体征减轻，食欲增加；无效：临床症状和体征无任何改善；加重：症状加重或增加。

2.胃镜：显效：①黏膜颜色基本恢复正常，或灰白、灰黄基本消失，或灰色小凹基本消失。②黏膜颗粒增生基本消失。③血管透见不清楚。以上三项具备一项者即为显效；有效:上述三种任何一项减轻或病变范围缩小；无效：胃镜所见无变化；加重：胃镜：胃镜病变范围扩大。

3.病理：显效：①胃黏膜腺体萎缩由重度转为轻度，或由中度转变浅表；②异型增生由重度转为中度，或中度转为轻度；③肠上皮化生由重度转为轻度；④炎性细胞浸润消失。上述四项中有①项者为显效（即病变程度降两级），或②③④项中占两项者亦为显效；有效：①胃黏膜腺体萎缩由重度转为中度，或中度转为轻度，或由轻度转变浅表；②异型增生由中度转为轻度，或轻度转为消失；③肠上皮化生由重度转为中度，或中度转为轻度，或轻度转为消失；④炎性细胞浸润减轻。以上四项具备一项者即为有效（即病变程度降一级）；无效：上述各项均无变化。加重：

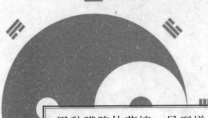

胃黏膜腺体萎缩、异型增生、肠化或炎性细胞浸润等，有一项较原来加重者。

（二）结果

应用胃康治疗 CAG102 例疗效，临床有效率 96.1%，胃镜有效率 52.9%，病理有效率 58.8%，异型增生有效率 76.5%，肠化效率 56.9%，其中显效者临床、胃镜、病理分别为 65.7%、22.5%、32.3%，其显效率均高于辨证分型 88 例疗效 53.4%、13.6%、25%。疗效中提示胃康胶囊特别对异型增生的疗效非常明显。胃康胶囊主要适用于 CAG 及并发 GPL 属脾胃虚寒型和肝胃不和型，尤对前者的疗效显著。102 例中属脾胃虚寒型者 81 例占 79%，所以患者服药后胃胀、胃内沉重、胃痛、大便稀等症状迅速好转，食欲增加，某些患者的失眠也有较好的改善。

三、胃康对大鼠实验性CAG防治作用的研究

（一）动物模型的建立

用 0.1%氨水成功地复制了 CAG 的动物模型。结果表明，模型组胃黏膜上皮变性、坏死及糜烂形成；上皮内 AB|PAS 阳性，厚度降低；胃粘膜萎缩变薄；壁细胞计数明显减少，胃体、胃窦部均有病变，但以窦部为重；有 2 例见局灶性囊性扩张的腺体，上皮呈中、重度异型增生。这些病变与人类 CAG 相似。但未见肠上皮化生，慢性炎性细胞浸润较少。

（二）防治 CAG 的实验结果

1.病理组织学改变：胃康预防和治疗组显示（与模型组相比较），黏膜厚度增高，壁细胞计数增多，细胞内 AB|PAS 阳性物增加，上皮病变减轻。说明胃康对实验性 CAG 有一定的防治作用。（潘兴斌，等·胃康对大鼠实验性慢性胃炎防治作用的组织病理学观察.兰州医学院学报，1996；22（1）：6～8.）

2.免疫学改变：胃康组体重增长率，淋巴细胞转化率及体细

胞酯酶染色的阳性率均较模型组升高，并优于对照组（维霉素）。说明胃康在防治实验性 CAG 过程中有一定的改善细胞免疫的作用，其疗效结果优于西药维霉素。

3.有清除自由基，延缓衰老的作用。(潘兴斌，等、胃康对大鼠实验性慢性胃炎防治作用的免疫学观察.兰州医学院学报，1997 年；23（1）：14～16.)

四、胃康的毒理和药理实验

1.胃康通过动物急性、亚急性和慢性毒性试验，结果证明对心、肝、肾、脾、胃及血液等均无明显毒性损害。

2.胃康通过动物依赖性试验，未展现有依赖性。

3.胃康及白屈菜内主要生物碱的测定。用快速薄层扫描仪，证明胃康制剂及白屈菜提取液中确有白屈菜碱（Chelidonin）的成分存在，胃康中含 1.25μg/10mg，河北省承德产品含 1.34μg/mg，兰州产品含 7.5μg/mg，后者系作者等为胃康科研亲自种植的白屈菜，其含量最高。

4.大枣内药理活性物质环－磷酸腺苷(cAMP)的测定，经提取、浓缩后，用高效液压色谱（HLP）测定出大枣内确有 cAMP 样物质的存在，并分离成白色的晶体。

5.胃康药效动力学研究证明，胃康胶囊吸收、分布快，作用持久。

五、疗效机理的探讨

我们通过兰大一院等四家医院用中药胃康胶囊治疗 102 例住院 3 个月患者的观察，取得了如上的结果，疗效是比较显著的。为了阐明它的疗效机理，拟从辨证选药，胃康的药理药化效应及大鼠实验性 CAG 动物模型的结果进行探讨。

根据我们多年来治疗 CAG 患者的证型特点，多属脾胃虚寒

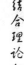

中西医结合理论的研究

型（60.8%～79%），又研究了现代医学对CAG的发病原理和GPL的病理组织学改变，选定了白屈菜和大枣两味中药。《中药大典》说：白屈菜苦辛，微温，有毒，能治胃肠疼痛、胃溃疡、胃癌，有镇痛、消炎的作用。现代药化研究，对大鼠实验性肿瘤有抑制性作用。大枣甘温，有补脾健胃，益气生津，解除药毒等作用。能治胃虚食少，脾虚便溏。大枣内含有较多的环磷酸腺苷（cAMP），有抑制癌细胞的增殖作用。两药配合，具有温补脾胃，消炎解毒，甘缓止疼，辛开苦降（消胀）的作用。提示选药精当、药证相符，符合中医理论，又有现代药理学基础，所以才达到了病证同治的目的。

　　胃康中所含白屈菜中有多种生物碱（如白屈菜碱占40%小檗碱、原阿片碱等）有缓解胃肠平滑肌痉挛和消炎作用，又有中枢神经镇静、催眠作用；大枣内含有9种氨基酸、6种糖类、多种维生素、36种微量元素，故对变薄的胃黏膜上皮和萎缩的腺体是一种极好的营养剂；经我们检测CAG患者的免疫功能一般偏低（体液免疫无变化），其中脾胃虚寒型更较明显，服用胃康和动物实验均证明，胃康有提高细胞免疫的功能，其防治CAG的效果优于治疗效果，并有清除自由基、延缓衰老作用，从而增加了患者抗御本病的能力。实验动物证明，胃康对大鼠胃壁细胞计数增加，黏膜厚度增加，病变减轻，疗效优于西药维霉素，为临床治疗CAG及伴发GPL提供了科学的实验根据，与临床完全一致，达到了病证同治的目的。这是中药胃康胶囊取得疗效的主要机理之一。

　　CAG并发中度以上异形增生时，可称GPL。肠化生进一步可以发展转化为异形增生。CAG转化成胃癌的机理是比较复杂的，但患者胃黏膜内cAMP含量较少，与胃癌的发生有一定的关系。大枣内含有较多cAMP，我们通过生化检查也证明了这一点。住院患者（13例）服用胃康一疗程后，测定血浆内cAMP

含量较治疗前有不同程度的增高，并随着 cAMP 含量的增高，GPL 病变的程度也减轻。由于在癌组织中 cAMP 含量低于正常组织，cAMP 含量增加时，有抑制癌细胞的增生和分化作用。白屈菜所含白屈菜碱对 cAMP 磷酸二酯酶有抑制作用，可阻止 cAMP 转化为 $5'$ AMP，从而保持 cAMP 较高的浓度，起到有效抑制细胞的增生和分化的作用。因此，我们认为中药胃康具有调节机体细胞（含胃黏膜细胞）内环核苷酸第二信使的作用，可使 cAMP 含量增加，是一种良好的诱导剂。这即是中药胃康对 GPL 取得疗效的另一主要机理。

综上所述，中药胃康不仅对 CAG 有较好的疗效，而且对伴发 GPL 有良好的逆转作用，同时证明了胃康有阻断 GPL 向胃癌转化的作用，给早期预防胃癌的发生提供了一个有效的防治方法。

中药胃康经动物毒性试验，对犬各主要脏器无明显毒性损害，临床服用 1～2 疗程后对心、肝、肾、胃、血液未见损害现象，故临床使用有效、安全、无副作用、口服方便，是当前治疗 CAG 及并发 GPL（胃癌癌前病史）比较理想的中药新药之一。我们自 1987 年后，至今 10 年来的临床观察，服用中药胃康胶囊 2～3 疗程者疗效更佳，并发现脾胃虚寒型兼气滞者不少，病变多在胃窦和胃体部，以胃窦为主，为了进一步防治本病提供了一定的临床依据供参考。

中西医结合理论的研究

第九章 21世纪中医药发展的思考

【按语】本文系著者于 2000 年 10 月 7 日，在甘肃省会宁县中医院全体员工大会上的临时讲话。后经新一代中西结合高级医师周大勇院长整理成文。著者甚为感谢。全文未发表。

各位领导、同志们：

今天我非常高兴，来到中国工农红军长征胜利会师的著名的会宁地区，又来到我们县中医院和大家见面，感到无比的兴奋。我是第一次到会宁来，昨天参观红军长征会师纪念馆，受到了一次深刻的革命传统教育，在此首先向会宁人民学习，会宁县中医院在各级上级的领导下，在县上和卫生局的领导下，在医院领导班子和全体职工的辛勤努力下，把中医院办上去了，有成绩，赢得了广大人民的热烈爱戴。刚才我看了一下，病人很多，这反映了什么问题？这说明我们中医院是有发展前途的，有病人的支持就是最大的支持，有领导的支持就是最大的支持。只要我们解决了病人的痛苦，我们的医院才能生存，才能发展。通过了解，会宁中医院的发展这几年上了一个台阶，一些设备逐步完善，医疗条件逐渐改善，我听了看了以后很振奋，这么个规模的小医院，在县上起的作用是很大的。今天讲学，是闵院长、高书记昨天晚上给我出了一个题目，让我给大家讲讲在当前形势下和现有条件下中医院怎么发展？中医药怎么发展？事先没有准备，临时列了几条，想到哪里就说到哪里，就算是 21 世纪中医药发展的思考吧。

一、弘扬中医传统文化，振兴中医药事业

刚才我看到了省政协应中逸副主席为县中医院的题词"弘扬传统文化，振兴中医事业"感到很亲切。的确，我们中国有五千年的文化史，现在研究是六千多年，在中国历史发展的各个阶段和各个领域都贯穿了中国文化，历史地看，中国文化发展了，中医也就发展了，中医没有离开中国文化，她像中国的书法、绘画、音乐等一样，也是中国文化中的瑰宝，中医的一切理论和诊疗手段如望、闻、问、切，表里、寒热、虚实、阴阳，四诊八纲都融入了中国文化的内涵，中医理论和术语在人民群众中扎根很深，如中医说的"脾胃病"老百姓都知道，"上火"老百姓很理解……这说明中医作为中国文化的一个组成部分，是祖先留给我们的一个宝贵遗产，我记得世界著名的物理学家、诺贝尔物理学奖获得者、美籍华人杨振宁博士在香港"中国文化与科学"的学术讲座上讲道："关于中国文化，有人问我，21世纪中国文化是个什么样子，我的答复是'中国传统文化＋现代化'。"我看了以后觉得这个答复很有远见，很有水平。中医是我国文化的瑰宝，近30年来有很大发展，尤其是中华人民共和国成立后，由于制定了中医政策、中西医结合方针，在党的十一届三中全会改革开放以后，我国的中医药事业在全国得到空前的发展，各省成立了中医学院，培养了高级中医药人才，北京成立了中国中医科学院，各省也成立了中医研究院，举办了西医学习中医班，各市、县成立了中医院，中医和中西医结合研究(成果)方面取得了重大成果，等等。中医药在防治人民疾病，保障人民健康方面，已成为不可缺少的重要组成部分。中医作为中国文化的瑰宝，人民喜爱中医，党和国家重视中医，这是我们中医发展和走向现代化的后盾、力量和保障。

中西医结合理论的研究

二、毛泽东主席和科学家对中医药的评价

首先我想到中国科学院院长周光召院士最近谈到："目前科学正处于还原论向整体论发展中，中医注重整体、系统的观点，这符合人与自然的关系，中医药应得到更多的重视和发展。"中医药科学是世界生命科学最有可能取得最大突破的领域。"这样高瞻远瞩地看待中医使我们看到了前途。我国航天事业的创始人之一钱学森院士，他在20世纪80年代左右对中医非常重视，很欣赏中医的整体观，认为中医有哲学思想，对中医的希望很大，预言中医在今后的发展可能对世界医学起到革命性作用，对整个医学将有更大的改变。由此提出要建立一门"人体科学"的问题，来研究人体科学"这样一个复杂的巨系统"（许按：以上不是原话，而是大意）。中国有成就的大科学家站得高看得远，寄厚望于中医药的发展。我们的毛泽东主席早在1950年就提出"团结新老中西各部分医药卫生人员，组成巩固的统一战线，为开展伟大的人民卫生工作而奋斗。"后在1956年《同音乐工作者的谈话》中指出："要向外国学习科学的原理。学习了这些原理，要用来研究中国的东西，我们要西医学习中医，道理也就是这样。"就医学来说，要以西方的近代科学来研究中国的传统医学的规律，发展中国的新医学。1958年毛主席又提出"中国医药学是一个伟大的宝库，应当努力发掘，加以提高。""各省、市、自治区西医学习中医班以两年为期"，"其中可能出几个高明的理论家"（毛主席对《关于西医学习中医离职班情况成绩和经验给中央的报告》的批示）。时代伟人从科学的角度对中医的看法和推进，远远不是一般人所想得到的。那么我们学中医的，作为一个中医大夫，在21世纪这个年代，不能小看自己，要有雄心壮志，要发展中医，不要只讲看几个病就算几个病就行了，要看到前途的远大光明，任重而道远。

三、中医药发展的主要方向——中医现代化

如上所述，既然对中医有这样高的评价，那么 21 世纪中医怎样发展?我觉得就是中医的现代化问题。没有中医现代化，中医的发展就是停滞不前，就不可能像毛泽东、周恩来等老一辈革命家敦促的，现代著名科学家认识和预言的那样，就不可能发展。要现代化首先要继承，继承是个前提，发展才是方向、目的，没有发展就没有前途。我们要有刻苦学习中医的精神，将几千年来历代中医药学家不断总结出的理论掌握了，就有发展的条件。有人说，你们在故纸堆里挑骨头，我们的答复是肯定的，我们就是要在故纸堆里挑骨头，才能吮取精华，夯实继承的基础。从现代教育改革的形势看，在我国有较好条件的中医学院，如北京、上海、天津、南京、广州、成都等中医学院都将扩大改为中医药大学。这样，不仅可以培养更多的高级中医药人才，还可培养研究中医药的人才。不然仅靠师傅带徒弟的办法带教中医是很有限的，一个师傅仅能带三五个徒弟，面小，中医的发展受到限制，而且不能排除门户之见。这是中医药教育发展的整个局势，是中医教育上的发展方向，也是促成中医现代化的主要基础之一。

四、中医药发展的有利形势

(一) 我们中医药有广大的人民群众、老百姓及病人的支持，他们相信中医

没有病人的支持，中医药是空的，这是基本的一点。我国是发展中国家，不可否认我们贫穷、落后、整体文化素质低。但老百姓有病后，我们可以用中药和针灸方法治疗疾病，方便、费用较低，这就是优势。为什么病人欢迎我们，不仅有疗效，还要有理论依据，这就是需要中医理论的指导。中医理论中的整体观点，辨证论治，因人而异的个体化治疗方法，处方时能治重点又

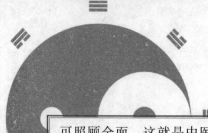

可照顾全面，这就是中医理论的优势，我在1970年编写《新编中医入门》时提出了一个问题，当时正处于学习毛主席语录的高潮，我就提出了这样一个论点，即中医复方的作用似"联合作战"的作用，陆、海、空如何配合，需要哪个兵种就上哪个兵种，配合得好，易于取得胜利。现在看来中医复方的作用确似"联合作战"的作用。近年来，对中医复方的研究结果，提出了多靶点、多途径、多效应的作用观点，其内涵与我所提的"联合作战"的作用是一致的，但它更具有现代科学的说理性。以后我又想到中医处方亦可用厨师做菜来比喻，同样那么几个原料菜和调料，一个厨师与另一个厨师做出来的就是不一样，高级厨师做出来的菜就是香……以此为喻的意图，就是我们中医既然有群众的信任和支持，我们本身一定要好好学习，理论联系实际，融会贯通，提高技能，方能更进一步赢得群众和病人这个基本点。

（二）国际上中医热的有利形势

从国际上看，美国现在建立了许多中医学院，学中医、学针灸、研究中医。如果说他们没有看到这一点的话，美国就那么容易出钱办学校研究中医吗?他们看出了中医可以解决很多问题，看到了西医解决不了的某些问题中医可以解决，他们将中医和针灸治疗的办法称为补充替代医学(complementary–Alternative Medicine)，主要原因是由于现代医学发展的局限性和用药产生的毒副作用较多等问题。多种文化背景下产生的医疗方法恰恰可以弥补这些不足，中医正是在这些能够或至少可弥补这些不足的条件下在美国发展起来了，被权威人士认识为替代医学与现代医学结合应用，偏废任何一方都是不可取的。我们认为两种医学结合可以达到优势互补的作用。其他如英国办了个伦敦中医学院，是北京中医药大学与伦敦联合办的学校，这说明中国医学已经走向世界，在国际形势上，中医的前途是很大的，我们要看到这一点。

（三）我们国家的内在优势

首先我们有广大中医同志和中西医结合同志，他们热爱中医，兢兢业业地用毕生精力钻研中医，诊治病人，做出了许多成绩，他们看到了中医的生命力，看到中医可以解决人民的很多疾苦，他们没有灰心，信心很足，这是一个发展中医的坚实基础。从优势看，某些西医不能治疗的、治不好的，我们中医能治，也能治好，西医治疗效果不好的，我们中医还能达到比较好的效果，这是谁也否认和埋没不了的事实。这就是我们发扬中医的良好基础，另一个基础就是中药问题，有医就有药，中药的潜力很大，我国明代出版的著名的《本草纲目》中收载有 1892 种中药，10 年前的资料中药已是 6000 多种，现在我国出了一本《中华本草》载药 10 000 多种，这 10 000 多种中药还包括了维吾尔族（医）药、藏药、傣药等，这个潜力是十分巨大的，是瑰宝中的宝贵财富，我们一辈子也研究不透。我记得早年兰州大学化学系有一位著名的朱子清教授研究中药，一两味中药（如贝母）研究了一辈子，这 10 000 多种中药中。我们可以从中选一两种或几种进行临床研究，并不是不可能的，因为时代变了，条件变了。你自己想在哪方面发展，要选择有发展前途的几味药进行临床乃至基础的研究，对个人的业务深化发展很有前途，就能发挥特长作用，这即是我们个人的前途，合起来就是我们中医的前途，前途是光明的。

五、中医现代化的途径

从上，我们返过头来看，21 世纪中医要现代化，这么大的一个中医范畴，怎么发扬?怎么研究?如何现代化呢?根据我的思考，推敲为：

（一）在继承的基础上发扬

继承是基础，发扬是目的。没有系统的学习、继承，就不可能发扬乃至现代化的问题。昨天我与同志们座谈时，还举了个例

子：20 世纪 20～30 年代我国的一位名中医叫恽铁樵，对中医
《内经》等经典理论有很深的造诣，他根据当时国民党要取消中
医的政策，奔走呼吁，组织同道，反对中华民国政府取消中医的
政策。那时中医处于低潮，他说："中医的《内经》不能丢。"
《内经》是中医理论的根本，是了不起的一部中医学著作，中医
的很多理论都来自《内经》，因此他提出《内经》不能丢是有一
定道理的。但是他还提出了："不以《内经》为止尽"的观点，
"还要学习解剖学、生理学、胎生学(组织胚胎学)，还要学习化学
等……"这些名老中医已认识到中医的不足，他在当时就力倡中
医要向西方医学学习，来扩大充实自己。现代西医是现代科学的
一个分支，属于医学科学，研究的对象也是人，在世界医学上占
主导地位，可以说，它是当今世界医学的主流。作为 21 世纪我
们搞中医的，我们不发扬，那就愧对老前辈。如果退到张仲景当
时的年代，他也要发展，现在我们有条件，有什么理由不利用现
代科学技术发展中医呢?今天我们就是要发扬，就是要走现代化
的道路，中医发展是个硬道理，是必然趋势，不发展就没有前
途。

中医现代化的主要途径有二：一是要充分借用现代科学的手
段和方法，尤其是多学科的研究方法，如天文学、气象学、现代
物理学、现代生物物理学、现代生命科学等。二是要用中西医结
合的办法，它是中医药现代化的唯一捷径。1987 年我即提出这
个观点（许自诚著《中医脏腑学说的研究与应用》，117 页，甘
肃科学技术出版社，1995 年）。1992 年我在香港参加国际学术研
讨会上仍重申了这一观点。因为现代医学是自然科学的分支，更
重要的是研究的对象相同（人）。两种医学由于历史的关系，各
自所用的思维方法相异，同一问题总结出的理论不同，解释的原
理有区别而已，而且在认识和概念上有不少是一致的、相通的。
现在看来，我国创立兴办的中西医结合研究的道路，实践证明给

中西医之间已架起了一座桥梁，促进了中医现代化的发展。不走这个路，我们就要走弯路。

(二) 中医基础医学的现代化问题

什么是中医基础医学的特点，什么是其优势？中医基础医学的范围较广，如病因病机学、阴阳五行学说、整体的观点、经络系统等。但我想整体的观点，系统的观点，人与自然相统一的理论是其特点和优势之一。西医从希腊希波克拉底开始也是整体观点，16世纪随着工业复兴，西方医学越分越细，继显微镜应用以来，细菌学、病理学、生理学等相继问世，至现在细胞水平、分子水平、基因工程水平、纳米技术，越来越深、越微观，怎么办呢？回到整体论上来了，即现在的"回归自然"。西方人学习中医的整体观，我们应该很高兴。这是我们祖先给我们留下的财富，所以基础研究就是要研究中医的整体观，那么在整体观的指导下，我们再学什么？我认为就是要学习脏腑学说，这是中医理论的核心。我在20世纪60年代初提出脏腑学说(湖北中医学院第二届西医离职学习中医班：从脏腑学说来看祖国医学的理论体系，《中医杂志》，1962年第6期)，就是在中医整体观的指导下提出的。同时也提出阴阳五行学说是中医理论的哲学说理工具。脏腑学说的定义是以"心"为主导，以经络为联系，来研究脏腑的生理功能、病理变化，诊断、治疗、预防及其与外界环境相互联系的学说。"心"在《内经》中就指出是君主之官，像一个国家的皇帝的职务，指挥全国，指挥内脏及全身，这个"心"，实际上是指大脑的功能。20世纪50年代我们学习苏联，学习巴甫洛夫学说和贝柯夫的大脑皮层与内脏相关学说，强调大脑皮层、高级神经活动对全身及内脏所起的调控指导作用。而我们的祖先早在两千多年前就指出"心者，君主之官，神明出焉……凡此十二官不得相失，主明则下安，主不明则十二官危"的高明论断。了不起啊，我们应该感到自豪，不能小看我们中国自己。1961

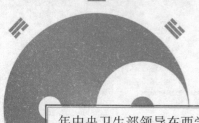

年中央卫生部领导在西学中班召开座谈会时我提出脏腑学说的观点，当时我只谈自己的看法："古人两千多年前就提出整体观点，自然界是一个整体，人体也是一个整体，脏腑之间相互联系，相互制约，维护脏腑之间的平衡协调状态。"不久湖北中医学院和我接到卫生部撰写论文的任务。那时，西医上有加拿大的塞里氏的应激学说，魏尔啸的细胞病理学，后者占主导地位。我们在论文中把中、西医学体系作了初步对比和评估。在论文中明确指出，阴阳五行学说不是中医理论的核心，而是中医理论的哲学说理工具。中医理论体系的核心应是脏腑学说。还指出中医有一套与西医不同的、独特的理论体系。不久，我又提出"体表内脏相关"学说，也是一个重要的观点，与脏腑学说紧密相关。以后几十年来我对脏腑学说继续研究充实，阐明了许多问题，如对我国历代医学家对以脏腑为纲及其相互联系理论和临床实践的研究等，对进一步研究脏腑学说提供了系统的、宝贵的资料(中国中西医结合学会主编：《我与中西医结合事业·脏腑学说的提出、研究和应用》，第137页，北京医科大学中国协和医科大学出版社，1998年)。因此，我们应该将中医理论的核心"脏腑学说"深入研究，对今后指导诊断、治疗，研究中医理论有极其重要的作用。

人体内在的整体观中，我们研究的重点是什么?即《内经》中"凡此十二官不得相失"的内在规律性，似含有反馈机制。传统的解释是相生、相克、相侮的五行关系为指导。实践证明，这个"规律"与临床不完全符合，如果我们对这种原有的解释进行深入的研究，通过大量的疾病，归纳分析，确定符合临床客观实际的百分比有一明确的结论，这样，我们对人体内脏之间的互相联系、互相制约的反馈机制就有了科学的依据，从而也摆脱了五行机械的、循环的说法对内脏关系解释的臆测，现在全国哪里在研究这个问题，我不清楚，但这个问题的研究非常重要，对推动中医核心理论的研究将起到关键性的作用，不可等闲视之。

20 世纪 80 年代左右，西方医学也提出了综合整体医学（Holistic Medicine）的观点，这对我们是个挑战，这个观点，首次提出将人作为一个整体对待，并指出，人体外部存在两个平衡，自然生态平衡和社会生态平衡；人体内部也存在两个平衡，生理平衡和心理平衡。这也说明了与中医的整体观点，自然界是一个整体，人体内部是一个整体，强调人体内外环境的协调统一，故其内涵有同一性。1984 年我在北京召开的"2000 年的中国研究"大会上提出了中西医两种整体观结合的必要性的问题，并作为中西医两大理论体系在理论上结合的基点和纽带，现在看来二者的融合是可能的。对中医理论的研究，主要是对整体观、系统观、脏腑学说等重大课题，要使其现代化，即把它提高到现代科学水平，我认为必须要借助现代多学科研究途径和方法，尤其是现代医学科学手段及方法才能取得新的进展。

另一个特点和优势是经络系统。用针刺治疗疾病是中医治病的一大特点，现代医学是没有这种治法的，自然也没有经络理论的指导，经络是中国 2500 年前的发现，世界第一(祝总骧：《锻炼经络百岁健康》，科学普及出版社，1994 年)。针刺治病，它的理论指导就是经络系统。古人给我们指出了十四经脉，即十二经脉加任、督二经脉。如何研究?20 世纪 80 年代末，中国科学院生物物理研究所的祝总骧研究员用声、光、电的方法研究经络的结果指出：人体上的经络是神经、循环系统之外而独立存在的东西，不同人种身上有，动物如羊、狗身上均有，是个独立的系统。此发现我真感到了不起，连经脉表皮上行走的路线多宽都划出来了（约 1mm），其循经感传路线，基本上与十四经一样，他的研究及其他著名的经络研究的科学家如胡翔龙、程莘龙等证实了循经感传的问题，经络研究的如此重大成果，证明了经络现象是客观存在的，也进一步说明了必须要靠现代多学科的研究手段

中西医结合理论的研究

119

才能成功，至于经络的实质究竟是什么（即什么样的组织结构），我们国家已将其列为重点研究课题，要继续研究下去。据祝总骧的研究认为经络是一种"多层次，多形态，多功能的立体结构"，复旦大学费伦教授的实验研究认为"人体经络穴位的物质基础是以结缔组织为基础，连带其中的血管、神经丛和淋巴管等交织而成的"（萧言生引证于《科学通报》1998年3月）。

我记得原协和医科大学著名生理学家张锡钧教授在我提出体表内脏相关学说以后，他又提出经穴—大脑皮层—内脏假说，用条件反射的方法证实了这个问题，为什么扎针能把内脏病治好，必须经过大脑皮层的调节，再到内脏，达到治疗目的。他证实了针灸治疗内脏疾病的机理之一。由于每一个内脏都有一条经络，都有各自的循经路线，每一个疾病，都能反映到体表的相应位置。如中医治疗眼病为什么从肝论治，因为中医有"肝开窍于目"的观点，为什么开窍于目，就是经络的关系，即是足厥阴肝经："起于大趾，从毛之际……复出太阴之后，上腘内廉，循股阴，入毛中，过阴器，抵小腹，挟胃，属肝、络胆、上贯膈、布胁肋、循喉咙之后，上入颃颡、连目系……"这一套理论，与眼睛联系，所以中医治疗眼病从肝论治，是体表内脏相关学说的具体应用。有些皮肤病与经络有关，曾见一小孩，两岁左右，从右侧手掌环指起，经前臂至上臂内侧循手少阴经路线呈疣状的一条皮疹。黑褐色，宽约0.5cm，不像尺神经的分布范围，又不符合带状疱疹的分布改变与神经关系，我联系到1979年北京李定忠教授报告的循经皮肤病，用了药，几天以后明显消退，这一病例说明经络现象是客观存在的。我们西北经济滞后，没有条件将体表内脏相关学说研究下去，而张锡钧教授的研究，对体表—内脏相关学说提供了现代科学依据，使这一学说提高到了现代化水平。我们县中医院搞针灸的同志，我希望将经络问题、脏腑与经络问题也要进行研究，要充分利用现代科学手段和方法，尤其是现代医学的各种手段和方法，联系临床进行研究，走中医现代化的道路。

(三) 中医临床医学的现代化问题

即指辨证施治、因人而异，个体化的诊疗体系的研究，西医就缺少这方面的内涵（西医现代也提出用药个体化的问题，约在20世纪80年代以后提出的）。如西医对消化性溃疡，诊断确定后用什么药，基本已确定，如先用 H_2 受体阻滞剂（由西米替丁到雷尼替丁，再到法莫替丁），疗效不明显时，再用质子泵抑制剂（如奥美拉唑，埃索米拉唑等）。治疗上虽一步一步走，但是离不开"无酸无溃疡"的理论。诊断清楚，疗法即定，也比较好掌握啊！恰恰相反，中医的治疗能个体化，这是它的优势。

过去我们是按生物医学模式进行诊治疾病和科学研究的。由于"综合整体医学"的提出，生物医学模式已向"生物—心理—社会"医学模式转变。不仅要注重人的心理状态，又考虑到社会因素，中医诊病历来把人看作中心，以人为本，把心理因素看得很重要，病害在人身上，不仅是个病，而是一个病人。我在兰州就听说会宁中医院的医德好，态度好，影响很好，这是继承了中医历代关心病人的传统，希望这个以病人为中心的传统发扬光大。这个医学模式的概念一定要牢牢树立。我们可以说，不论西医或中医，从希波克拉底到张仲景，从孙思邈到白求恩，他们都把关心病人的理念放在第一位。那辨证论治怎么研究？要走中医辨证与西医辨病相结合的办法。首先在现有条件下，中医院每个大夫尽量做到病人来了先把现代医学对病的诊断搞清楚，尽量用现代医学的检查手段，给病人一个放心。西医的辨病，主要是微观的诊断，这样中医的宏观辨证逐渐走向微观化。然后发挥我们中医的优势，结合病情辨证施治。若不搞清楚诊断，一是治疗心中无数，再则治好了也不知其所以然。以乙肝为例，光从脉证上看，不作乙肝"三系统"的检查，怎么知道是乙肝，必要时还要

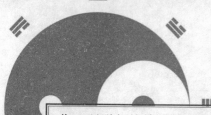

作乙肝脱氧核糖核酸（HBV–DNA）检查，……再如妇科诊断早孕，光凭中医的滑脉很难确定，可能是，到底有多少符合率?那么作了尿妊娠试验一下出来了，假阳性极少，我们何不乐而为之。把西医的东西拿过来为我所用，把病人治好，来发展提高中医。有人说我们没有那个条件，那么就在现有条件下尽量做，做不了就用中医的观点把什么"证"搞清楚，写在病历上详细记录，随诊并防止误诊和预防医疗事故的发生，即使有问题法律上好说话。现在医疗纠纷发生了，不光是你专家说了算，还有别人来参加……若因未作尿化验，你把胎堕了，你说怎么办?能利用现代设备，尽可能利用，不就无形中提高了中医现代化水平吗?这是很现实的问题啊!其次要提高辨证施治的能力。首先是中医"证"的指标必须明确，而且要量化。如发热，测体温多少摄氏度就是量化的例子，光凭宏观辨证施治，不管量化就提不高中医水平。宏观指标清楚了，对每个病的证型确定了，根据该病的证型选方用药。这叫分型论治。过一段时间证变了就跟着变化，不要光加加减减。同时还要摸清现代医学上的一个病在中医上可分几个证型，分清了就能把中医疗效提高，就能上一个台阶，这一点对弘扬中医优势非常重要。所以要提高水平，从证上下功夫，从宏观上现代化，也要从微观上下功夫，这关系到与国际接轨，让中医走向世界，否则如乙肝，光从中医上讲，人家承认你的肝气郁结吗?这是一个很要紧的问题。总之，我们要采用西医辨病与中医辨证的方法，病证结合，提高诊断水平、辨证水平、走现代化道路，要千方百计把疗效搞上去。

再就是探讨"病证结合"的理论基础。前面已谈到中西医结合是中医现代化的捷径。

新中国成立 50 年来临床实践证明，西医辨病与中医辨证结合（简称病证结合）是中西医结合的最佳模式。但是这种结合的理论根据或理论基础在哪里，这值得需要探讨的一个问题。近

10 多年来，李振英及我等在研究辨病与辨证结合的过程中发现西医的病理生理学"病理过程"则是病与证结合的理论基础。理由有三：一是，西医的"病理过程"存在于不同疾病中，共同的机能、代谢和形态结构的异常变化（即病理生理变化），如炎症、发烧、水肿、缺氧、水电解质紊乱、循环障碍、休克、血栓形成、肿瘤、全身性炎性反应等。而中医的"证"同样有西医的"病理过程"，它的本质就是与其相关的机能、代谢和结构的异常改变。二是，"病"与"证"在一个病人身上同时存在，二者的"病理过程"自然是平行而交叉的关系，绝不能截然分开。一个疾病可有一个或多个病理生理学改变，在其发展变化的不同阶段，可出现一个或多个中医的"证"或证型，换言之，可出现一个或多个病理生理学改变（这是"同病异治"的理论基础）。不同疾病中出现的同一证型，反映了不同疾病的发展过程中出现了同一的"病理过程"（即"异病同治"的理论基础）。也因西医的病理生理学，是从局部走向"活"的整体实验的一门近代学科，而中医学则是从"活"的人的整体上经过长期的直接实验探索出的一门学科，二者都有整体观点。可见"证"的病理过程之病理生理学变化有其共性基础。三是，我们的临床实践多次证明，通过辨病与辨证结合、微观与宏观结合的方法，实行辨证论治的结果，达到"病证同治"再到"病证同愈"的双重效果。从而反证了"病证同愈"的根本原因（机制），在于改善或消除了机能、代谢和形态结构的异常改变。

因此，我们认为"病证结合"的理论基础就是西医的病理过程（即病理生理学改变）。如果我们在此"病理过程"的基础上结合，探讨各种病和证在机能、代谢及形态结构变化的理论基础上统一起来，促进中西医结合走向全面整体结合的理论发展阶段，使中西医结合医学逐渐形成一套完整的理论体系。

中西医结合理论的研究

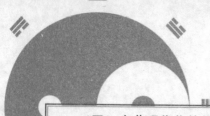

（四）中药现代化的问题

中药的品种很多，主要是植物药，潜力很大。现在转回了"回归自然"，吃饭也讲绿色食物，尤其是中药副作用小，现世界上注重天然药物的应用。中医治病主要用植物药，为什么人们喜欢吃中药，原因就在这里。这是中医治病的一大优势。现代的西药，人工合成的多，副作用较多，有后患之虑。去年美国有篇文章，统计用西药者 27% 发生副作用。我国有不少人怕西药的副作用，这些均提示中药的应用前景。中药的现代化问题，当从两方面着手，一是单味药的研究，一是复方的研究。就前者而言，每一味中药都有很多有效成分，同时也是一个复方，要结合临床，将有效成分搞清楚。从有效成分中选择应用中药。如传统用麻黄主要用其解表、发汗、定喘，有效成分是麻黄素，仅此够不够?不够，麻黄还有利尿作用，其有效成分为假麻黄素，为什么急性肾炎病人用麻黄，达到利尿效果，就是因含有假麻黄素的原因，这就说理性强了。现代西医主张从单味药的有效成分选择应用治疗某一个病，是有一定道理的，值得研究。但中医治病的优势主要在复方。从复方而言，其研究比较难，太复杂了，需要多学科协作研究。现代研究复方作用的结果，主要是多靶点多途径的作用，中药的作用不是一部一点的作用，而是多效应的关系，以及副作用少。为什么用制附子一定要加生姜、甘草?可以减少副作用啊!为什么麻杏石甘汤中用石膏，就是抑制麻黄发汗的副作用，保留了它的定喘，并取石膏的清肺作用。此即为中药复方的"联合作战"的协同作用和相互制约作用。可见中药复方中多成分多效应的研究，很可能是世界医学研究的趋势，是解决多种病同时存在的良好途径。这也是今后我们中医研究的一个重点。由于复方药理作用研究的困难性复杂性，希望大家开处方时不要开大处方，一方面太大就复杂化了，另一方面也是一个浪费。处方中的药少了，还可减轻患者的经济负担。古人云："用药如用兵，兵不在多而在精"，用上十一二种或十三四种，我看就差不多，还可以少一点，少了便于研究和总结。

另外关于大型输液的问题。复方研究到一定程度就要搞大型输液，现虽困难很大，但方向是要这样走的。

再一个是中药产业化的问题，我们现在中药没有较大的发展起来，可能是因没有搞产业化和进行循证医学验证中药疗效有关。如天津天士力制药集团的复方丹参滴丸面市后，得到美国FDA(食品与药品管理委员会)的承认，就是一个明显的例证，并且还在进行大样本的 III 期临床验证，不这样做就打入不了国际市场。过去认为是包装问题，现在看来，不仅仅是个包装问题，主要是看实际治疗效果。这是我国唯一一个才打入国际市场的药物，希望我们国家要多出几个像复方丹参滴丸这样的药物。这样产业化、大样本、多中心的临床验证，是保证中药疗效、质量和安全性的有力措施，同时对于防止假冒伪劣中药产品也有重要作用。临床上搞一个中医治疗某病的新药，在认识和实践上也是逐步提高的。如 20 世纪 70 年代，北京搞冠心 II 号时效果很好，但冠心病人的气短解决不了，后来我在冠心 II 号的基础上加了生脉散，气短解决了，心绞痛的发作也少了。从中医冠心病的病因病机学上看，不光是气滞血瘀，气虚也可血瘀，气不足无力推动血液的流动而易形成血瘀，堵塞血管，不通则痛。1979 年在参加编写《中国医学百科全书·中医基础理论》时我谈了这个看法，当时董建华、任应秋、邓铁涛、方药中等我国著名的老前辈、名老中医均在，方药中立即表示赞同我的观点。我们学习中医药理论，要通过实践去体验，方能不断提高自己。建议在药厂、药业有限公司在研发某一种新药时，一定要理论紧密结合临床实践。另外我建议我们中医院要在中药上下功夫搞一个拳头产品，这不仅可提高治疗效果，提高中医院的威信，还可增加医院的经济收入。

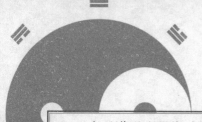

今天讲了这些临时的想法，作为今后中医药发展的思考，供大家参考。我们要看清形势，勤奋学习，勤奋实践，把中医药的宝库发掘起来，为人民服务，这是我们的宗旨。光荣神圣的宗旨，要继续发扬，立足发展，走现代化的道路，希望会宁县中医院有更加令人振奋的发展。

不对的地方请大家指正。

第十章 对人体机能、结构、代谢相关性认识的回顾

【按语】 本文未发表。系著者对辨病与辨证结合进入理论发展阶段，如何深入认识使中西医临床结合走向机能、代谢与结构统一的反思文章，对读者可能有所帮助。

一、脏腑机能失调是疾病产生与治疗的关键

20 世纪 60 年代初，我在系统学习中国传统医学 3 年后，用中、西医理论对比的思维方式，发现了传统医学有一套独特的理论体系和这个理论指导下积累了的极其丰富宝贵的治病经验，从而提出了"脏腑学说"是这个理论体系的核心的学术观点。文章指出"脏腑是整体机能的核心"；"任何疾病都是由于脏腑机能紊乱的结果"；"外在环境对机体所发生的影响也主要是通过改变脏腑之间的平衡协调状态反映出来，疾病的发生、发展、形成、转归，主要和脏腑的功能状况有密切的关系"；"临床症状和体征认为是脏腑生理功能有规律失调的反应，不过由于脏腑和其所属组织的机能不同，而呈现不同的症状和体征"；"在辨证中必须依据脏腑机能的特性、发病部位、季节环境等，从整体情况来考虑脏腑机能失调的性质——病机"；"运用辨证施治的一系列方法，调整脏腑机能才是其总的治疗原则"。〔湖北中医学院第二届西医离职中医班·许自诚、张大钊、李瑞臣主笔：从脏腑学说来看祖国医学的理论体系，《中医杂志》，1962 年第 6 期，或许自诚：《中医脏腑学说的研究与应用》（以下简称《研究与应用》）

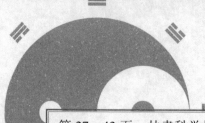

第 27～43 页，甘肃科学技术出版社，1995 年〕

以上是我的系列认识，说明了任何疾病的发生、发展、变化，是人体内脏腑机能失调的结果，所以治疗上也强调以调整脏腑机能为原则，最后达到脏腑之间协调平衡为其最终目的。

二、疾病不仅有机能的改变，还有结构上的改变

20 世纪 60 年代后，当我系统学习中医后，立志要坚定地走中西医结合道路，将自己所学到的传统医学的理论知识作指导，结合现代医学的理论知识去治疗疾病，经过了扎扎实实地几年实践历程，开始认识到"疾病的发生、发展、变化，不仅是脏腑机能及其所属组织（包括经络在内）的机能变化，而且也有其本身的结构上的变化。"（许自诚：再从脏腑学说来看祖国医学中理论体系的几个问题，《兰州医学院学报》（中医专刊），1964 年，或《研究与应用》第 47 页）

三、辨证与辨病结合的方法是中西医结合的良好途径

1964 年，我开始提出了"对疾病的治疗，除了采用祖国医学辨证施治的方法外，结合现代医学的'辨病施治'为主的方法，对于中西医结合上将是一个良好的途径。"（见许自诚：再从脏腑学说来看祖国医学中理论体系的几个问题，《兰州医学院学报》（中医专刊），1964 年，或《研究与应用》第 59 页）

四、慢性病普遍存在着病理组织学的共性变化

20 世纪 70 年代，我鉴于大多数慢性疾病，一般都存在着慢性炎性细胞的浸润和不同程度的纤维化及微循环障碍等病理组织学的共性特点。为了把这一慢性疾病的共性特点应用于临床实践，便在辨病与辨证相结合方式的指导下，在辨证处方的基础上，普遍地加入适当的活血化瘀的中药治疗，结果收到满意的疗

效。（见《研究与应用》，第 171 页）

五、要寻找中医"证"的物质基础

20 世纪 80 年代，于 1982 年我提出了"要寻找中医'证'的物质基础"。因中医辨证，以往都停留在传统的水平上。今后须要探讨每一证型的病理组织学改变，寻找它的物质基础，阐明它"证"的本质。使中医学的"证型"建立在现代科学水平的基础上，不要再长期停留在一般传统的直观辨证水平上。（许自诚：中医脏腑学说的展望，《新中医》，1984 年第 6 期，或《研究与应用》第 108 页）

六、阳虚、血瘀、痰湿是老年病的中医病理生理学基础

20 世纪 90 年代，于 1990 年又提出了"阳虚、血瘀、痰湿三者是老年病的中医病理生理学基础"。因鉴于老年病患者阳虚者占多数，其中属肺气虚和肾阳虚者最多，脾肾阳虚者不少，部分患者有痰证，如痰瘀互阻心脉、肺虚痰喘、胃弱痰饮等。因此，在过去对慢性病患者治疗处方中普遍加入活血化瘀的中药基础上，抓着阳虚、血瘀、痰湿三大证相互关联或共存的基础上，灵活应用温阳、化瘀、理痰除湿的中药治疗许多疾病，往往收到较好的疗效。同时提出了"多脏腑的损害、多功能不足"的论点(痰浊即指血脂等的代谢异常)，作为中医诊断治疗和中西医结合诊断老年病的病理生理学基础和治疗的指导意义。（许自诚：中医治疗疾病的现代原理，《中西医结合研究》，1990 年第 2 期，或《研究与应用》第 172 页）

七、微观辨证拓宽了宏观辨证的视野

21 世纪初（2005 年），我在"中西医结合诊治肠胃病的思考"一文中，指出了"中医宏观辨证必须与微观辨证相结合"的

中西医结合理论的研究

问题，认为临床实践证明，20世纪五六十年代，单纯从外"象"揣内的中医传统观点，越来越显出它的局限性。临床实践证明微观的改变已拓宽了人们的视野，充实了辨证的内容，提高了辨证的能力，并已积累了不少的经验，如詹继烈对胃黏膜微观辨证的研究，分为胃寒型、胃热型、胃络瘀滞型等，朱生梁对慢性萎缩性胃炎胃镜下表现及病理结果的研究。但从我国目前的实际情况看，宏观与微观的结合，还没有形成系统性、规律性的局面，必须要深入探讨，逐步使中医宏观辨证与微观辨证有机地结合起来。并指出"实行西医辨病与中医辨证结合的最终目的，就是要从病证同治，达到病证同愈。在选药组方上，既符合理、法、方、药的中医药理论，又要针对西医病因、病原及病理有作用的有效中药，使选药具有双重性，有利于'证'，也有利于'病'，实行'辨证论治'、'辨病论治'、'辨药论治'的诊治原则。这是提高中西医结合治疗消化系统疾病疗效的关键之一"。（许自诚：中西医结合诊治肠胃病的思考（反思），《中西医结合杂志》"专家笔谈"，2005年第6期，第351～353页）

八、西医的"病理过程"是"病证结合"的主要结合点

21世纪初的10年中，我与李振英医师在中西医结合点的研究中，发现了现代医学的病理生理学的"病理过程"，与病、与证有共同的密切关系。认识到辨病与辨证的结合点，就是"基本病理过程"。因为西医"病理过程"，是不同疾病中呈现出共同的成套的、有规律性的组合（是非特异性的），反映疾病内在的机能、结构和代谢病理生理学变化。而中医的"证"自然地有西医的"病理过程"存在。因为"证"是疾病在其发展变化过程中病理生理学变化的临床表现，"疾病"与"证"又在同一病人身上同时存在，诊治的对象也是同一病人。所以，从"证"的本质来说，就是与其相关的机能、结构和代谢的异常变化（即病理生理

学变化）。"证"的病理生理学基础，就是"病理过程"。"病"和"证"与"病理过程"的关系可概括为，"证"是疾病在其发展变化中病理生理变化的临床表现，以主其外，可谓"有诸内必形诸外"。"病理过程"则是"疾病"的机体内在的机能、结构和代谢的病理生理学变化，以主其内。据以上的观点，进一步认识到，从"病证结合"到与"病理过程"的结合，是中西医结合在临床结合上向整体理论结合的阶段发展。（李振英、张性贤、许自诚、吴世华：中西医结合点的研究——从"病证结合"到"病理过程"与"证"结合，《中国中西医结合杂志》，2005年第3期。许自诚：中西医结合诊治肠胃病的思考（反思）——4·探讨"证"与"病理过程"的结合，《中国中西医结合消化杂志》，2005年第6期）

实践、认识、再实践、再认识。我经过了50多年来临床辨证与辨病（结合）治疗的长期实践，得出的八个阶段的认识，说明了对人体的机能、结构和代谢之间相互联系、辩证统一的整体性认识，是逐步形成的。患者的自我感觉和体征是机体变化在全身和/或局部的反应，没有结构上的病理改变是不可能出现相应的外在表现，同时也无机体内物质代谢的变化，机能必须依附于结构之上。在正常情况下，人体内的结构、机能和代谢三者，相互联系、相互依存，在疾病时，相互影响、辩证统一的，绝不是孤立的。

九、在疾病诊治过程中机能、结构、代谢辩证统一的远景

我国创造的"病证结合"的医学发展道路，经过了50多年的实践，证明了从现代医学的辨病与传统医学的辨证相结合的方式，是最佳的结合模式。但是，这种结合是侧重于提高疗效为目的的，从结合的深度看，还处于结合的初级阶段，迄今，还没有

中西医结合理论的研究

或少有从理论结合的高级阶段上阔步前进。要想使"病证结合"提升到现代科学的理论水平，我认为，很有必要从患者患病后机体的机能、结构、代谢的病理生理学的异常变化（即"病理过程"）上着眼，去研究、探讨疗效的机理，是一个切合实际、行之有效的途径之一。因为"疾病是指机体在一定病因的损害作用下，由于自稳调节紊乱而发生的一系列机能、代谢和形态结构的变化"（吴其夏等《主编新编病理生理学》第71页，1998年，中国协和医科大学出版社）。基于以上的认识，我建议中西医结合人，在中西医结合研究上，最好能结合自己的专业，与疾病的病理生理学紧密结合去研究，深入探讨某种疾病或某几种病治愈的疗效机理，更有利于向理论结合的方向发展，这样的结合，实具有中西医临床结合走向机能、结构、代谢辩证统一的深远前景。

第十一章 从临床"辨病与辨证结合"向理论结合方向发展

【按语】 此文于 2009 年 12 月在北京召开的中国中西医结合高端论坛暨《李恩中西医结合学术思想研究》上宣读。

我国创建的中西医结合道路，经过几十年我们"中西医结合人"（指西医学习过中医及其他科研人员）的不懈努力，取得了举世瞩目的成绩，为中医和西医之间初步架起了一座桥梁，也促进了中医现代化的步伐。但又感到中医越现代化，越能促进中西医结合事业的向前发展。

中医现代化的主要途径我认为有两条：一条主要是充分借用现代科学的手段和方法，尤其是多学科的方法，如天文学、气象学、现代物理学、现代生物物理学、现代生命科学等。另一条是要用现代医学科学的方法，即中西医结合的手段和方法，这一点很重要，适用性强。中西医结合是中医现代化的捷径，也是最现实且易于取得成效的方法。1987 年 8 月，我在新疆乌鲁木齐市参加中国中西医结合学会召开的"中西医结合在中医发展中的地位和作用研讨会"上的发言稿中谈到这个方法："尤其是运用现代医学的手段和方法来研究中医，是尽快取得新的进展，易于取得成效的一条捷径。"（许自诚著《中医脏腑学说的理论与应用·中西医结合如何发扬中医特色》第 117 页，甘肃科学技术出版社，1995 年）

50 年来的临床实践证明，西医辨病与中医辨证结合（简称病证结合），是中西医结合的最佳模式。但是这种结合的理论根

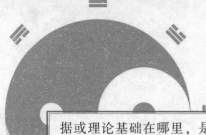

据或理论基础在哪里，是值得需要探讨的一个问题。近10多年来，李振英及我等在研究辨病与辨证结合的过程中发现西医病理生理学"病理过程"则是病与证结合的理论基础。理由有三：一是西医的"病理过程"存在于不同疾病中，共同的、成套的、规律性的组合，反映机体内在的机能、代谢和形态结构的异常变化（即病理生理变化），如炎症、发烧、水肿、缺氧、水、电解质紊乱、循环障碍、休克、血栓形成、肿瘤及全身性炎性反应等。而中医的"证"同样有西医的"病理过程"，它的本质就是与其相关的机能、代谢和结构的异常改变。二是"病"与"证"在一个病人身上同时存在，二者的"病理过程"自然是平行而交叉的关系，绝不能截然分开。一个疾病可有一个或多个病理生理学改变，在其发展变化的不同阶段，可出现一个或多个中医的"证"或证型，换言之，可出现一个或多个病理生理学改变（这是"同病异治"的理论基础）。不同疾病中出现的同一证型，反映了不同疾病的发展过程中出现了同一的"病理过程"（即"异病同治"的理论基础）。也因西医的病理生理学，是从局部走向"活"的整体实验的一门近代学科，而中医学则是从"活"的人的整体上经过长期的直接实验出的一门学科，二者都有整体观点。可见"证"的病理过程之病理生理学变化有其共性基础。三是我们的临床实践多次证明，通过辨病与辨证结合、微观与宏观结合的方法，实行辨证论治的结果，达到"病证同治"、再到"病证同愈"的双重效果。从而反证了病证同愈的根本原因（机制），在于改善或消除了机能、代谢和形态结构的异常改变。足见，中西医结合的长期过程中，特别是在制订治疗方法，处方和选药时，我们已经自觉或不自觉地与西医的"病理过程"结合进去了，如炎症——急性、慢性，病因——细菌、病毒、霉菌、幽门螺杆菌，水肿，循环障碍，纤维化，血瘀，肿瘤等。

实行辨病与辨证结合的结果，使疾病的临床疗效提高了，这是最大的成效，更由于采用了分型论治的方法取得了几十年丰富的临床经验，肯定了或初步肯定了中西医结合在各个不同学科中，对于某些病，用某种方法及药物可以达到预期的治疗效果，寻找出了治疗的规律性。这是客观存在的事实，不必质疑。但是还没有从理论上突破。所以有人(如匡调元教授)将现在这种中西医结合称为中西医结合的初级阶段。我赞成他的这种观点。既然我们将过去以提高疗效主的临床实践的结合作为初级阶段，那么再进一步重点地着眼于"病理过程"的理论基础上结合，可称为中西医结合走向理论结合的发展阶段。

因此，我们认为"病证结合"的理论基础就是西医的病理过程（即病理生理学改变）。如果我们在此"病理过程"的基础上结合，探讨各种病和证在机能、代谢及形态结构变化的理论基础上统一起来，促进中西医结合走向全面整体结合的理论发展阶段，使中西医结合医学逐渐形成一套完整的理论体系。

第十二章 中西医结合理论研究的新起点

——许自诚教授评李振英《中西医结合点之研究》

【按语】 本文刊登于 2011 年 5 月 25 日《中国中医药报》第 4 版（岐黄论坛）。

2010 年 12 月，李振英医师历 27 年之功完成的《中西医结合点之研究》一书已经由兰州大学出版社正式出版发行，笔者作为本书的审订者，感到无比欣慰。

一、从病理生理学入手将"病证结合"研究模式引向深入

回顾中西医结合研究的历史，从晚清至今，已经走过了 100 多年的历程。早期的"中西汇通"学派，尝试着沟通中西医学，是中西两个医学理论体系的整体碰撞，在中西医结合的初创阶段，起到了先导作用。

20 世纪 60 年代以来，我国医学界启动的中西医结合系统工程，虽曾在上世纪 80 年代以后的一大段时间内跌入低谷，但仍不失为人类医学史上的伟大创举，其间，主要开展了中医"证"本质的研究，取得了前所未有的成就，特别是在"证"的病理组织学改变上取得了共识，从而探索了"证"的病理组织学改变、生化改变、超微结构变化，以及分子水平上的变化等特征。在中西医结合临床中，形成了"病证结合"的模式。这一模式，虽然已经深入到西医的"疾病"和中医的"证"这样两个基本概念和

临床医学的认识单位，开创了运用现代医学科学理论从不同层面与侧面破译中医理论的先河。但是，我感到中西医结合的研究工作，还没有从局部破译进入到整体结合的理论探讨阶段。正如我国著名中医病理学家、中西医结合专家匡调元教授早已指出的那样："'病证结合'只是中西医结合的初级阶段，要使之发展到一个高级阶段，就应强调患病机体的整体统一性，强调机能、结构、代谢的统一性。"笔者也认为，为了将中西医结合研究推向高级阶段，应当自觉地充分地运用现代医学特别是病理生理学的原理及整体医学的思想，从理论上阐释"证"的本质，探究"病证结合"模式的病理生理学基础，为中西两种医学在理论上的整体融合开拓新的思路与方法。

二、"病理过程"与"证"有共同的病理生理学特征

在该书中，作者认为中医有必要将西方医学分析还原论时代以至系统时代的研究成果拿来为我所用。认为主要"证"的病理生理学基础就是"病理过程"，"证"的本质就是"病理过程"所包括的机能、代谢和形态结构的异常变化。"证"则是症状、体征和社会行为异常表现的综合。疾病过程中不同阶段所出现的"病理过程"与"证"是同一病理生理学变化的内外相关的两个不可分割的侧面。

"病理过程"与"证"结合假说的理论依据主要是"病理过程"与"证"具有共同的病理生理学特征：一是都无特异性。"病理过程"与"证"本身无特异性，但却是构成特异性疾病的基本组成部分；同一个"证"与"病理过程"，可出现于不同的疾病之中，同一种疾病的不同阶段，又可出现不同的"证"与"病理过程"。二是均呈横向发展。"病理过程"与"证"横贯于数以万计的不同疾病之中，以其共同的、成套的规律性结合，反映着机体内在的机能、代谢和形态结构的异常变化以及疾病过程

中西医结合理论的研究

中的症候群、综合征。三是同属治疗单位。"病理过程"是西医确定治疗原则的主要依据；"证"则是传统中医确定治疗原则的唯一依据。"病理过程"与"证"结合，为中西医结合临床诊疗的科学有序性及个体化治疗原则提供了理论基础。四是皆具层次性。"病理过程"具有整体的、系统的及细胞与分子的层次之分；"证"具有由表入里，由经络达脏腑的六经辨证、卫气营血辨证等不同的临床思维层次。五是数量都有限。中医和西医临床面对的病种繁多、类型不一、病期各异，各有其特殊性，但所需处理的主要是一些数量有限的"病理过程"及与之相关的"证"。

三、为中西医结合理论研究建立一个新起点

笔者认为，该书的主要贡献在于它所建立的"病理过程"与"证"结合假说，为"病证结合"模式找到了"疾病"与"证"的结合点，这个结合点就是"病理过程"。该书作者认识到，中医在理论体系的形成中则未能建立起近、现代科学意义上的"疾病"的概念，这一"历史空白"，使其缺失了"病原学"与"病理学"的支持，而"疾病"概念的形成则是作为主体医学的西医的主要标志。因此，在"病证结合"模式中，必须抛弃"以证为主、以证带病"的思路，而代之以"以病为主、以病带证"的思路。笔者要特别指出的是，李振英对《伤寒论》、《温病条辨》和《金匮要略》中主要病证的概括与现代分类，是前人所未曾做过的一件事，这种大胆的尝试是一个创举，也是该书的一大亮点，不仅为中医"证"的研究，也为"病证结合"研究提供了新的内容与条件。笔者也认同该书对假说的学术意义的如下表述。

一是有利于促进中医"辨证论治"的客观化、规范化，为循证医学在中西医结合研究领域落脚创造条件。从理论上讲，有什么"证"，就会有什么"病理过程"；有多少"证"，就会有多少"病理过程"；没有无"证"的"病理过程"，也没有无"病理过

程"的"证"。"证"的客观化、规范化，旨在追求"病理过程"与"证"结合的自觉性，"病理过程"与"证"结合，实质是"实验医学"与"经验医学"结合，基础医学与临床医学结合，也是运用现代医学科学理论对中医"证"的诠释与提高。在"辨证论治"中，只要能够着眼于"证"所赖以产生的病理生理学变化，就可以克服自发自组织过程存在的无序状态所带来的"辨证论治"的随机性、随意性与主观臆测。

二是更有利于实施科学有序的"个体化"治疗原则。数量有限的"病理过程"与其相关的"证"，在中西医结合诊疗中，统治着万千感染性疾病和非感染性疾病，作为中西医结合治疗的共同靶点，彰显着中医整体调节的卓越效能以及现代医学的最新理论与诊疗技术。在中西医结合诊疗中，"病理过程"与"证"结合，将促使辨证论治自觉地趋向有序状态，实现"病证结合""病证同治"的"个体化"治疗原则。

总之，在中西医结合理论研究领域，该书称得起是一部思路新颖、见解独到的原创性论著。匡调元教授曾预言："在'病'与'证'的交叉点上存在着一个大'缺口'。""如果能够设法把这个'缺口'从理论认识上和物质基础上填补起来，建立一个新的体系，则将有可能把'病'与'证'完全地统一起来，或许还能找到一个新的规律。"对于这个预言，笔者看到在该书的上、中、下三篇中都给出了解答。笔者甚至认为，这项研究已经找到了"一个新的规律"，这个规律就是现代医学的"病理过程"所包括的病理生理学变化成为"病证结合"的理论基础，而这一研究将为中西医结合理论研究建立一个新起点。

中西医结合理论的研究

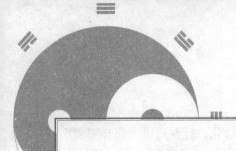

第十三章 中西医结合勤求索
征途艰辛路漫漫

【按语】 本文系中国中西医结合学会在遴选中西医结合医学家时，指定著者而写的稿。全文收录于学会所编的《中国中西医结合医学家传》内。此传于2007年已由中国协和医科大学出版社正式出版发行。

我国创立的中西医结合的道路，半个世纪以来，经过了"中西医结合人"（包括我）不断地临床实践和理论探索，证明了这条道路的正确性，它对防治人类疾病，促进人体健康起了重要作用，并发挥了独特的治疗优势。

学中医的启迪。1956年的秋天，我身患严重的全身风湿性关节炎，用当时最新药物——促肾上腺皮质激素（ACTH）治疗无效，对治疗已失去信心。在绝望中求助中医，住进了甘肃省中医院，经过8个月的中药及针灸治疗，治愈了我的病，给我留下了极深的印象，亲身体验到某些西医治不好的病中医能治好。当时治病的道理我并不懂，但我确信它有科学的内涵。患病期间，我看了一些中医书，如李念莪著的《内经知要》等，特别有一段"心者君主之官，神明出焉。肺者，相傅之官，治节出焉。……凡此十二官不得相失也，主明则下安，主不明则十二官危"对我启发很大。那时正当全国医学界学习苏联的巴甫洛夫学说及贝柯夫的皮层内脏相关学说的高潮。他们的理论，竟然与几千年前的中医理论一脉相承。可见，中医不但能治好西医治不好的病，而且有理论，在认识上是领先的，有远见的，比西方医学早

1700～1800年。从此，我对中医产生了浓厚的兴趣。

1958年，在党中央提出要中西医结合，用两条腿走路，西医要学习中医的号召下，组织决定派我去学中医，我愉快地接受了这个梦寐以求的任务。当年9月，我奔赴武汉，参加湖北中医学院举办的"全国第二届西医离职学习中医研究班"，系统学习中医3年。从此，改变了我的人生轨迹，决定了我为中西医结合事业贡献毕生精力的漫漫岁月。

一、中西医理论结合的探索

(一) 提出脏腑学说

1962年提出"脏腑学说"是中医理论体系的核心学术观点。1961年我率先提出了中医药理论体系核心的构思，受命（中共卫生部）编写论文，由我和张大钊、李瑞臣3人主笔，撰写了"从脏腑学说来看祖国医学的理论体系"的论文，1962年5月29日《人民日报》摘要刊登，在同年第6期《中医杂志》上正式发表。文章的中心论点有三：①中医有一套独特的理论体系。②脏腑学说是中医理论体系的核心。它以中医的整体观为指导，以五脏为中心，以心（指大脑的高级神经活动部分)为主导，以经络为联系，阐述这个观点。结论是：脏腑是整体功能的核心，脏腑之间的平衡协调，整体统一，是维持正常生命活动的主要基础。任何疾病都是由于脏腑功能失调的结果。六经、三焦、卫气营血等辨证诊断的方法，实际上也是以脏腑理论为中心。脏腑二字，也是中医认识内脏的总称，有科学内涵和指导临床的实用价值。透过现象看本质，中医对脏腑的主要生理功能的认识与西医基本相同。这样，以脏腑学说为核心，可以使中医理论趋向现实，更有利于中西医结合。③阴阳五行学说，是一种哲学的说理工具。"证"的阴阳属性，也必须落实到脏腑上去(如脾阳虚或肾阴虚)。脏腑功能的变化，决定着它属阴或属阳，绝不是阴阳发生了变

中西医结合理论的研究

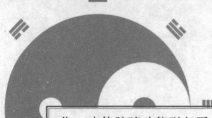

化，才使脏腑功能引起了变化。

（二）脏腑学说的学术价值

脏腑学说发表后，国内反响较大，得到中医界和西学中同道的赞同和补充。不仅对当时某些人认为中医无理论的不正确思想，提出了中医有一套独特理论体系的有力证据，更对继承发扬、整理提高中医药学起了重要的作用，并逐渐成为指导编写中医学院教材，开展中医理论和中西医结合研究的主要理论依据。脏腑学说. 已被收入我国第一部《医学百科全书·中医基础理论》。

（三）继续研究脏腑学说

1964年后，继续对脏腑学说进行了以下几点研究：①对我国历代医学家重视脏腑理论为中心的观点进行了总结，充实了脏腑理论的基础；②疾病的发展、变化不仅是脏腑及其组织的功能变化，也有其本身结构上的变化；③提出并纠正了中医过去对心脏与大脑作为一个脏器功能的模糊观点；④增添了中华人民共和国成立后近30多年来对脏腑学说研究的新成就；⑤提出中医传统的整体观与现代医学的综合整体观(Holistic Medicine)(含四个平衡)结合的必要性；⑥编著了《脏腑学说与近代研究》。从而丰富和发展了脏腑学说，探索了中西医理论上的某些结合问题。

二、中西医临床结合的探索

我主要从事胃肠病和皮肤病的中西医结合临床研究与治疗工作。尤擅长慢性萎缩性胃炎及胃癌前期病变的中医治疗。在胃癌前期病变的治疗中证明中药具有阻断癌变的良好作用。对胆汁反流性胃炎、慢性结肠炎、慢性低血压、过敏性皮肤病、银屑病、斑秃、硬皮病、妇女痛经、失眠等有较显效的疗效。感到中西医结合发挥了二者的优势，互补了二者的不足，治病疗效好，副作用和过敏反应少，对各种慢性病的治疗，更体现出中药复方作用的优势。

（一）五个临床结合点

在 50 多年的临床实践中，我坚决主张中医辨证必须与西医辨病相结合，宏观与微观相结合，整体与局部相结合的观点，以求全面认识疾病，防治疾病。在具体应用上，有以下五个结合点：①利用西医的先进检查手段，确定疾病的诊断，然后辨证分型，因人而异地实行个体化治疗；②对各种慢性病，在辨证处方的基础上，根据病理组织学的改变，如慢性炎细胞浸润，纤维组织增生，微循环障碍等共性特点，加用 2～3 味活血化瘀药。特别对老年病患者，提出"多脏腑损害，多功能不足"的诊治观点；③对于各种感染性疾病，在辨证处方时根据西医不同的病因，加用对某种细菌或病毒敏感的中药 2～3 味；④根据内窥镜下的形态变化，加用合适的中药治疗；⑤对诊断不明的疾病，单纯用中医的思维方法，辨证论治，灵活应用《伤寒论》和《温热论》的方药，可得到较好疗效。如此，灵活应用以上的结合点，病证结合，可以起到病证同治的作用，达到病证同愈的目的。

（二）胃寒、热证的现代研究

1975 年开始，鉴于溃疡病和慢性胃炎中胃寒、热证两大证型的辨证诊断还停留在证候和舌脉的基础上，没有一定的客观指标，遂进行了研究。先选定了胃蛋白酶活性、胃液中钾、钠离子浓度及环核苷酸含量 3 个指标，获得了一致的结果，热证时偏高，寒证时偏低。由于取材不方便，不利推广，又研制了微型温度计，通过胃镜的活检孔，测定胃腔的温度的方法作为另一指标。这个方法是国内首创。结果与前 3 项指标一致。结论是：胃寒证、胃热证是一种较低水平的寒热表现；胃寒证、胃热证的形成有了一定的现代科学机制；为传统的中医寒、热证提供了客观指标和科学依据。此项研究结果刊登于 1983 年 7 月 25 日《中国医学论坛报》第 1 卷 2 期。

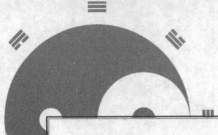

三、"证"与现代医学中"病理过程"结合的探索

在我应用现代医学的病理生理学变化与"证"结合的治病过程中，逐渐认识到"证"与现代医学中"病理过程"结合的深远意义。2005年李振英、张性贤和我等提出"证"与"病理过程"结合的假说(以《中西医结合点的研究》为题，发表于《中国中西医结合杂志》2005年25卷3期)。因为"病理过程"是机体的整体性变化，存在于不同疾病中共有的功能、代谢和形态结构的病理变化，"证"是同一疾病的不同阶段（和不同疾病存有同一"证"），二者是纵（病）横（证）联系的关系，主要"证"的病理生理学基础，就是基本的病理过程。西医结合发展到今天——辨证与辨病结合、宏观与微观结合阶段，若从机体的整体统一性出发，将"证"与"病理过程"作为结合点，使病证统一在功能、代谢和结构上探讨，才能促进中西医临床结合走向整体结合的理论发展阶段。

回顾我50年来走中西医结合道路的历程，主要是愿为中西医结合事业架设桥梁，使中西医两种理论和临床逐渐趋向一致，缩短二者的距离。现在看来，我国经过"中西医结合人"的不懈努力，已经架起了这座桥梁。但由于这是一项巨大的医学工程，没有前人的经验可以借鉴，迄今还未形成一套完整的医学体系，深感"征途艰辛，道路漫漫"，自己虽然不断地努力，勤求探索，但只作了一点增砖添瓦的工作，走完了征途的第一步。我的成就，与同事们的共同努力分不开。深切希望后来人还要继续付出艰辛的努力，坚信形成统一的先进的中西医结合医学的理想一定能实现。

常见病的治疗思路与经验

第一章　慢性萎缩性胃炎

　　慢性萎缩性胃炎（Chronic Atrophic Gastritis，以下简称CAG）是一种常见而较难治的消化道疾病之一，中医中药治疗本病已取得了较好的疗效。我认为治疗本病的关键，首先要采用现代医学的诊断手段，运用纤维胃镜和病理活检以确定诊断，对某些治疗效果不显著或重度CAG患者，尚须配合上消化道气钡双重造影，对进一步了解本病的演变，有无并发症或癌变有一定的临床意义。胃泌酸功能的检查并非一定需要，过去认为CAG患者的胃酸一般偏低或无，现在看来，多数在正常范围（可能与病变多在窦部有关），少数偏低，而某些CAG患者伴发十二指肠溃疡时其胃酸反而增高。CAG患者必须要做幽门螺杆菌的检查，开始用尿素酶试验，阳性率占49.8%（133例/267例），其中脾虚气滞型最高，占76.9%，后用 $^{14}C-UBT$ 定量试验，感到脾胃湿热型较高，但未统计。

　　中医中药治疗CAG的原则，主要要按照辨证施治的原则而分型论治，要抓住主证，联系次证，选药配方，然后治疗观察，其间，除非主证有大变，不要轻易变方，更不要朝令夕改，即使有变更，也需要循序渐进，药味加减和更迭应不失治疗方向和原则，否则，病情"反跳"，对已减轻或消失的证候又会重现或加重。由于CAG是一种慢性病理过程，短期内难以奏效（但中药对临床症状的减轻或消失，的确较快），现多主张近期疗效为3个月（一疗程），或更多些。根据我们的经验，系统进行过2~3

常见病的治疗思路与经验

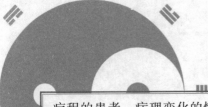

疗程的患者，病理变化的恢复程度要比一疗程得好，尤其是对重度 CAG 和中度 CAG 伴发中度肠上皮化生和／或中度不典型增生者更需要。中药对 CAG 的疗效，主要要看病理的变化，看萎缩的腺体恢复的程度如何？伴发不典型增生（又称异型增生）或肠上皮化生的消失情况如何？现在观察的病理总有效率可达 60% 左右，显效达 25%，其中部分萎缩的腺体、肠上皮化生及异型增生均已被证明确实可以逆转，这是中医治疗本病的一大优势。在临床实践中还须注意一个问题，有些患者的自觉症状较多，病理变化反轻，但有些患者的自觉症状很少，而病理变化却很重，后者又缺乏中医辨证的指标，甚至无证可辨，更要引起我们的重视，国外无症状人群中萎缩性胃炎的发病率意大利为 22%、匈牙利为 37%，国内未看到报道。这就需要我们从中西医结合的角度考虑，将中医的辨证与西医的辨病紧密结合起来，将中医的宏观辨证进一步深入，引申到微观辨证上来，发挥中医辨证论治的优点。

CAG 的分型论治。我们通过近 400 例的临床治疗观察，按照中国中西医结合消化专业委员会制订的方案，将 CAG 分为脾胃虚寒、肝胃不和、胃阴不足、脾胃湿热、胃络瘀滞等 5 型。脾胃虚寒型（含脾胃气虚型）占 60%～70%，可能与兰州地区地处西北高原，气候偏于寒冷有关。凡具有胃脘胀满或有沉重感、隐痛、嗳气、大便稀、遇冷诱发或加重五大证，加以下午腹胀明显，脉缓无力或沉细、舌淡红、苔白者，应以脾胃虚寒论治，主用黄芪建中汤合良附丸治疗，寒甚时加附片，或黄芪建中汤配理中丸较好，取其温补脾胃，或益气健脾的功能，并佐以理气之品。若患者素日卫气虚弱，常易感冒，此方更较适用。因为此类患者的细胞免疫偏低者较多，所以我们主张重用黄芪（15～30g），少用党参，或不用党参，因黄芪可起到温补脾肺和实卫固表的作用，温而不燥，也无党参补而易滞的缺点，黄芪又有较强的增加细胞免疫的作用，又为干扰素的诱导剂，是我们用药的现代科学依据，从而达到既可治疗 CAG，又可防治感冒的目的。我们近 20 多年的临床实践证明，脾胃虚寒型 CAG 患者中，以脾虚为主兼有气滞者占绝大多数，其特点是胃痛不明显，食欲尚可，甚至很好，主要为饭后胃脘部饱胀，有沉重感，有物在"上顶"，嗳气频繁，喜热怕冷，此类患者，我们认为 CAG 的病理变化主要在胃窦部，腺体萎缩程度呈中度者十居七八，局部炎症显著，是胃的蠕动受限、食物停滞较长、食糜不能很快进入小肠的结果。从中医理论看，病主要在脾，其次在胃，影响了"胃以下降为顺"的生理功能，致使中焦升降失常。据此，我们使用健脾理气化瘀汤（著者的经验方）治疗取得了非常满意的疗效。处方：生黄芪 15～30g、炒白术 10g、枳壳 15g、厚朴 15g、制半夏 15g、陈皮 10g、丹参 15～25g、赤芍 15g、延胡 15g、川楝子 9g、石菖蒲 10g。胃寒怕冷加良姜 6～9g、香附 12g，或桂枝 15g，大便稀加干姜 6～9g，大便干枳壳改为枳实 18g，口苦加蒲公英 15g，食欲差加炒麦芽 30g，胃镜下充血、水肿明显，加茯苓 15～30g、薏苡仁 30g。此方具有健脾益气、理气消胀、活血化瘀作用。每日 1 剂,3 个月为 1 疗程，重者可服 2～3 疗程。为什么我们用丹参、赤芍？因鉴于胃镜下 CAG 患者的胃黏膜，常伴有颗粒状增生，血管透露，个别患者的血管扭曲，管壁增厚及光镜下有明显的慢性炎细胞浸润等病理特点，认为属于中医的血瘀证，故在用药过程中普遍加用了较大剂量的丹参、赤芍等活血化瘀药，以改善病灶处的微循环障碍，增加胃黏膜的血运。至于肝胃不和型 CAG，占 25%～30%，主要抓住胃脘部胀痛，连及两胁，口干苦，泛酸，大便干的特点，施以四逆散加黄鹤丹（黄连、香附）为基础治疗较好，此方对 CAG 伴发胆汁反流者也有一定的疗效。胃阴不足型和脾胃湿热型 CAG，兰州地区较少，江南一带较多，前者用沙参麦冬汤加味，酸甘化阴药亦不可少，

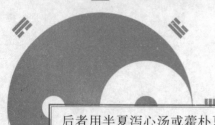

后者用半夏泻心汤或藿朴夏苓汤加减，均可取得较好的疗效。胃络瘀滞型，从宏观辨证上看，我们遇到的病例很少，一般用香附丹参饮加失笑散治疗，并认为血瘀现象贯穿于CAG病程的全过程。

重度CAG和/或重度肠化及中度以上不典型增生患者的治疗比较棘手，是我们重点研究的课题，它与癌变有一定的关系，请阅本书胃癌前期病变。重度CAG治疗后，转变为轻度的显效率偏低，尤其是60岁以上的患者，更较困难。我们曾遇到过几例重度CAG老年患者，经过2~3疗程的治疗后，自觉症状明显减轻，体重增加，而光镜下病理变化始终不变，我们估计与生理性、退行性变性有关，Lmai认为CAG是一种半生理性的疾病，也有一定的道理，我同意这种观点。

CAG合并胆汁反流性胃炎的治疗，我们主张先治疗反流性胃炎，然后治疗CAG。因观察到一些系统治疗的CAG患者，症状消失，病理活检显示明显好转后，经1~2年随访复查时，发现病理活检的变化加重，出现胆汁反流。具体治法，请阅本书消化道胆汁反流性疾病。

CAG合并幽门螺杆菌感染的治疗，也主张先治HP感染，或同时用中药辨证治疗。抗HP感染的西药优于中药，请见本书消化性溃疡。

总而言之，我认为CAG的治疗，运用中医辨证和西医辨病，宏观与微观相结合的方式，充分发挥辨证论治的原则，采用健脾益气、活血化瘀、理气消胀三大治疗方法，联合使用，扶正祛邪，标本兼治，以治本为主，增加CAG患者的细胞免疫机能，改善胃黏膜的微循环障碍，增强胃的蠕动功能，对于促进萎缩腺体的恢复，消除炎性细胞的浸润，改变肠上皮细胞化生和不典型增生的转变（逆转）起了重要的作用。这种治法可能是治疗CAG很有前途的治法，尤对脾虚气滞型更较适宜。

第二章　胃癌前期病变

　　胃癌前期病变（Precancerous lesions of Gastric Cancer, PLGC）是一种病理组织学概念。主要是指胃黏膜腺管的异型增生（不典型增生），表现在细胞异型、结构紊乱和分化异常3方面，是一类比正常更容易癌变的病理组织学变化，常伴发于慢性萎缩性胃炎及胃息肉、残胃、胃溃疡、疣状胃炎等胃部组织疾病（以上5种病称为胃癌前状态）。PLGC并不意味着将来不可避免的一定要发展成胃癌，而是癌变的可能性和潜在的危险性较大，所以必须要认真治疗并加强随访观察。

一、PLGC的治疗研究

　　我们主要是对CAG常伴发癌前病变的治疗取得的经验。对胃息肉的治疗，现在可通过胃镜直接切除，方法简便，疗效好，并送病理活检，以确定是否为癌变或癌。对胃溃疡、疣状胃炎、残胃的PLGC，我们的治疗经验少，故不赘论。

　　胃黏膜腺管的细胞异型增生一般分为轻、中、重3种程度。现在认为轻度异型增生是炎症反应的表现结果，中度以上的异型增生或中度以上的肠化才能称为PLGC。重度异型增生的病理改变特征不易与癌症鉴别，一般作癌症对待，建议患者尽快采用手术治疗并随访，对不愿行手术治疗的患者便纳入我们的治疗对象。我们的经验是中度以上的PLGC，用中医中药治疗作为重点对象。我们的临床研究分了2个阶段进行。

第一个阶段（1983～1984年）：我们用中医收治（一律住院）了88例慢性萎缩性胃炎（CAG）患者，其中合并异型增生者27例，治疗后消失者17例，减轻1例，总有效率66.7%，伴肠上皮化生者42例，治疗后消失者11例，减轻14例，总有效率59.5%，我们用中医辨证和西医辨病相结合的方法将这88例患者分为4型：脾胃虚寒型、肝胃不和型、胃阴不足型和脾胃湿热型。我们的经验是脾胃虚寒型50例（56.8%）和肝胃不和型22例（26.1%）较多，尤以脾胃虚寒型占多数，考虑与兰州地区地处西北，气候偏于寒凉有关。为此，我们又通过对患者进行细胞免疫的测定，结果偏低者多属于脾胃虚寒型。抓着了这一点，在温补脾胃或益气健脾的黄芪健中汤中，重用生黄芪、党参，以提高患者的细胞免疫功能，增强患者抗御疾病的能力，治疗的结果，84.6%患者的细胞免疫功能均有不同程度的提高。患者体液免疫的测定未发现异常。分型中胃阴不足型和脾胃湿热型很少（9.1%，7.9%）。又鉴于患者的胃镜下及光镜下有血瘀证的共性病理特征（见慢性萎缩性胃炎），在辨证用药的过程中普遍加入较大剂量的丹参、赤芍等活血化瘀中药，起到改善病灶处血液循环障碍，消除炎性细胞浸润，促进萎缩减少的腺体恢复，提高细胞免疫，进一步使异型细胞的分化、逆转，起到了良好的作用。（详见许自诚等：中医治疗慢性萎缩性胃炎88例疗效观察，《中西医结合杂志》，现改为《中国中西医结合杂志》，1986年6卷6期）

第2个阶段（1985～1986年）：在取得辨证分型治疗CAG伴发胃癌前期病变良好效果的基础上，鉴于患者住院3个月，时间较长，服药不方便，遂反复研究，选用中药白屈菜和大枣，组成小方，经科学方法研制成胃康胶囊，每日口服3次，每次4～6粒，3个月1疗程，再观察治疗CAG伴发胃癌前期病变的疗效。共109例，一律住院治疗，分型与过去一样。结果与传统辨证分型用汤药治疗相比，疗效好，异型增生有效率76.5%，肠化生有效率 56.9%，对脾胃虚寒型和肝胃不和型均较适宜，尤对脾胃虚寒型的疗效显著，患者服药后胃胀、胃内沉重感、胃痛、食欲减退、失眠、大便稀呈糊状等症状迅速好转。

为了探讨胃康对 CAG 伴发胃癌前期病变疗效的机理，我们进行了一系列的研究。①经动物急性、亚急性和慢性毒性实验证明：对心、肝、肾、肺及血液等均无明显毒性损害；②经动物依赖性实验，未展现出有成瘾性；③通过液高压色谱检测，大枣内含有一定量的 cAMP，并提取成结晶体，检测胃康胶囊内也含有 cAMP 样物质；④药效动力学研究，胃康胶囊吸收、分布快，作用持久；⑤查阅文献，测定白屈菜内含有多种生物碱，主要为白屈菜碱 (Chelidonium)，约占 40%。白屈菜注射液对胃肠平滑肌的痉挛有缓解作用，对中枢神经系统有镇痛、镇静和催眠作用。大枣内含有 9 种氨基酸、6 种糖类、多种维生素及微量元素，其乙醇提取物对中枢神经系统也有镇痛、镇静和催眠作用。从中药传统药理来看，白屈菜苦辛、微温（有些书的记载是苦、寒，是错的，著者亲自尝过白屈菜水煎后，胃中热感明显，肛门亦有热感，证明性温，绝不是性寒）；大枣甘温，适用于脾胃虚寒型 CAG。因此，患者服用胃康胶囊后，胃痛、胃胀迅速缓解，食欲增加，睡眠改善，精神好转，大便成形，甚至体重增加，这是中药胃康取得疗效的中药机理之一。如前所述，白屈菜内主要含白屈菜碱，据现代研究，白屈菜碱对 cAMP 磷酸二酯酶有抑制作用，可阻止 cAMP 分解和转化为 5' – cAMP，从而提高机体细胞内 cAMP 含量的水平。大枣内含有较多的 cAMP，我们观察了部分癌前病变患者（13 例）服用胃康胶囊治疗后，测定血浆内 cAMP 含量较治疗前有不同程度的提高。如此看来，胃康胶囊具有调节机体内环核苷酸的作用。有报道，体内 cAMP 增多，可以抑制癌细胞的增生和分化，在离体癌细胞培养的实验中，若加入 cAMP，能抑制癌细胞的生长，直至恢复到正常细胞；但停止加

常见病的治疗思路与经验

入，细胞又恢复到原来的恶性状态。故可推论，中药胃康不仅对CAG 有较好的治疗作用，而且有阻止胃癌癌前期病变向胃癌转化的作用。这是中药胃康取得疗效的主要现代科学机理。

中药胃康胶囊，口服方便，无毒副作用，药味少，对 CAG 及胃癌癌前期病变的疗效很好，尤对脾胃虚寒型患者更较适用，故又作为胃癌的二期预防的药物使用对待。临床实践证明，服用 2~3 疗程的患者其效果优于 1 个疗程（3 个月）的结果。此药自 1987 年临床开始应用以来，迄今 20 多年，仍继续在兰州大学第一医院制作、门诊出售，深受患者的青睐。（详见 1990 年 10 卷 9 期《中西医结合杂志》，现改为《中国中西医结合杂志》，许自诚：中药胃康治疗慢性萎缩性胃炎 102 例）

第 3 阶段（1987~1991 年）：共治疗 CAG 伴发的 PLGC 44 例，胃镜复查 31 例，疗效比过去两个阶段治疗的比较满意。与过去不同处，一是，对癌前病变的病理分型作了新的认识和变动。因为 PLGC 的细胞异型增生(dysplasia, dys)直接由胃黏膜的腺、管演变而来，而肠上皮化生（intestinal Metaplasia, IM）则不能，必须先变成 dys 才能算 PLGC,故对一个患者的病理组织标本上同时出现 dys 和 IM 时只算 dys。二是，治疗方法做了 3 种对比，观察疗效。即按原来的中医辨证分型再加化瘀、抗癌中药为一法（汤剂法），胃康法和混合法。结合我们的实践，又增添了脾胃气滞型，并分为脾虚气滞和胃寒气滞 2 个亚型。治疗结果，PLGC 消失 19 例（61.3%），减轻 7 例（22.6%），加重 4 例（12.4%），癌变 1 例（3.3%），总有效率 83.9%（减轻以上），PLGC 消失 19 例中，dys16 例（轻度 3 例，中度 13 例），中度异型增生的消失率占 81%（13/16），说明中度异型增生是可以逆转或消失的。对癌变 1 例及中度 dys 转为了中—重度 1 例，这两例都是重度 CAG，均行了外科手术治疗。3 种治疗方法优良程度的先后顺序是，混合法＞汤剂法＞胃康法。需时最短 3 个月，一般需要半年或1年，初步证明了中医药有阻断癌变的作用，细胞的异型增生是可以逆转的。（详见许自诚：胃黏膜癌前病变中医药治疗的临床研究，《新消化病学杂志》，1993年1卷4期，第206～207页）

二、中药汤剂治疗PLGC的具体用药方法和思路（辨证分型加化瘀、抗癌药）

（一）脾胃虚寒型

温补脾胃，化瘀、抗癌。方药：生黄芪30g，党参15g，炒白术10～15g，良姜6～10g，香附12～15g，桂枝12～15g，枳壳10g，丹参25g，莪术15g，白花蛇舌草30g，苋草9g，大枣4个。心下有水气，按之有振水声者，属痰饮，前方去党参大枣，加茯苓30g、制半夏12～15g、砂仁6g，胃痛加延胡15g、川楝子10g。

（二）脾胃气滞型

健脾和胃、理气、化瘀、抗癌。方药：炒白术9g，枳壳15g，厚朴15g，香橼15g，制半夏15g，陈皮10g，丹参25g，莪术15g，白花蛇舌草30g，炒麦芽30g，神曲10g，石菖蒲10g。胃胀好转后，加生黄芪30g，两胁胀满加柴胡10g、郁金15g。

脾虚气滞型：健脾理气、化瘀、抗癌。方药：脾胃气滞方内加黄芪30g。

胃寒气滞型：温胃理气、化瘀、抗癌。方药：肉桂10g，延胡15g，良姜10g，香附15g，炒白术10g，枳壳15g，制半夏15g，丹参25g，莪术10～15g，白花蛇舌草30g，炒麦芽30g，砂仁6g。

（三）脾胃湿热型

清化脾胃湿热，化瘀、抗癌。方药：热重于湿，生石膏30～40g（另包先煎30分钟），知母15g，黄连9g，制半夏15g，黄芩 10g，薏苡仁 30g，丹参 25g，赤芍 15g，白花蛇舌草 30g，陈皮 10g。湿重于热，苍术 10g，制半夏 15g，黄芩 10g，蒲公英 15g，干姜 6g，莪术 15g，白花蛇舌草 20g（或山慈菇 15g），砂仁 9g。寒湿重者，加益智仁 10～15g、仙灵脾 15g。

（四）胃阴不足型

滋养胃阴，化瘀、抗癌。方药：沙参麦冬汤去桑叶，加生地 20～30g、丹皮 10g、乌梅 10g、山楂 20g、枳实 10～15g、莱菔子 20g、热盛加蒲公英 15～30g（或生石膏 30g），知母 10g，再加化瘀、抗癌药，同上。

（五）肝胃不和型

疏肝和胃，化瘀、抗癌。方药：四逆散加味，加黄芩 10g、制半夏 10～15g、莱菔子 15g、川楝子 10g，大便干结明显加芦荟 3g。

（六）胃络瘀血型

通络止痛，化瘀、抗癌。方药：香附丹参饮加生蒲黄（布包）10g、炒五灵脂 10g、肉桂 10g、延胡 15g、制半夏 10g、白花蛇舌草 30g、陈皮 10g。

以上辨证分型加化瘀、抗癌中药法治疗 PLGC 的用药思路是，各型中除了普通加入丹参、赤芍等活血化瘀中药的基础上，有目的地加入莪术、白花蛇舌草或山慈菇等具有抗癌作用的中药，这是取得疗效的主要原因。实验证明莪术对各种小鼠移植性肿瘤均有一定的抗癌效应，其抗癌的主要成分为莪术醇和莪术双酮（吴葆杰：中草药药理学，284～286 页，人民卫生出版社，1986 年），其机理，除对肿瘤直接作用外，癌细胞周围有淋巴细胞和吞噬细胞缠绕，说明还有免疫反应参与。莪术和白花蛇舌草的作用，我们的经验是优于山慈菇。莪术的用量一般为 15g，临床上一般将莪术和三棱常同用，但我们选莪术而不用三棱是因莪术经实验证明具有显著的抗肿瘤作用。白花蛇舌草的用量，一般用 30g，也可多用，最多 60g，因它也具有一定的抗癌作用。

中医药治疗 PLGC 过程中还应重视以下 2 个问题。一是，PLGC 患者，若家族中有患胃癌的历史，再伴有幽门螺杆菌感染时，医师应提高警惕，除对 PLGC 积极治疗外，必须使用抗 Hp 的西药直至达到 Hp 根除为目的，并实行定期追踪观察。二是，PLGC 患者有无伴发胆汁反流性胃炎，若有应认真治疗。因胆汁反流不仅加重肠化，而且有促进癌变的可能，我们观察治疗的 44 例患者中，有 1 例重度 CAG 伴轻度 IM，伴发胆汁反流，不到 3 年时间转变为重度 dys 并癌变，最后建议作了手术治疗。

常见病的治疗思路与经验

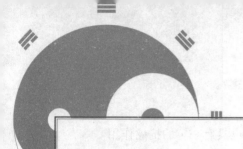

第三章　失　眠

　　睡眠，是人类和生物不可缺少的一种规律性表现，有时睡眠比食物和运动还重要。失眠发生后，对身心健康、工作、学习都有一定的影响，甚至很严重。在中西医结合思想的指导下，我用中药治疗的总思路是：

　　首先要寻找失眠的原因，启发和帮助患者对待客观和主观的原因，科学处理，解脱自己。

　　二是，失眠的辨证要以脏腑为基础，辨证论治，因人而异的方法，整体调整，同步治疗。

　　1.根据不同脏腑受累的临床表现，形成的证型不同，须先确定失眠的证型，然后采用不同的治法，选用或组合成中药复方治疗。这一点与西医治疗失眠用单一镇静方法有较大的区别。失眠的证型，根据自己50年的临床经验，约有10种证型：心胃阴虚型、心肾失调型、心阴虚火旺型、肝胃失和型、肺肾两虚型、心脾气虚型、心阴虚痰湿型、胃阴虚湿热型、心阴阳两虚型、心胆痰热型。前9种（型）失眠，其治法、用药思路都已做了较详细的纪实，请查阅2001年甘肃民族出版社出版的《许自诚中西医结合治病经验选集》，第225～238页。这次编写《许自诚中西医结合理论与治验集》（续集）时，将心胆痰热型失眠病例收入，现举例说明从脏腑辨证分型治疗失眠的方法：

　　心肾失调型失眠，胡某，女性，失眠、多梦1年多，系"心"经症状，还有红色丘疹的过敏性皮炎，属"血热"症状，更有腰痛、腿软、乏力等肾虚表现，舌红、脉沉细，为心肾阴虚兼"血热"的共性特征。由于心肾不能正常地反馈协调，导致水火不能既济维持二者的平衡，故辨证为心肾失调型失眠。选用生地、白芍、阿胶养心阴，黄连降心火，酸枣仁、合欢皮、远志、夜交藤养心安神，后者兼有清热解毒的作用而治红色丘疹性过敏性皮炎，龙骨镇静安神并治多梦，杜仲、续断补肾壮筋骨，陈皮和胃，以免影响消化功能。服5剂后，已能入睡，腰痛减轻，再加当归补血汤，加强养血安神的功能，共服15剂中药，失眠治愈。以此举例，仅说明辨证分型治疗失眠的方法，读者若能以此类推，举一反三，常可起到良好疗效的捷径作用。临床上所见的失眠患者两个脏器同病者较多，仅有失眠症状而无其他脏腑症状者较少。各脏有阴阳两方面的作用，也都受气血的灌注营养，尤以"心"为最，对气血的多寡最敏感。因此，失眠的辨证治疗，必须与脏腑的阴阳、气血结合起来，同步治疗，达到阴阳平衡、气血调和。此外，必须注意，《选集》或《治验集》中提到的心胃、心肾、心脾中的"心"，系指神明之心，君主之心，实为大脑的作用，绝不是现代医学的心脏。

2.在平衡脏腑的阴阳、气血的基础上，一律加入安神镇静的药物。

失眠的关键，在于心神不安。"心"指大脑，大脑为脏，藏神，有阴阳二气的相互作用，阳气由动转静时即入睡，阴气由静转动时即觉醒。可见，人的正常睡眠状态，是由大脑的阴阳二气自然而有规律的转化的结果。如果转化失常，阴不足，或阳过胜，便会产生心神不安而失眠。因此，失眠的治疗原则，在平衡人体内阴阳、气血的辨证基础上，统一加入安神镇静的中药，如炒酸枣仁、合欢皮、夜交藤、五味子、远志、龙骨、龙齿、珍珠母等，失眠轻者（能睡4~5小时），用前2种药，中等失眠者（2~3小时）用前3种药，重者（2小时或彻夜不眠）在前3种

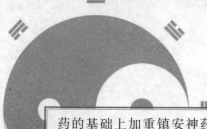

药的基础上加重镇安神药，如龙骨、龙齿、珍珠母，而且与黄连、栀子之类降心火的药合用，可起到良好的协同作用，也可用黄连肉桂（交泰丸）上下交通心肾，起到同样的作用，但要注意两者的药量比例。在前述说的镇静安神药中，我的实践反复证明炒酸枣仁的药效最好，最可靠，成人一次用量，至少 15g，最多 30g，合欢皮、夜交藤 2 种药，味甘性平，无毒，一般用量 30g，过少则不起作用。五味子一种药要注意，此药对有些人不是起到安神镇静作用，而是起到兴奋作用，患者反而睡不着或加重失眠。此外，在组方用药时，务必加入 1～2 味保护脾胃的中药，还可起到治疗失眠药物易于吸收的功效。

[失眠编后的话] 1985 年上海科技出版社出版的《实用中医内科学》，是中华人民共和国成立后组织编写的第一部、在广度和深度上充分反映这一学科的中医内科专书。作者是编委之一，主笔编写《不寐》。1979 年作者应全国著名中西医结合专家黄星垣教授的邀请，参加了首次在重庆（市）召开的编委会会议。2001 年编写《许自诚中西医结合治病经验选集》时，将《不寐》易为《失眠》收进去，并在《不寐》一节的基础上做了较详细的具体化的证治和用药思路，突出了类型上应以脏腑为失眠辨证论治之本，主要将作者近 20 多年来治疗失眠症的经验实例和用药的规律性充实进去了。这次编写《许自诚中西医结合理论与治病经验集》时，又补充了"心胆痰热型"失眠，使证型更趋全面。这样使读者既有可遵循的规律，又有各型用药思路的借鉴。至于所概括的 10 种失眠证型，是否反映了客观存在的证型，尚难肯定，如肾阳虚型失眠未遇到，有待后学者补充。又觉失眠共为 10 种证型，似乎繁琐，希望读者再实践，取舍。总之，使失眠的证型简明扼要，用药思路清晰，利于运用，反映中医治疗失眠的特点和优越性。

第四章 银屑病

银屑病是一种原因不明的常见性、慢性、易复发的皮肤病。银屑病的临床特点：皮肤上出现红色或暗红色的丘疹、斑疹，表面覆盖着银白色的鳞屑，用手指压时白色加重，用力抓掉鳞屑后，表面可有出血点，多发生于四肢、头皮和躯干部，其中四肢的伸侧面和膝前、肘后为好发部位，丘疹或斑疹散在分布或融合成片，有的呈环状，皮疹消退后，常留下色素沉着斑或点，偶有脱色斑点，皮疹消退时，常从中央开始，易形成环状损害。银屑病复发时，常在环状损害的边缘开始，出现红色丘疹。银屑病也可侵犯关节、口腔黏膜、指（趾）甲。患者常有痒感，轻重不一。

一、银屑病的分型

银屑病的西医分型：一般分为寻常型、关节型、脓疱型和红皮症型等4型，其中寻常型最多见，红皮症型也可遇到。我们所诊治的也是如此，所取得的经验也是以这两型为主。

银屑病的中医分型：我们根据银屑病的斑片、丘疹颜色的红淡、范围的大小、患者体质的强弱，以及脉舌的异常情况，将斑疹、丘疹鲜红，斑疹周围有一圈红晕，体质较强（属偏热体型），舌质偏红或正常，脉有力者辨证为血热型。此型现代医学称为活动期、急性期，在银屑病发生、发展过程中，血热型最多；在此基础上，若皮疹的范围广、病变重，定为气血两燔型（既有血分之热又有气分之热），多见于银屑病的红皮症型；当皮疹由鲜红

常见病的治疗思路与经验

转化呈暗红，表示有血瘀，色淡、或呈环状边缘无红晕，表示有气虚存在，现代医学称静止期；若病期较长，数年、数十年，又反复发作者，表示患者正气虚、血虚。

二、银屑病的治法

以中西医结合为原则，采用辨病与辨证结合、内治与外治结合的方法，以辨证分型后中药治疗为主，西药治疗为副，并参照银屑病的西医病理改变的特征，选药组方。

（一）血热型

凉血清热、祛风止痒。用凉血解毒抗敏汤（著者的经验方，见本书过敏性皮肤病一节）。以生地、丹皮、赤芍、紫草凉血清热和银花、蒲公英或马齿苋、生甘草解毒清热为主治药，以三子（蛇床子、地肤子、苍耳子）及凤眼草祛风、除湿止痒为辅助药，以白蒺藜止痒又去湿，威灵仙祛风又通络，诸药配伍，具有凉血清热、祛风止痒的功能。如斑丘疹数目较多，表示血热较重，加水牛角 30～40g，加强凉血清热的作用，取犀角地黄汤之意；鳞屑较重者，加皂刺、木贼草抑制角化不全的作用；皮疹变暗红，表示有血瘀，加当归 15g、丹参 10～15g，活血化瘀。

（二）气血两燔型

双清气血、解毒、祛风。在凉血解毒抗敏汤的基础上，再加水牛角 30～40g、生石膏 30～40g，加强双清气血的作用，如鳞屑较厚及红斑日久不退，在病理组织上可能是，角化不全的基础上又有角化过度的病变，可加山慈菇 15～20g，配合当归、皂刺、木贼草等活血化瘀、软坚散结，可收到良好的治疗效果。

（三）特殊证型的治疗

1.并发石子路样病变

银屑病的下肢，左侧或右侧，胫骨前嵴可有 5cm×5cm 大小的一片红斑上，又有许多透明丘疹簇集成石子路样改变，我们辨证为湿与热（血热）互结、壅积而成肿，病理组织学上可能在银屑病角化不全的角质层或颗粒层下有小脓疱（Munro 氏脓肿）形成。在此思路的指导下，著者采用凉血解毒、燥湿清热的方法治疗，下肢石子路样透明丘疹、红斑迅速消退，疗效显著，直至痊愈。处方：水牛角 30g（另包先煎 20 分钟）、生地 30g、丹皮 15g、紫草 30g、苍术 9g、黄柏 10g、川牛膝 10g（三妙散）、薏苡仁 30g、萆薢 15g、独活 15g、苦参 15g、金银花 30g、生甘草 9g。

2.并发多形型红斑

银屑病患者，因吃复方新诺明（磺胺类制剂）过敏，全身发生大小不等的红斑，大如成人手掌，小如五分硬币（人民币），尤以前胸、后背、腹部最多，几占躯干的全部面积，互相融合成片，界限不清，呈弥漫性潮红，部分红斑中央有水泡，手压红斑呈充血性，自觉皮肤烧灼瘙痒明显，大便秘结，舌质红，脉数。我们辨证为"血热炽盛，邪毒外侵"（内服药品、鱼虾或外用药），采用凉血清热解毒的方法治疗，在凉血解毒抗敏汤的基础上，重用凤眼草 30g 以上，此药具有较好的抗过敏反应的作用。

配合西药和外用药：维生素 C 200mg～500mg，一日 3 次，每个银屑病患者必须要用，根据病变的轻重程度酌情选用以上剂量，目的是改善患者毛细血管的通透性。外用药中，我们常用复方酮康唑乳膏（商品名显克欣，上海龙宝药业有限公司生产），疗效较好，其他如 2%～5% 白降汞软膏、丙酸氯倍他索软膏等均可选用，瘙痒剧烈时可用皮炎宁酊（内蒙古大唐药业有限公司生产）涂搽痒处。外用药的应用，不可忽视，不论哪一种外用药要注意涂搽的厚度，力求越薄越好，易于药膏吸收而发挥治疗作用。若不这样擦药，疗效不好。并要注意皮肤的反应，一旦发现皮疹较前发红或加重时，应立即停用。此时，可选用 10% 硼酸软膏或激素类软膏外搽，如肤轻松软膏、派瑞松软膏。

总而言之，银屑病的治疗，内服和外用并重，辨证分型的用药，凉血清热的中药，自始至终要用，绝不可少。皮疹减少，颜色变淡时，药味可减少，剂量可变小，且不可完全去掉，否则易于复发。著者的主张是血热不解，凉血药不能停，甚至贯彻于银屑病治疗的全过程。对病期日久不愈或反复发作者，可在治疗后期加用生黄芪，剂量宜大，每次30g以上，取其实卫固表、补益脾肺，增强患者的细胞免疫功能，提高防御疾病的能力，似有防止复发的作用。秋冬季易于复发者加用维生素AD。对多种物质过敏的患者，西医脱过敏的方法，实践证明已无效，我们的经验是躲避过敏原，为最有效而可靠的办法，俗语说："惹不起，躲得起"。

治疗需要的时间，一般需要2~6个月，病重者1年，病轻者1月。治愈者较多，复发者也有，有2年复发者1例，最长者为15年复发1例，后者对著者印象最深，商某某，女性，36岁，患全身寻常型银屑病，治疗中伴发多形型红斑，病情严重，由于医患之间配合较好，患者的毅力强，坚持不懈，加之胃的消化功能好，即使药量大，苦寒性也大，始终未伤及胃，药力充分得到发挥，最后不仅治愈，相隔15年后才复发，但这次病变很轻，后经治疗又愈。尽管如此，银屑病的复发问题仍没有解决，深望后学者研究解决。

三、银屑病的病因

银屑病的原因，至今不完全明确。由于现代基因技术的发展，本病的病因很可能是银屑病基因所致。我们的经验中，患者家族中有同样病史者确是事实，2011年曾遇到1例银屑病青年大学生，家族中外曾祖父、祖父、姥爷、姥姥、母亲、姨姨及她和弟弟均有同样病，提示四代遗传，足证基因是银屑病的主要病因。据安徽医科大学张学军教授的研究表明（《健康报》，2001年），寻常型银屑病的病因，一是遗传因素（基因关系）占36%~70%，二是环境因素，与银屑病的发病有密切的关系。我们体会到环境要素中对鱼虾、磺胺类西药、蔬菜中的韭菜、吃火锅过敏者较多，可能与患者机体的高度敏感状态有密切的关系，有的患者感冒后复发，服银翘解毒片后感冒治愈，银屑病也治愈。

四、银屑病的疗效机理

银屑病的治疗，我们虽然取得了较好的疗效，欲要说清疗效的科学机理，的确是一个难题，其主要原因在于中药的复方问题，药味多是主要因素，尽管著者主张药味宜少，但一般仍在 12 味左右。国内对复方的药理药效的研究，只是几味中药的复方才有，对绝大多数则无法用目前的科学技术去阐明它的机理。我们仅就其疗效和中药的一般原理和部分的现代药理去作初步探讨，提出自己的看法或推理。凉血解毒抗敏汤是著者治疗银屑病的基础方。组方中的主药是生地、丹皮、赤芍、紫草，这些药具有凉血清热作用，配合金银花、公英等作用更强。中药的机理是清除"血热"的病理生理状态，实际是起了消炎作用，改善真皮内毛细血管的充血及组织间水肿，促进了慢性炎性细胞的浸润和吸收。蛇床子、地肤子、苍耳子、蝉衣等祛风止痒药，其实质具有抗过敏的作用，白蒺藜也有抗过敏的作用（中山医学院编《中药临床应用》，第468 页，广东人民出版社，1975 年）。银屑病的斑片高起，鳞屑多时，我们用的山慈菇（或皂刺、木贼草），因含有秋水仙碱，故对增殖的细胞具有抑制作用。据近几年的研究，角朊细胞中的原癌基因（C-MRC）是调控细胞增殖的主要基因，它与银屑病的病理改变密切相关。此银屑病的基础方很可能通过抑制这种上皮细胞中原癌基因的关系达到病理改变的结果。银屑病的后期加用黄芪的意图，在于益气固表，避免再次复发，从药理作用看，实是增加免疫功能，提高患者抗御疾病的能力，但到底有无预防银屑病复发的作用，难说。总而言之，著者用的凉血解毒抗敏汤可能具有明显的消炎、止痒、抑制细胞增生和提高免疫力的作用。

第五章　过敏性皮肤病

过敏性皮肤病，主要包括过敏性皮炎、接触性皮炎、药物性皮炎、过敏性湿疹、荨麻疹、血管神经性水肿、皮肤划痕症及部分剥脱性皮炎。

一、病因

是因患者对某些药物（西药如青霉素、阿莫西林、磺胺类药、中药如清开灵）；食物（如鱼虾、羊肉）；蔬菜（如香菜、韭菜）；水果（如桃子、猕猴桃）；化妆品、染发水、冷空气、日光、尘螨等等过敏因素而引起。我们的实践证明，一个人患一种过敏性皮肤病后，同时或以后再患另一种过敏性皮肤病，其子女也可患某种过敏性皮肤病。如先患荨麻疹，后又患血管神经性水肿、过敏性皮炎或皮肤划痕症。此又说明，对一种过敏原过敏时，往往有对多种过敏原过敏的可能性，且有遗传因素。总的说来，过敏性皮肤病，是属于过敏性疾病范畴。据报道，我国有2亿人患有过敏性疾病，世界卫生组织（WHO）已把过敏性疾病列为"21世界重点研究和预防的疾病"（2012年4月3日《文摘周报》）。

二、治疗思路

总的治疗原则是中西医结合。皮肤病的治疗绝不是局部的观点，内治与外治并重。内治主要用中药，采用中医辨证分型的方法，以中医的病因（如风、寒、湿、血热、血瘀等）病机为指导，联系脏腑，再根据皮疹的形态、颜色、发病快慢，辨证求因，审因论治，并参照西医的病因用药，如过敏原。中医没有过敏的理论，仅有"漆毒"的记载。外治，西药可用含抗过敏的激素类软膏、炉甘石洗剂、止痒粉等；中药可选用铍宝、皮炎宁酊等。内服抗过敏的西药（如息斯敏、依把斯汀、扑尔敏等）有效，能起到暂时缓解的作用，但停药后病情易反复，所以著者不太主张用，内服药还是以中药较好。

关于脱过敏的治法，我们的实践证明，对于一两种过敏原过敏的皮肤病患者，用脱过敏的方法有确切的疗效。但对多种过敏原过敏的患者，经过 2～3 年的坚持治疗确实无效。因此，对此类患者不宜使用。最好的方法，还是避免接触过敏原是关键，甚至要绝对避免，终身避免。进一步说，目前国际上最先进的检查过敏原的方法是 Unicap 检测，能检测 600 多种过敏原，而且方法简单，仅用血样采集，快速而准确地得到结果。我认为检测出来结果又能起什么大的作用呢！

（一）过敏性皮炎

包括药物性皮炎（药疹）、接触性皮炎。前者是指对某些药物（如磺胺类药、阿莫西林等）经口服或注射后发生皮疹，后者是直接接触某种药物、化妆品而引起皮肤某一局部发生皮疹。皮疹多是红色丘疹或红斑，甚至融合成片，常见于面部、颈部、胸前、自觉瘙痒，有轻度灼热感，不论男女、老少均可发生。中医的病因病机主要是"血热"，热极生风，发生瘙痒。日久蕴结成"热毒"，治疗用凉血清热、去风止痒的方法。我们常用凉血解毒抗敏汤（著者经验方），往往获得较好的疗效。

生地 20～30g，丹皮 12～15g，赤芍 15～20g，紫草 15g，金银花 30g，白蒺藜 20～30g，蛇床子 15g，地肤子 15g，白鲜皮 15g，凤眼草 30g，生甘草 9g，成人每日 1 剂，水煎服，一日分 2～3 次口服。3 周为 1 疗程，病轻者 1 疗程，病重者 2～3 疗程。

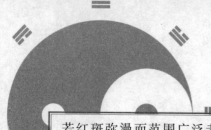

若红斑弥漫而范围广泛者，提示"血热"较重，加水牛黄30g（另包先煎20分钟）；更重者，红斑较多，口渴，舌色红，提示"热毒"过盛，，再加生石膏30g（另包先煎20分钟），蒲公英30g；大便干燥或秘结，加知母15g、枳实15g。

内服维生素C，200～300mg，3次/日，外用复方酮康唑乳膏（商品名：显克欣）或肤轻松、肤轻松尿素软膏、派瑞松软膏，外涂，2次/日，越薄越好，有利于药物吸收。痒感难忍者，外涂炉甘石洗剂或中药铍宝，可迅速缓解。

对某些物质有明显过敏者，宜终身避免，不吃或不接触，千万不可图侥幸心理，尤其是对多种物质过敏者要牢记。对过敏原不清楚者要寻找过敏因素，一旦发现，应避免接触。湿疹患者同样要严格遵守"终身避免"的预防原则。

（二）血管神经性水肿

多对风冷刺激过敏，或与接触某些过敏原有关。小孩多见，成人少见。眼皮（1个或2个）、手背、口唇、突然肿胀，皮肤亮透，有痒感或轻微的针刺感，早晨易发作，或骑脚踏车上学的路上遇风冷刺激后而出现，遇热环境或进室内稍停一会便迅速消退，不留任何痕迹。

中医理论认为，风盛则痒，风（邪）性喜行而数变，来无踪去无影。从此病的发病突然，消失较快，不留痕迹的发展过程之特点看，中医的发病机理，主要是风邪犯肺，水气不能宣散，郁于肌肤（皮肤较松弛的部分，如眼皮、唇、手背等处）而成。治疗上，宜宣肺利水，祛风止痒、抗过敏，著者常用麻黄汤和五苓散加味治疗，收到较好的疗效。

麻黄6～10g，桂枝10g，杏仁10g，茯苓20g，猪苓10～15g，泽泻10～15g，炒白术9g，宣肺利水；地肤子12g，苍耳子10g，蝉衣6g，风眼草30g，炙草9g，祛风止痒，抗过敏。其中麻黄含有麻黄素，具有抗过敏的性能，加上其他抗过敏的中药，疗效显著。大便干者，加莱菔子 10～15g，平日怕风有表虚者，加生黄芪 15g，实为固表，增强免疫功能。水煎服，每日 1 剂。

个别患者，当手背、眼皮浮肿消退后，面部两颊可能出现针尖大小的红色丘疹、瘙痒，此系过敏性皮炎，实属两病同源，但此时的治疗，由于"病理过程"已进入血分，处方用药，应以凉血为主，可在生地、丹皮、赤芍等凉血的基础上，加用抗过敏的中草药，方能取效。本书的凉血解毒抗敏汤（见过敏性皮炎）可参考应用。

（三）荨麻疹

本病遇风易发，突然而来，骤然而去，发无定处。皮疹呈风团，形态不一，有似豆瓣，有如彩云，有如串珠，成堆成片，奇痒难忍，越抓越多，越多越痒。色红者属风热，白天痒甚，色白者属风寒，夹湿，多在夜间痒甚。血虚者，夜间也痒甚，风团可红可白，或红白相兼。遇冷复发者，多在早晨，且在面、颈、手、脚及腕、踝等处。发于喉头时，易成喉头水肿，有窒息的危险。现代医学对荨麻疹一般分急性和慢性两种，发病一月不愈的称急性荨麻疹；如半年不愈反复发作，缠绵数月或数年不愈的称慢性荨麻疹。引起本病的病因，主要是对某些物质过敏，中医理论认为，与风邪、湿邪有关，表虚为其发病的根源。急性荨麻疹多与风热、血热关系密切，慢性荨麻疹多与血虚、血热关系密切。这一点对治疗很重要。

三、治疗

不论风热或风寒（型）、急性或慢性，均可服荨麻疹验方（中医研究院编《常见病验方选编》，20 世纪 70 年代）。著者喜用此方治疗，常加凤眼草 30g，证明有效。

生地 12g，丹皮 9g，赤芍 12g，紫草 15g，当归 10g，焦芥穗 10g，疏风清热凉血；炒白术 9g，地肤子 15g，蛇床子 15g，蝉衣

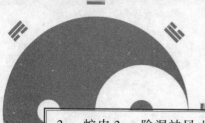

3g，蛇皮 3g，除湿祛风止痒。遇风冷发作加生黄芪 18g，血虚加制首乌 30g，腹痛加白芍至 15g，成人每日 1 剂，水煎服。

血虚型可用当归饮子，有效。当归 12～15g，制何首乌 15～30g，白芍 12g，生地 15g，补血养血；荆芥 5g，防风 5g，白茯苓 10g，祛风止痒；生黄芪 15～20g，生草 10g，补益肺脾，实为固表，黄芪配当归，名当归补血汤，共起补气补血的作用。

遇喉头水肿时，患者憋气难忍病情危重，有窒息的危险，应立即肌肉注射 0.1%肾上腺素 1ml，严重者用 1ml 加入 5%葡萄糖液 100～200ml 静滴；也可用地塞米松，5～10mg 加入生理盐水 150～250ml 中，静脉点滴；或急刺少商穴，并令其出血。

（四）皮肤划痕症

此症又名人工性荨麻疹。临床表现的特征是，用手指甲前端，或一端钝尖的小木棒（或塑料）轻轻划患者的皮肤，即可出现隆起的皮疹，随划的形态而异，呈条状、圆形状，划什么形可成什么形。长期存在，不易治愈。著者根据湿盛夹风，郁于肌肤，累及脾虚的观点治疗，如羌活胜湿汤加味，或配合五苓散，结果失败，凡治疗的病例无 1 例治愈。因此，建议读者，可选用以下两方试治，希取得好的经验。一是血府逐瘀汤加制附子、桂皮或肉桂（处方选自著者的挚友，著名中西医结合皮肤病专家边天羽著《中西医结合皮肤病学》，第 208 页，天津科学技术出版社，1987 年）；二是麻黄连翘赤小豆汤加味。

（五）过敏性湿疹

湿疹的真正病因不十分清楚，一般认为与变态反应有关。近年来，世界卫生组织将过敏性疾病定为"21 世纪重点研究和预防的疾病"报道中，开始见到过敏性湿疹的病名。说明湿疹已明确由过敏命名。中国传统医学认为，急性湿疹的病因病机，主要由于湿热之邪留于肌肤所致，慢性湿疹多半由于血虚或血瘀而成，婴幼儿湿疹多与痰湿有关。

急性湿疹或苔藓样改变，有剧烈瘙痒，任何部位都可发生。由于发病部位不同，中、西医各有不同名称，婴幼儿面部的湿疹，名婴儿湿疹，又称"奶癣"。四肢湿疹，多在腋窝、肘窝部位，名屈侧湿疹，又名异位性皮炎，中医称"四弯风"。手足部湿疹，名局限性湿疹。阴囊湿疹中医称"肾囊风"，等等。

1.急性湿疹

根据中医病因病机，由"湿热"引起，西医病因由过敏原所致，著者用两种思维，采用清热除湿、解毒祛风、抗过敏的方法，选二妙散加味。黄柏10g，苍术9g，苦参10g，薏苡仁30g，清热除湿；蒲公英20～30g，马齿苋20g，赤芍10g，丹皮10g，当归10g，清热、凉血、解毒；蛇床子15g，地肤子12～15g，白鲜皮15～20g，苍耳子10g，生甘草9g，祛风除湿止痒，抗过敏。下肢皮疹较多加川牛膝10g（三妙散），如有脓液渗出，提示有细菌感染，加金银花30g。成人每日1剂，水煎服。急性湿疹后期，渗出、糜烂、水疱大部分消退后，可加养血的中药，如丹参、熟地、制何首乌等，都可选用。

局部可用4%硼酸水，热湿敷，一日3～4次，直至水疱或渗出消失。

2.慢性湿疹

根据中医的病因病机与"血虚"或"血瘀"，或"血虚兼血瘀"有密切关系。用养血、凉血，或"养血化瘀"的方法治疗，具体方法可用当归饮子加味（见本节荨麻疹血虚型治疗）。因血虚生风，发生瘙痒，加祛风止痒药。又因慢性湿疹常因急性湿疹治疗不彻底，转为慢性湿疹，故在治疗时，除湿的中药仍应保留2～3味，以免湿邪未清，日久化热，死灰复燃。处方可用湿疹二号汤，当归15g，丹参20g，生地15～20g，萆薢15g，苦参10g，地肤子15g，蛇床子15g，白鲜皮15g，凤眼草30g。成人每日1剂，水煎服。皮疹肥厚、苔藓样化、皲裂，可加皂刺6～

10g、木贼草15g、白及10g，外用5%水杨酸软膏，一日2次，有较好的疗效。痒甚，外搽皮炎宁酊（内蒙古产品），一日2次。慢性湿疹，一般都有痒感，复方酮康唑乳膏（"显克欣"）、派瑞松软膏，都可选用，外搽。由于慢性湿疹，病期较长，缠绵不愈，时轻时重，治愈后又易复发，因此，患者要有耐心、毅力，积极配合医生，坚持治疗，治愈会有希望。

3.婴幼儿湿疹

临床上很常见，多发生于产后40~50天婴儿及2岁的幼儿。平日大便较干，食欲好，营养副食品增加较多，身体较胖，皮疹好发于面部两颊部，轻度红斑或细小红色丘疹，或覆盖细小癣屑，皮肤较粗糙，痒，易手抓。小儿不易口服中药，局部可用10%黑豆溜油软膏，外搽，一日2次，越薄越好利于吸收，切忌搽于眼内。市售的黑豆油软膏，有的为30%，剂量较大，请注意。搽后，最好将婴儿的双手用布包裹，以免因抓破而感染，或加重病情。同时，父母要限制婴幼儿的食量，营养不要过剩，甜食也要少吃，大便保持通畅每日1次，面部皮疹处禁用水洗，肥皂洗。

第六章 多脏腑损害和多功能不足对老年病诊治的指导意义

【按语】 本文系著者经过 27 年研究形成的观点。对当代慢性病占主要疾病，特别是老年病人患有多种慢性病的形势下，具有一定的诊治指导意义。在探索中、西医两种病机的基础上，提出了重点治疗，全面照顾的指导思想。以整体调整、同步平衡为原则，以复方为主的方式，中西医结合，辨证论治，发挥中医因人而异的个体化治疗方法，较好地控制"一人多病的状态"，起到病证同治，提高病人的生活质量，较健康的带病生存的目的。本文未正式发表。

一、提出的背景

1990 年，我提出了"多脏腑的损害、多功能的不足"的观点（《中医治疗疾病的现代原理》中的一个题目）是诊治老年病的一个重要指导思想。这个观点，实际上是在 20 世纪 80 年代的临床实践中逐步形成的。在西医辨病和中医辨证模式的指导下，诊疗过程中遇到了一些慢性病的病情比较复杂，症状较多的患者，疗效不够理想，引起了我的注意。之后，结合自己过去重点学过现代医学的病理学知识，发现了这类患者一般都存在着慢性炎性细胞的浸润和不同程度的纤维化及微循环障碍的病理组织学特点。这个病理变化按中医的理论可为血瘀证，遂在辨证处方的基础上由逐步到普遍加入了活血化瘀的中药治疗，或专用活血化瘀的中药，结果收到了比较满意的疗效。如手术后肠粘连、慢性

常见病的治疗思路与经验

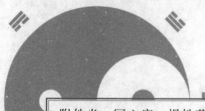

附件炎、冠心病、慢性萎缩性胃炎以及红斑皮炎类皮肤病、斑秃等疾病（许自诚：愿为中西医结合架桥梁，《中西医结合杂志》（中西医结合之路——专刊），105页，1986年）。这些疗效的结果，激发了我进一步研究这类慢性病的治疗问题。经过查阅有关资料、文献，结合自己的临床实践，结果发现患者大多数为老年人，身体较弱，均患有 2~3 种或 4~5 种疾病，体内几个脏腑同时受损，气血失调，按中医临床辨证，多属虚证或虚中夹实，遂提出"多脏腑损害和多功能不足"的观点，对诊治老年病有较好的指导意义。

二、现代病理生理学基础

1.凡脏器重量减轻或萎缩是"多脏腑损害和多功能不足"的老年人多脏俱病的现代病理学基础。1985 年刘沈秋主任医师对 62 例老年患者病理解剖的结果发现，"凡有脏器重量减轻或萎缩者均有虚象（几乎全有脾虚见证），是中医辨证多脏俱病的病理基础，85 岁以上患者均有胃肠道及肾的病理变化。"（刘沈秋、马正中等：62 例老年患者临床病例解剖资料的中西医结合分析，《中西医结合杂志》，5（6）：344~346，1985 年）据我国卫生部统计，60 岁以上老年人慢性病患病率为 76%~89%，大于 65 岁的老年人平均患 7 种病（从健康老人到成功老化，《中国医学论坛》2012 年 7 月 5 日，A12）。

现在常见的老年病较多，如高血压、冠心病、脑梗死、脑萎缩、2 型糖尿病、慢性支气管炎、肺气肿、慢性萎缩性胃炎、自主神经功能紊乱等等，癌症也是慢性病。

2.人体内分泌腺的退行性病变是"多脏腑损害和多功能不足"患者"久病及肾"的现代病理学的重要科学依据之一。1973 年匡调元教授，首次报告了 24 例尸检患者的 5 个内分泌腺（垂体、肾上腺皮质、甲状腺、睾丸或卵巢）"在形态上显示着明显的退行性病变，从而提出了虚损（虚证）过程中多个内分泌腺机理紊乱是病机中的一个重要环节。"（匡调元著：《中医病理学研究》。第123页，上海科技出版社，1980年）

3.病理组织学上的慢性炎性改变、纤维化及微循环障碍，是"多脏腑损害和多功能不足"患者普遍存在的现代病理学上的共性特点。20世纪60年代，著者在兰州医学院跟著名病理学教授马馥庭老师学习病理学知识，领悟到多种慢性病患者的内脏，在光学显微镜下一般都存在着慢性炎性细胞的浸润（主要为淋巴细胞和浆细胞），不同程度的纤维化及微循环障碍的病理组织学特点。这个共性特点，虽然是非特异性病理改变，但它可能是慢性病，尤其是老年患者患多种内脏疾病的病理生理学基础。此外，细胞的萎缩、变性或坏死，无疑是慢性病患者多脏腑功能不足的物质基础。

三、传统中医学的病因病机学基础

阳虚、血瘀、痰湿（浊）三者是"多脏腑损害和多功能不足"的中医主要病因病机学基础。我们多年的临床实践证明，老年患者阳虚者占多数，其中属肺气虚和肾阳虚者最多，脾阳虚者次之，脾肾阳虚者也不少，有些患者则为阴阳两虚，或气阴两虚。近20年来，随着现代医学科学的进展，对中老年病中多发生的冠心病、高血压、糖尿病、脂肪肝等患者，他们的血脂都有不同程度的异常，称为"代谢综合征"。患者因体内的"内湿"过盛，致使脾、肺、肾三脏的脏腑机能失调，不能正常运化而形成病因。胖人多痰湿，"因湿致瘀"（广州中山医科大学罗致强教授提出的新观点），胖人又多阳虚。阳虚、血瘀、痰湿三种病因，不是孤立的致病因素，而是相互联系，相互影响，可以单独出现，也可重叠发生，并且常与生理性退行性变化交织在一起，致使体内多个脏腑形成复杂的病理变化。因此，阳虚、血瘀、痰

常见病的治疗思路与经验

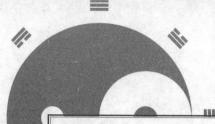

湿是中老年人"多脏腑损害和多功能不足"的中医主要病因病机学基础。

四、多脏腑的损害，多功能的不足与多脏器功能衰竭应有区别

这是两种不同的概念。疾病的严重程度不同，预后不一，治法相异，但二者有关联，常在老年人群中发病。

多脏器功能衰竭（MOF），又称多系统器官功能衰竭（MSOF），1975年由鲍埃（Baue）首次提出，一直沿用至今。是指患者在短期内出现两个或两个以上系统、器官衰竭。主要在急性危重病人中常见，机体内的病理生理变化复杂，整个免疫系统处于全面抑制状态，不能再维持机体的自稳（1991年），多见于疾病的终末阶段，治疗困难，死亡率高，甚至是不可逆转的。主要病因有严重感染、大手术及严重创伤、休克等，据报道70%左右由感染引起，老年人中，以肺部感染为原发病因者最多（金惠铭主编《病理生理学》，第235页、238页，1999年第4版，人民卫生出版社）。

多脏腑损害和多功能不足，是指老年人患有多种慢性病，不是短期内形成，而是慢慢地形成的结果。多个脏腑的病理生理变化也是比较复杂的，但是它或它们的脏腑的阴阳失调状态，还没有达到不能调整的严重程度。由于多种致病因素不是孤立的，而是相互联系，相互影响，使病理性变化与生理性退行变化交织在一起，遂成为难以迅速见效或治愈的根本原因。换句话说，这类病人的治疗，是可以逆转的，一般可收到较好的疗效。有时，一个脏腑的慢性病急性发作时，常常诱发其他脏腑原有慢性病的加重或复发，真所谓"牵一发而动全身"，此时的治疗应引起我们的重视。

总之，我所提出的"多脏腑损害和多功能不足"的观点，与

现代医学的多脏器功能衰竭的概念是不同的，应该区分开来。多脏器功能衰竭，几乎是不可逆的，这是老年患者终末的表现，"多脏腑损害和多功能不足"是可逆的。关于多脏腑损害中的损害二字，著者当时提出的原意，实际上是指多脏腑的形态，包括代谢在内的病理生理学的改变。因为人体内各脏器、组织的形态结构、功能和代谢三者的关系密切，在生理上相互依赖，病理上又相互影响，三者是辩证统一的。

五、对老年病防治的指导意义

由于老年病患者，多是几个内脏（脏腑）受累而生病，病变的演变是慢性过程，导致多个脏腑功能紊乱的结果。在这种特殊的情况下，依据中医学脏腑学说的"脏腑相关理论"和整体观点的指导治疗方面，应避免单打一的弊端用药，运用整体调整，同步平衡的原则，实行中西医结合辨证论治，因人而异的个体化治疗方法。在辨证论治时，选药组方（即成为复方），合理配伍非常重要。欲要达到这个目的，应注意以下几点：①治疗前要了解病人所患疾病的现代医学病理生理学的主要改变，做到心中有数。如心源性水肿，是因心脏的收缩功能减退或无力，静脉回流受阻，导致下肢出现凹陷性浮肿（如为右心衰时）。②针对病人的阳虚、血瘀、痰湿（浊）三者的相互关系，灵活应用温阳、化瘀、除湿的方法。③治疗前要初步掌握老年病人的现代生化指标，以便选用针对性较强的中药。如血脂高，可选用决明子、泽泻、制何首乌、山楂等降脂作用的中药。血黏度增高，可选当归、丹参、红花、葛根等活血化瘀的中药。④诊治时根据病的轻重缓急，应用急则治标、缓则治本的原，重点处理。⑤如果诊治时，一时抓不住重点，我们常根据中医"少阳为枢"、"脾胃为枢"的理论，先从"肝、脾"着手，以调节升降的方法治疗，待气机一转，"肝脾"（胃）症状缓解后，再"观其脉证，所犯何

常见病的治疗思路与经验

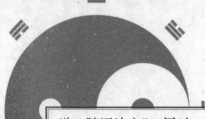

逆，随证治之"。同时，对一般老年病患者的治疗过程中，注意"脾"胃的功能，以顾护"脾"胃的观点来指导用药，切不可用太苦寒的药，以免伤了胃气。如若"脾"胃已伤，不但药物不能充分发挥治疗作用，饮食也不能摄入，营养供应不足，抵抗力日渐减弱，形成恶性循环，对治疗带来不利。

总之，老年病患者的治疗，应以"多脏腑的损害和多功能不足"为临床指导，发挥中医辨证论治个体化治疗的方法，结合西医辨病论治的方法，精心选药，合理组方，中西医优势互补，对"一人多病的状态"，经过整体调整，同步平衡的原则，以纠正内脏之间不平衡协调的状态，达到内在协调、整体统一的相对局面。

此外，应指出两点：一是，我个人多年的实践证明，以这个"多脏腑损害和多功能不足"观点指导治疗效果是比较好的，但又感到疗程比较长、时间慢为其缺点。今后还需要在缩短疗程，减少治疗时间上努力，对老年病患者很有裨益的。二是，当今时代，慢性病占主要疾病，患多种脏器损害的老年病人日益增多的形势下，中医学的整体调节（整）的治疗原则，以中药复方为主要方式，以辨证论治，个体化治疗的方法，著者认为是一种很有前途的治法，既有现实的意义，又有深远的意义。

许自诚中西医结合理论与治验集

临床治疗案例集萃

第一章　食管疾病

糜烂性食管、贲门、胃底炎

高某某，男，50 岁，干部，住甘肃省刘家峡，2005 年 8 月 20 日来兰州大学第一医院离退休专家门诊初诊。

【主诉】　咽唾液时噎，吃热食时胸骨柄后疼痛半年。

【病史】2004 年 9 月经当地医院胃镜检查，诊断为食道溃疡，周围充血、水肿、糜烂、胆汁反流。经西药（奥米拉唑等）治疗后症状缓解，于 2005 年 3 月经胃镜复查，结果溃疡消失，但出现食道、贲门、胃底均为糜烂性损害，用西药治疗无效，出现咽唾液时噎，进热食物时胸骨柄后疼痛，饮食及大便正常，无吐血、便血史，更因父亲死于胃癌，自己恐惧，特来兰愿用中药治疗。

【检查】　一般情况尚可，上腹部剑突下有压痛，锁骨上淋巴结未摸到，舌色偏红，苔黄，脉沉数。

【西医诊断】　糜烂性食管、贲门、胃底炎。

【中医辨证】　①胸膈（食管）痰热互结证。②胃热证。

【治法】　先治痰热互结证，后治胃热证。清化热痰，宽胸理气，化瘀解毒。

【处方】　小陷胸汤和半夏厚朴汤加味。

| 瓜蒌 15g | 黄连 10g | 制半夏 12g | 苏梗 20g |
| 厚朴 10g | 茯苓 15g | 陈皮 10g | 丹参 15g |

赤芍 15g　　　白及 15g　　　白花蛇舌草 30g　　　半枝莲 20g

焦山楂 15g.　生草 9g

12 剂，每日 1 剂，水煎 2 次，将药液混合后，一日分 2 次口服。

【二诊（9 月 10 日）】服上药 18 剂，自感进热食后胸骨柄后的疼痛减轻，咽唾液时有轻微噎感，舌黄苔较前增厚，脉沉缓有力，提示痰热互结证缓解，胃热证有加重趋势，大便成形，但次数增加，一日 2～3 次，出现脾虚胃热伤阴现象。前方去半枝莲，加生黄芪 20g、沙参 30g、麦冬 11g、珍珠粉 3g（一剂药分 2 次冲服）。12 剂，每日 1 剂，煎法同前。

【三诊（10 月 8 日）】又服上药 12 剂，口已不干，黄厚苔转薄白，说明胃热伤阴证明显好转，但大便转稀，一日 3 次，恐与药物偏寒伤了脾气有关。拟再调整，去沙参、麦冬，减瓜蒌为 10g，加炒白术 12g、鲜生姜 6g，继续服，每日 1 剂。

【四诊（11 月 12 日）】患者服上次更换处方后，连续服用 24 剂，大便已成形，已无进热食后疼痛，饮水时偶有噎感，体重保持 60kg，舌象转正常，脉缓，气色红润。略调整剂量，服一时期后，胃镜复查。

瓜蒌 10g　　　黄连 9g　　　制半夏 15g　　　生姜 10g

炒白术 9g　　　茯苓 15g　　　生黄芪 30g　　　丹参 15g

赤芍 15g　　　白及 15g　　　珍珠粉 3g（冲服）

白花蛇舌草 30g　　炙草 10g

【五诊（12 月 10 日）】患者口服上药 12 剂药，先后共服 66 剂中药，于 12 月 3 日在当地刘家峡医院胃镜复查，结果食道、贲门、胃底部糜烂消失，食道略呈充血。自感进热食后的疼痛，咽唾液时的噎感再未发生。近来偶有口苦、舌脉无异常。结论：临床合愈。注意以后勿吃辛辣刺激性食物，现可返原籍，不必再服药。

【用药思路】 此例为食道、贲门和胃底呈广泛性糜烂炎。用中药治疗前是食道溃疡，给著者的印象是溃疡治疗不彻底，炎症活动，又侵犯贲门及胃底而成广泛性炎症性糜烂病变。按著者治疗食道溃疡或反流性食管炎的实践经验看，患者除具有胸骨柄后有烧痛、反酸、或堵塞感、背痛外，多有胃热症的存在（表现胃中烧、口干、嗜饮、或大便干燥等），轻重程度不一，因人而异，食道与胃的病变的发生先后也不一致。如反流性食管炎患者杨某某，胃热症表现突出，故先治胃热症，用白虎汤加味治疗缓解，后治食道溃疡。而此患者相反，先治食道、贲门等处的糜烂，后者主要从痰热互结于食道论治，以小陷胸汤加半夏厚朴汤治疗取得疗效。

对糜烂性食道、贲门、胃底的具体用药思路，除用辛开苦降，清化热痰的药如瓜蒌、黄连、半夏外，著者根据炎症溃疡的病理过程，活血化瘀药不可少，如丹参、赤芍、丹皮等，皆可选用，同时加用白及，有收敛作用，促进溃疡的愈合，又用了珍珠粉，对溃疡、糜烂的疗效特别显著，胃及十二指肠溃疡患者，亦常运用，读者可作参考。

此外，贲门、胃底部的糜烂，要引起我们的注意。因此此处的糜烂导致成癌症，特别是患者有胃癌或食道癌家族史的更要提高警惕，此患者就是一例。选药组方治疗时，抗癌中药可适当加入2～3味，防患于未然，如白花蛇舌草、半枝莲、七叶一枝花及莪术等。

食道溃疡合并慢性萎缩性胃炎

杨某某,男,45岁,司机,2002年11月4日初诊。

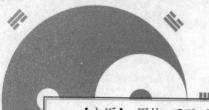

【主诉】 胃烧、反酸、胃痛1年余。

【病史】 1年来胃烧、反酸、嘈杂难忍、胃胀、胃隐痛、有时刺痛,舌有麻木感,饮食尚可,大便正常。今年9月曾在某医院作纤维胃镜检查,食道有0.5cm×0.3cm大小的溃疡,中心凹陷,有白点,诊断为食道溃疡,活检为鳞状上皮细胞;胃窦部为轻度慢性萎缩性胃炎;幽门螺杆菌尿素酶试验阳性(++),已服抗幽门螺杆菌西药1个月(奥米拉唑,阿莫西林,果胶铋)。患者来诊,是因以上症状不减轻,要求中药治疗。

【检查】 一般情况较好,有焦虑表现,脉沉数,舌色正常,舌边有切迹,舌苔白色。

【西医诊断】 ①食道溃疡。②慢性萎缩性胃炎。③幽门螺杆菌感染。

【中医辨证】 胃热气滞症。

【治法】 清胃解毒,凉血理气。

【处方】 清胃散加减。

生石膏20g(另包先煎20分钟)　知母15g　　银花20g
连翘12g　　　生地20g　　　丹皮9g　　　枳壳15g
厚朴15g　　　制半夏15g　　陈皮10g　　　延胡15g
生甘草9g

12剂,每日1剂,水煎服,一日分2次口服。

【二诊(12月2日)】 服上药12剂后,胃烧、反酸、胃痛消失,偶有胃胀,口干喜饮,舌麻感不减,脉沉缓,舌象同前。提示有胃热伤阴现象,前方加麦冬15g滋养胃阴,白及15g收敛,促进食道溃疡的愈合。6剂,每日1剂,水煎服。

【三诊(12月19日)】 服上药6剂,共18剂,自觉胃烧、反酸、胃痛又发生,但程度较轻,胃痛部位上移,多在胸骨柄后,有堵塞感,食欲减退,胃有胀感,舌脉未改变。提示痰热互结胸膈(指食道)及胃阴不足,食道溃疡活动。用清热化痰,养阴化瘀的方法治疗小陷胸汤加味。

瓜蒌15g	黄连9g	制半夏15g	苏梗20g
厚朴15g	枳壳15g	生地15g	丹皮9g
麦冬15g	丹参15g	赤芍12g	白皮15g
延胡15g	川楝子9g	炒麦芽30g	

12剂,每日1剂,水煎服。

【四诊(2003年元月20日)】 服上药12剂,胸骨柄后痛,反酸再未发生。先后共服药30剂。目前主要是胃胀,打嗝,饥饿时胃中不适,进食后缓解,大便正常,舌呈白滑苔,脉缓。说明胃热证已消失,伤阴现象也已不明显,呈脾虚气滞症,病变主要在胃窦部,需用健脾理气,降逆止嗝,活血化瘀法治疗,宜健脾理气化瘀汤(著者的经验方)重点治疗慢性萎缩性胃炎。

生黄芪20g	炒白术9g	枳壳15g	厚朴15g
制半夏15g	陈皮10g	香橼15g	丹参15g
赤芍15g	黄连6g	白花蛇舌草20g	

6剂,每日1剂,水煎服,一日分2次服。

【五诊(元月27日)】 服上药后,胃胀,打嗝,食欲等均有好转。为了口服方便,建议服用气滞胃安丸(健脾理气化瘀汤的制剂),巩固疗效,每次15粒,一日2次。

【六诊(2003年6月2日)】 患者自2002年11月开始治疗,至2003年6月,共半年,服中药48剂,气滞胃安丸2瓶。于5月中旬做胃镜复查,结果食道溃疡已消失,黏膜无炎症,慢性萎缩性胃炎转为浅表性胃炎,幽门螺杆菌尿素酶试验阳性++减为+。结论:食道溃疡愈合,萎缩性胃炎治愈,幽门螺杆菌感染减轻,但未根除。

【用药思路】 这是一例食道溃疡,合并幽门螺杆菌感染和慢性萎缩性胃炎的患者。3种病中从主诉胃烧、反酸、胃痛及病变程度看,食道溃疡为主。高酸是导致食道溃疡的主要因素,幽门螺杆菌可能是加重溃疡活动的罪魁祸首。因为临床实践证明消化性溃疡

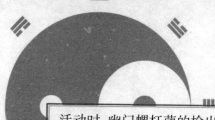

活动时,幽门螺杆菌的检出率较高,为70%~80%。我们认为萎缩性胃炎虽然是轻度,使它进行正规地治疗是必要的,对溃疡愈合后,延缓复发有重要的作用。

中医辨证治疗,主要抓住胃烧、反酸、胃痛的主症,辨证为胃热症,由于又有胃胀,故兼有气滞。治疗过程共分3个阶段。

第1阶段,主治胃热气滞症。选用清胃散加减,以生石膏、知母、连翘、金银花,清气分之热,生地、丹皮,清血分之热,其为主治药。厚朴、枳壳、半夏、陈皮,理气降逆为辅助治疗药。延胡、甘草止痛。共服18剂,胃烧、胃酸、胃痛基本消失。方中并没有用抗酸的中药,而起到制酸的目的,估计与清热解表的药有关。治疗期间,出现口干、喜饮,呈现胃热伤阴,故加麦冬、白及促进溃疡收敛愈合。此段治疗启迪我们,若患者出现胃烧,脉数,或舌红,口渴,喜饮等时,生石膏、知母(白虎汤)仍可选用,疗效显著,绝不可因白虎汤治"伤寒"阳明经证的药,而忽视治疗非"伤寒"的胃热证。"善治伤寒,杂病无一不治",正是《伤寒论》的真实临床价值。

第2阶段,主治食道溃疡。胃热证缓解后,疼痛部上移至食道,胸骨柄后疼,有轻度烧灼感,吞咽时有堵塞感,提示痰热互结于胸膈(指食道),故选用小陷胸汤加味治疗。瓜蒌、黄连、半夏,清胸膈的热痰,生地、丹皮、麦冬,滋阴凉血,其为主治药。枳壳、厚朴、苏梗,理气消胀,利咽为辅治药。根据现代医学溃疡形成的病理特点,加丹参、赤芍,配合白及,活血化瘀,促进溃疡的愈合,延胡、川楝子理气止痛,炒麦芽健胃,促进食欲。共服30剂,患者的烧、酸、堵,纳差等症状再未发生。

第3阶段,主治慢性萎缩性胃炎。根据胃胀、打嗝、饥饿时胃中不适难忍,但进食后缓解,食欲好,舌边有齿印,辨证为脾虚气滞症,病变部位主要在胃窦部,用健脾理气化瘀汤治疗。生黄芪、炒白术,健脾益气。枳壳、厚朴、香橼、半夏、陈皮,理气消胀,降逆止嗝气。丹参、赤芍,活血化瘀,促进萎缩腺体病灶处的血液循环。黄连、白花蛇舌草,继续清热解毒,以防热邪重返,怕"中有火"。续服7剂,各种症状均减轻。最后以"气滞胃安丸"巩固疗效。

至于合并幽门螺杆菌感染问题。患者已服过抗此菌的西药,感染程度由阳性(++)减为(+),说明Hp并未根除,或因药量不够,或因此菌的抗药性较强,细菌有变异有关,据报道,Hp中的CagA型的抗药性在中国较高。

胆汁反流性胃炎并发反流性食管炎

陈某,男性,32岁,2010年7月14日就诊。

【主诉】 反酸、胃胀、打嗝,胸骨柄后不适2年余。

【病史】 患者2年前开始出现反酸、胃胀,胸骨柄后烧灼感,间断治疗,症状反复发作,近日诸症加重,伴频繁打嗝。平日易腹泻。2010年5月31日在兰州军区总医院胃镜检查,结果显示:食管下段黏膜红色条状充血、糜烂,胃液量中等,色黄,胃窦黏膜呈花斑状,红白相间,白相为主,余未见明显异常。提示反流性食管炎A级,萎缩性胃炎Ⅰ级伴胆汁反流。

【查体】 剑下压痛,脉缓,舌根部苔白腻。

【西医诊断】 ①胆汁反流行性胃炎(中度)。②反流性食管炎。③慢性萎缩性胃炎。

【中医辨证】 脾虚气滞,胃气上逆,肝郁胆滞。

【治法】 健脾益气,理气降逆,疏肝利胆。

【处方】

生黄芪20g	炒白术9g	枳实15g	厚朴15g
制半夏20g	香附15g	甘松15g	良姜6g
桂枝10g	郁金20g	柴胡10g	乌贼骨30g

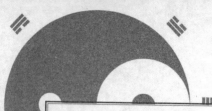

延胡 15g

【二诊（7月21日）】 患者服前方6剂，反酸、胃胀略减轻，口干，大便干如羊粪，脉缓，根部腻苔。

调整处方：去良姜、桂枝，枳实加至18g，加莱菔子30g。

【三诊（7月28日）】 患者服前方6剂，诸症减轻，大便偏稀，腻苔消失。

调整处方：前方枳实减至15g，莱菔子减至15g，加鲜姜10g。

【四诊（8月11日）】 患者先后共服药24剂，诸症基本消失，偶有打嗝、剑突下痛。目前大便成形。脉缓，舌正常。

前方生黄芪加至30g，余不变。

【五诊（8月25日）】 服前方12剂（总36剂），仍偶尔打嗝，食欲略差。舌苔薄白，脉缓。

调整处方：前方加炒麦芽30g，陈皮10g，去鲜姜。

【六诊（9月22日）】 患者共服药60剂，病情平稳无反复，继服前方。

【七诊2011年1月19日】 患者共服药72剂，目前无反酸、打嗝，无胸骨柄后不适，无剑突下压痛。2010年12月27日兰州军区总院复查胃镜示：食管黏膜光滑、柔软，色泽正常，未见充血糜烂。胃窦散在充血糜烂。治疗效果理想，停用汤剂，口服肠胃反流丸（著者的经验方制剂）巩固疗效，每日口服2次，每次15粒。

【用药思路】 胆汁反流性胃炎，是因幽门括约肌功能失调，导致十二指肠的碱性液体（含胆汁）反流入胃腔引起胃窦部为主的炎症。本病单独发病，也可并发反流性食管炎。反流性食管炎可单独发生。该患者两种病同时存在。根据内镜下黏膜损害程度，可分为糜烂性食管炎（A级）和糜烂性食管炎(B级糜烂融合)。该患者属于糜烂性食管炎（A级），胸骨柄后有烧灼感为其主要表现。胃镜下胃液呈黄色，中等液量，伴有胃胀、打嗝、反酸，胆汁反流性胃炎可成立。胃窦黏膜呈花斑状，色白，提示慢性萎缩性胃炎轻症无疑。中医学认为，该病由于脾不健运，胃不能较好地蠕动下行，反而上逆，出现胃胀，频繁打嗝，又因肝郁胆滞，郁久化热，产酸，"邪在胆，逆在胃"，导致肝气犯胃，使胃气上逆，打嗝，反酸，胸骨柄后烧疼等症状出现。因此该患者以脾虚气滞为主，兼以肝郁胆滞，治疗上当以健脾益气降逆、疏肝利胆为法，两种病同时治疗。方中黄芪健脾益气，炒白术燥湿祛腻，枳实、厚朴理气通腑，半夏、陈皮降逆和中，柴胡、郁金、香附、郁金疏肝利胆、理气解郁，加用乌贼骨、延胡，制酸止痛。另根据患者大便情况调整，采用理气通便药物。患者共服药 72 剂，诸症消失，两种病经胃镜证实，反流性食管炎临床治愈，疗效显著，胆汁反流性胃炎明显减轻，窦部的炎症未完全消失，故再用"肠胃反流丸"治疗一阶段。

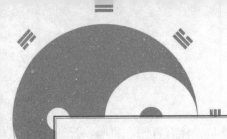

第二章　胃和十二指肠疾病

胃　溃　疡

患者杨某，男，45 岁。2011 年 11 月 20 日初诊。

【主诉】　检查出胃窦溃疡，要求中医治疗。

【病史】　有胃病史多年，2011 年 11 月 7 日在兰大一院做胃镜检查（胃镜号：WJ29726），诊断：胃窦溃疡（胃窦小弯侧可见一约 1.5cm×1.5cm 的隆起病变，中心溃疡形成，表面覆白苔，周边黏膜充血、肿胀）。病检诊断（病检号：177026）：胃窦黏膜：慢性炎（活动期）。Hp 检查结果：^{14}C-UBT 245dpm/mmolCO$_2$（正常参数值 <100）试验阳性。现时主要胃中有烧灼感，反酸明显，食欲差，睡眠尚可，平日疲乏，大便偏稀，小便正常。

【查体】　发育及营养均较好，舌质淡、苔白，舌边切迹明显，脉沉缓，上腹部柔软，无压痛。

【西医诊断】　胃窦溃疡（A1~A2 期）并幽门螺杆菌感染。

【中医辨证】　脾虚胃热证。

【治法】　中西药结合的方法，中药采用健脾益气，清胃热，抗酸，敛疡，西药采用抗幽门螺杆菌三联疗法。

【处方】　（1）四君子汤合黄鹤丹加味。

党参 20g　　炒白术 9g　　茯苓 18g　　炙甘草 9g

香附 15g　　黄连 10g　　公英 30g　　乌贼骨 30g

丹参 15g　　赤芍 15g　　白芨 15g

珍珠粉 5g（分 2 次冲服）

12 剂，白日 1 剂，水煎服，一日分 2 次口服。

（2）阿莫西林（Amoxycillin）250mg，一日 2 次；果胶铋 50mg，一日 2 次；甲硝唑 0.4g，一日 2 次，4 周为 1 疗程，建议服 1 疗程。

【二诊（12 月 4 日）】服上药 12 剂，胃中烧灼感明显减轻，反酸未见明显缓解，脉沉缓，舌质淡、苔薄白。拟加煅瓦楞子 30g 以抗酸。12 剂，煎服法同上。

【三诊（12 月 18 日）】又服上药 12 剂，胃中烧灼感基本消失，反酸亦得到缓解，食欲渐增，自觉近来精神佳，脉沉缓有力，舌质淡、苔薄白。效不更方。

以后患者每 2 周复诊 1 次，根据病情变化，加减给药，先后共服上药 50 余剂，胃中无任何不适，食欲、精神、大小便均处于正常状态，舌脉无异常。建议复查胃镜和 Hp。

【四诊（2012 年 4 月 1 日）】2012 年 3 月 18 日，患者仍在兰大一院消化内科做胃镜复查诊断为：慢性胃窦炎并痘疹样增生（胃窦大弯侧黏膜可见痘疹样增生，表面浅糜烂）。Hp 复查结果：$^{14}C-UBT37dpm/mmolCO_2$（正常参数值 <100）试验阴性。

【用药思路】该患者的治疗以西药抗 Hp 感染药治疗 1 个疗程，以求根除 Hp。复查 $^{14}C-UBT37dpm/mmolCO_2$，证明 Hp 已根除。现已公认，幽门螺旋杆菌不仅是慢性胃炎，胃、十二指肠溃疡的致病菌，而且是导致胃癌的潜在危险因素，中药治疗不如西药好，西药治疗已取得显著疗效，并摸索出一套治疗方案，如"三联"或"四联"疗法。此患者采用三联疗法，疗效满意。同时根据患者表现胃中有烧灼感，反酸，食欲差，平日疲乏，大便稀，舌淡，苔白，脉沉缓等症状，辨证为脾虚胃热证，采用健脾益气，清胃热，抗酸，敛疡的方法治疗，先后共服用中药 50 余剂，结果达到了自觉症状和体征完全消失，胃镜复查提示：①胃窦溃疡愈合；②慢性胃窦炎并痘疹样增生。中药处方，以四君子汤健脾益气，扶正以治本；根据西医"无酸无溃疡"的理论，选用中药香附配黄连为黄鹤丹抗酸，黄鹤丹在临床应用中有很好的抗酸效果，一般患者用此药即可获得较好的抗酸作用，因患者反酸明显，又有烧灼感，再用公英、乌贼骨清热，增强制酸功效，经研究证实，后者可抑制胃酸和胃蛋白酶分泌的作用（李伟,陈颖莉,杨铭等.胃乐优对胃粘膜损伤的保护作用.中药药理与临床，1995,11（1）:391）；根据溃疡病组织病理学的改变，溃疡中央已成坏死组织，有炎性细胞浸润，故选用丹参、赤芍活血化瘀的中药，可增强胃黏膜的血液循环，改善病变区的微循环障碍，促进炎性细胞浸润的吸收，以利于溃疡病变的愈合。同时丹参还具有刺激胃黏液分泌的作用，可阻止氢离子和胃蛋白酶的逆扩散，通过增强胃黏膜屏障功能而发挥抗溃疡作用（王国中，李和泉，刘守兰.丹参对大鼠慢性胃溃疡急性期及复发期的影响.山东医药工业，2000，19（5）:32-33）。

　　临床上，溃疡病的治疗方面，吾师提倡在祖国医学辨证论治的前提下，充分发挥分型论治的优越性，并筛选临床和实验研究已证实的，可抑制胃酸和胃蛋白酶的分泌、改善溃疡病灶处的微循环、增加前列腺素含量等作用的中药和国内国际公认的治疗幽门螺杆菌的西药方案，从而在中西医治法及用药理论上达到较好的结合，提高溃疡病愈合率，降低复发率。

十二指肠溃疡

　　龚某某，男，40岁，工人，2004年3月24日门诊初诊。

【主诉】 患十二指肠溃疡，西药治疗后不痊愈，要求中药治疗。

【病史】 3年前患糜烂性胃炎，近2个月来，胃痛、胃胀，半夜胃中不适，饥饿时胃中难受，经某军区总医院胃镜检查，确定为十二指肠溃疡，溃疡为1.5cm×1.5cm大小，用丽珠胃三联正规治疗4周，症状缓解，胃镜复查后，溃疡缩小呈0.8cm×0.8cm大小。患者认为西药有效，但未痊愈，遂来兰州大学第一医院门诊，要求用中药治疗。患者自觉胃中不适，胃略胀，大便每日次数增多，3~4次、稀便、或糊状，口干不想饮水，不反酸。

【检查】 发育、营养中等，头发大部已变白，舌边有齿印，舌色淡红，舌苔黄腻，脉沉缓，节律整齐。

【西医诊断】 十二指肠溃疡。

【中医辨证】 脾胃湿热证（型）。

【治法】 清化脾胃湿热，活血化瘀，止痛。

【处方】

蒲公英30g	制半夏15g	茯苓30g	炒白术9g
薏苡仁30g	陈皮10g	白花蛇舌草30g	丹参15g
赤芍15g	白及15g	焦山楂18g	延胡15g
川楝子9g	莱菔子30g		

6剂，每日1剂，每剂连续水煎2次，每次半小时，将药液混合后，一日分2次口服。

【二诊（3月31日）】 服药后，大便次数明显减少，每日1~2次，偶有胃胀、腹胀、黄腻苔减轻，脉沉缓。前方加枳壳15g、木香9g，理气消胀。12剂，每日1剂，煎服法同前。如疗效好，可连续服用。

【三诊（5月12日）】 服上方中药12剂后，症状完全消失，又连服12剂，先后共服30剂，再未出现任何不适，饮食也正

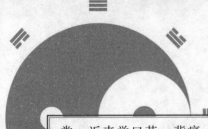

常。近来觉口苦，背痛，两胁胀满，大便干燥，舌根部有黄腻苔，脉沉缓有力，呈现肝胃不和证，宜疏肝和胃，通腑泄热法治疗，处方：

柴胡 12g	黄芩 9g	茯苓 30g	制半夏 15g
陈皮 10g	黄连 9g	枳实 15g	莱菔子 30g
二丑 9g	焦山楂 15g	生草 9g	

6剂，每日1剂，煎服法自知。

【四诊（7月24日）】 患者于7月23日，在兰大第一医院胃镜复查，结果十二指肠溃疡愈合，呈疤痕性（S2）。共服中药30剂，治期1月。胃窦部出现颗粒状增生，有灰色肠化征象，诊断为慢性萎缩性胃炎（CAG），中度。建议服用"胃康"胶囊（含白屈菜、大枣），每日2次，每次5粒，"气滞胃安丸"，每日1次，每次15粒。

【五诊（11月17日）】 服以上两种专治CAG的中药3个月（1疗程），即"胃康"胶囊9瓶，"气滞胃安丸"18瓶。服药期间无不良反应，食欲好，体重增加5kg，也无其他不适，又发现前额部近发际处的白发变为黑色，患者甚高兴。又要求再做胃镜复查。

【六诊（2005年1月5日）】 2004年12月28日，在兰大一院又作胃镜检查，胃窦部充血、肿胀，未见颗粒状增生，诊断为浅表性胃炎（CSG），十二指肠溃疡呈疤痕。提示CAG已治愈，十二指肠溃疡治愈后已半年，未见复发。

随访7年。患者于2011年12月28日，因父亲作了胃镜检查，要求用中药治疗。追问患者的CAG和DU情况，7年来始终未复发。检查面部前额近发际处的黑发，部分又转为白色。

【用药思路】 此DU患者是一位中年工人，开始溃疡较大，约1.5cm×1.5cm，先用西药质子泵类药正规治疗后溃疡缩小一半，后转中医中药治疗，共服1个月中药汤剂，结果溃疡痊愈，疗效较好。著者鉴于患者又出现中度CAG，在过去治疗CAG取得经验的基础上，连续再用中药治疗CAG，观察疗效，结果，不仅CAG转为CSG，表示CAG已经治愈，而且DU治愈后随访7年未复发，疗效满意。用药思路和启发有两点：

一是，对溃疡病人先用西药治疗，再用中药继续治疗的方法，可能是促进溃疡迅速愈合的途径之一。"无酸无溃疡"，已是现代医学对胃、十二指肠溃疡发病机理的经典理论，该患者使用了抗酸剂疗效最好的质子泵治疗后，达到了比较满意的结果，溃疡缩小一半，这是无可置疑的。根据患者的临床症状和黄腻舌苔的特点，著者又用我国传统医学的辨证方法，确定为脾胃湿热证，除用清化脾胃湿热的中药外，鉴于溃疡形成后病理组织学的改变，以炎症为主，并有坏死组织，非用活血化瘀的中药，不足以促进病灶处的血液循环，加速炎性细胞和炎性因子的消退。故在处方组合中加入活血化瘀的中药丹参、赤芍，白及的作用不只是止血，而取其收敛的作用，以促进溃疡的愈合。这也是取得疗效的机理之一。中药中之蒲公英、白花蛇舌草，善清胃热，苦而不燥，炒白术、茯苓、半夏、薏苡仁、陈皮，健脾除湿，延胡、川楝子止痛，枳壳、木香，理气消胀，山楂配枳实或莱菔子，消导去厚苔有良效。

二是，溃疡愈合后继续治疗其"基底部"的CAG的病理变化，对于预防溃疡病复发是值得今后探讨、试用、研究的方法。距今10年前，著者曾看到鄢顺琴等对实验性大鼠慢性溃疡的研究报道文章，溃疡愈合后，发现溃疡面的再生黏膜肉眼观察"正常"，但镜下呈现轻—中度萎缩性胃炎的病理改变（见本书《中西医结合治疗消化道疾病的主要成就》一文）。启发了自己，溃疡病易于复发的原因是否与此病变有关（尽管复发的因素是多方面的），遂产生了使用中药再治疗萎缩性炎症变化的想法。这例DU患者经用中药治疗溃疡愈合后，胃窦部出现萎缩性胃炎病变，

临床治疗案例集萃

又用中药治疗萎缩性胃炎，结果原 DU 治愈后，7 年内未见复发。故可为著者首次尝试成功的病例。过去一直认为用质子泵抗酸剂（奥米拉唑类，如奥米拉唑、爱贝拉唑等）正规治疗溃疡病后，半年的复发率为 60% ~ 80%。此患者先用质子泵治疗后，溃疡缩小一半，又用中药治疗一月，溃疡痊愈，半年未见复发，再治慢性萎缩性胃炎（CAG），后转为浅表性胃炎。继续追踪观察，随访 7 年 DU 未复发。从此坚定了著者今后再使用"溃疡愈合后再治疗萎缩性胃炎"的思路和信心，观察溃疡病的复发问题。

复合性溃疡

王某，男，40 岁。2012 年 2 月 1 日初诊。

【主诉】 上腹部隐痛，进食后缓解 4 月余。

【病史】 患者因上腹部隐痛，反酸，于 2012 年 1 月 5 日在兰大二院做胃镜检查，诊断：①胃多发溃疡（A1 ~ A2 期），胃角见一个大小约 0.8cm×0.5cm 溃疡，底覆黄白苔，周边黏膜水肿；胃窦见 3 个表浅溃疡，周边可见新生上皮组织；幽门管见一个大小约 0.3cm×0.6cm 溃疡，底覆白苔，周边黏膜水肿。②十二指肠球部霜斑样溃疡。服西药胃三联 3 周，上腹部隐痛消失，若停服西药 1 天，则胃痛发作，反酸未见缓解，遂来求治于中医。询知饥饿时疼痛，进食后缓解，反酸明显，疲乏，大便偏稀，口中咸，食欲一般，睡眠尚可。

【查体】 身高中等，发育营养中等，上腹部柔软，无压痛，脉沉缓，舌质淡、苔白略燥，舌边切迹明显。

【西医诊断】 ①胃多发溃疡（A1 ~ A2 期）。②十二指肠球部霜斑样溃疡。

【中医辨证】 脾虚型（证）复合性溃疡。

【治法】 健脾益气，抗酸，敛疡。

【处方】 四君子汤加味。

党参 15g	炒白术 9g	茯苓 18g	炙甘草 9g
公英 25g	乌贼骨 30g	制半夏 12g	陈皮 10g
延胡 18g	川楝子 9g	石菖蒲 10g	白及 15g

珍珠粉 5g（冲服）

12 剂，一日 1 剂，水煎服，一日分 2 次口服。

【二诊（2 月 15 日）】 服上药 12 剂，反酸好转，上腹部疼痛明显缓解，口中咸味已淡，脉沉缓，舌质淡、苔白略腻。拟加薏苡仁 30g 以健脾利湿，丹参 20g、赤芍 15g 以活血化瘀。煎服法同上。

以后患者每 2 周复诊 1 次，开始服 12 剂后，白苔略腻退净，服至 30 剂后，上腹部疼痛、口咸消失，反酸偶有发生，脉沉缓，舌质淡红如常人。继续用原方再服 18 剂，服法照旧。

鉴于患者已服中药 2 个疗程（1 个月为 1 疗程）共 60 余剂，自觉症状及检查舌脉等体征完全消失，建议胃镜复查。

【三诊（4 月 9 日）】 2012 年 4 月 9 日，患者仍在兰大二院消化内科胃镜复查，胃底、胃体黏膜红白相间，以红为主；胃角形态正常，光滑弧度存在；胃窦黏膜红白相间，以白为主，可见红色结节样增生，并见散在点状糜烂。十二指肠球部黏膜粗糙。胃镜复查结果说明，胃多发溃疡、十二指肠球部霜斑样溃疡已消失，现主要为慢性萎缩性胃炎（窦）并结节样增生、糜烂。重新调整处方，着重治疗慢性萎缩性胃炎。

【用药思路】 消化性溃疡指胃肠黏膜被胃消化液自身消化而超过黏膜肌层的组织损伤。可发生于消化道的任何部位。在治疗上，单纯运用西药治疗，如质子泵类药等，半年至一年的复发率约 60%。此患者是 1 例复合性溃疡，而且胃溃疡也是多发性，最

临床治疗案例集萃

大的一个在胃角，约 0.8cm×0.5cm 大小，先用西药治疗，症状不缓解，后用中药治疗，复合性溃疡完全愈合。吾师根据患者以长期稀便，饮食一般，疲乏明显，舌质淡、苔白略燥，舌边切迹明显，脉沉缓等主要症候，结合现代医学的诊断，中医辨证为脾虚型（证）复合性溃疡，故采用健脾益气，抗酸，敛疡的方法治疗，用药约 2 月余，结果达到了自觉症状和体征完全消失，胃镜复查提示：①复合性溃疡愈合，②慢性萎缩性胃炎。治疗溃疡病方面，中药的配伍组合上，以四君子汤健脾益气，扶正以治本，公英、乌贼骨制酸，制半夏、陈皮理气和胃，丹参、赤芍活血化瘀，元胡、川楝子止痛，白及、珍珠粉促进溃疡愈合。

吾师治疗消化性溃疡的思路：①辨证分型论治。并指出，从中医的角度认为，本病的形成，是因脾胃的元气受损至不能自复而成溃疡。脾胃气虚为本病之根本。在具体的治法上，必须按照辨证后的证型，采用因人而异的个体化治疗方法去治疗。②以现代医学"无酸无溃疡"理论为指导，用制酸之品以治标，常用公英、乌贼骨、煅瓦楞子、黄连等药，选择其中的 2 味或 3 味组合，如公英配乌贼骨，或黄连配乌贼骨。③活血化瘀中药的使用要贯穿始终。根据大量实验研究证实，溃疡发生时胃黏膜血流（Gastric mucosal blood flow, GMBF）相应减少，尤以溃疡中心血供最差，故用丹参、赤芍等活血化瘀药，增强胃黏膜的血液循环，改善病变区的循环障碍，以改变内环境，促进炎性细胞的吸收，利于溃疡病变的愈合。像这种用药的方法，也是符合中医理论上"气行则血行，气虚则血瘀"的指导原则的。④收涩药物的使用，可促进溃疡愈合，常用药如白及、珍珠粉等。

此外，吾师根据多年的临床观察及研究认为，溃疡底部，或溃疡底部愈合后常伴有胃黏膜腺体的萎缩，因此，主张在溃疡愈合后，继续治疗慢性萎缩性胃炎，观察能否延缓或降低溃疡病的复发问题。此工作现在仍在进行中。

胃溃疡合并胆汁反流性胃炎、反流性食管炎及十二指肠

患者李某，男，40岁。2012年5月30日初诊。

【主诉】 饭后胃痛2年，加重3天。

【病史】 因饭后胃痛，于2012年5月8日在兰大二院住院治疗6天，期间做胃镜检查，诊断：①胃窦溃疡（胃窦后壁可见一约0.6cm×0.8cm的不规则溃疡，表面覆白苔，周边黏膜充血、肿胀）；②反流性食管炎（齿状线上方见一片状溃疡）；③十二指肠球炎（黏膜充血，可见点片状糜烂）。病检诊断：胃窦黏膜,慢性炎症（活动期）。经治疗好转后出院。3天前，因喝酒引发胃痛加重，遂来求治于中医。询知饭后胃痛，泛吐黄水，胃中有烧灼感，不反酸，口苦，打嗝频繁，食欲尚好，睡眠尚可，大便1次/天，但不通畅，小便正常。

【查体】 发育及营养均较好，舌质淡、苔薄白，舌边有瘀点，脉沉滑，上腹部柔软，剑突下有压痛。

【西医诊断】 ①胃窦溃疡（A1期）；②胆汁反流性胃炎；③反流性食管炎（A级）；④十二指肠球炎。

【中医辨证】 气滞血瘀，胃气上逆证。

【治法】 活血化瘀，理气止痛，和胃降逆。

【处方】 香附丹参饮合失笑散加味。

香附15g	丹参15g	檀香10g	砂仁6g
延胡20g	川楝子9g	白芷15g	制半夏18g
陈皮10g	枳实15g	公英15g	生蒲黄10g(包煎)
炒五灵脂10g			

6剂，一日1剂，水煎服，一日分2次口服。

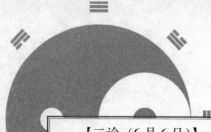

【二诊（6月6日）】 服上药6剂，胃痛消失，胃中烧灼感明显减轻，但出现饭后胃中沉重感，泛吐黄水明显缓解，打嗝消失，脉沉缓，舌质淡、苔薄白。拟加厚朴15g以行气消胀。12剂，煎服法同上。

【三诊（6月20日）】 又服上药12剂，胃中烧灼感基本消失，泛吐黄水偶有发生，自觉近来精神佳，脉沉缓有力，舌质淡、苔薄白，舌边有瘀点。效不更方。

以后患者每周复诊1次，根据病情变化，加减给药，共服上药36剂，胃中无任何不适，食欲、精神、大小便均处于正常状态，脉沉缓有力，舌质淡、苔薄白，舌边瘀点明显减少。建议复查胃镜。

【四诊（2012年7月25日）】 2012年7月18日，患者仍在兰大二院消化内科做胃镜，诊断为：慢性萎缩性胃炎（胃窦黏膜见点片状充血红斑，部分黏膜变薄）。

【用药思路】 此患者饭后胃痛2年余，经住院检查，西医初步诊断为：①胃窦溃疡（A1期）；②反流性食管炎（A级）；③十二指肠球炎。来诊时，因有吐黄水，口苦，打嗝频繁等症状，我们认为尚有胆汁反流性胃炎。中医辨证为：气滞血瘀，胃气上逆证，采用活血化瘀，理气止痛，和胃降逆的方法治疗，采用香附丹参饮合失笑散、金铃子散加味，四病同治，共服中药36剂，结果达到了自觉症状和体征完全消失，胃镜复查结果：①胃窦溃疡愈合、反流性食管炎、十二指肠球炎、胆汁反流性胃炎均消失；②慢性萎缩性胃炎（轻度）。中药处方中丹参饮（清·陈修园《时方歌括》）在丹参活血化瘀的基础上辅以檀香和砂仁两味理气药，达到活血、祛瘀、行气、止痛的目的，生蒲黄、五灵脂活血祛瘀，散结止痛，加强丹参之效；香附理气，《本草正义》说："辛味甚烈，香气颇浓，皆以气用事，故专治气结为病"，加元胡、川楝子、白芷等增强理气止痛效果；枳实、厚朴意在理气通腑，促进胃肠道的蠕动，制半夏、陈皮和胃降逆，半夏的剂量必须要大；公英善清胃热，以消除胃中的烧灼感。

西医"无酸无溃疡"理论的提出，及质子泵抑制剂的问世，极大地提高了溃疡病及与酸相关性疾病的治愈率。乌贼骨、瓦楞子、黄鹤丹、左金丸等中药及复方在临床和实验研究已证实，具有良好的抑酸效果，被广泛应用于溃疡病的治疗中。然根据此例患者的治疗过程，发现并未运用抑酸中药，而是以活血化瘀药为主，理气止痛、和胃降逆药为辅，不但使胃窦溃疡得以愈合，而且反流性食管炎、胆汁反流性胃炎及十二指肠球炎消失，体现了吾师提出的"整体调整，同步平衡"之理。并且与我们以前临床观察的溃疡病治愈，需 45～50 剂中药形成鲜明对比。从而，很好地诠释了中医辨证施治，个体化治疗的特点。也体现中医一方（复方）可治多病的优越性。

胆汁反流性胃炎（一）

杨某某，男，38 岁，工人，住兰州市红山根东路 128 号，2006 年 11 月 3 日初诊。

【主诉】 胃胀、打嗝、胃烧、口苦 4 个月。

【病史】 4 个月来，胃中有烧灼感，胃胀、打嗝、口苦，特来用中药治疗。1 年半前在兰大一院胃镜检查，诊断为胆汁反流性胃炎（胃中潴留物多，有黄染，呈黄绿色，胃窦部肿胀、充血），十二指肠溃疡愈合期，当时无明显自觉病状，所以没有认真治疗。过去无胆囊炎及胆结石史。

【检查】 营养、发育等一般情况较好，舌色正常，舌苔薄黄，脉沉缓。上腹部无压痛。

【西医诊断】 胆汁反流性胃炎，中度。

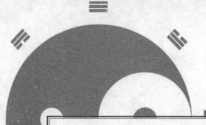

【中医辨证】 脾虚气滞，胃热气逆。

【治法】 健脾理气，清胃降逆，活血化瘀。

【处方】

炒白术 15g	枳实 15g	厚朴 15g	制半夏 20g
陈皮 10g	旋覆花 15g（布包）		蒲公英 20g
钩藤 15g	木香 9g	丹参 15g	赤芍 15g

每日 1 剂，水煎服。

【二诊（12月2日）】 服上药 18 剂，胃烧灼感减轻，口苦消失，胃胀照旧，且有顶胀感明显，脉缓，黄苔已无。原方加苏梗 20g，增强理气降逆作用。每日 1 剂，继续服用。

【三诊（12月20日）】 又服上药 18 剂，先后共服 36 剂，胃顶胀消失，口苦及胃烧再未发生，偶有打嗝、脉缓，舌象正常。原方再加香橼 15g，理气消胀。每日 1 剂，继续服用，巩固疗效。

【四诊（2007年7月5日）】 患者半年未来医院诊治。于 6 月 14 日在甘肃省人民医院作胃镜检查，诊断为糜烂出血性胃炎 Ⅲ 级。胃镜下黏液糊清亮，未见黄染，十二指肠球部及降部未见异常。提示胆汁反流性胃炎已消失，十二指肠溃疡已痊愈。共服中药 42 剂，基本处方未变，疗效较满意。

【用药思路】 胆汁反流性胃炎的诊断主靠纤维内窥镜的检查，我们根据胃腔内胆汁的数量，黏稠度，黄染部位的范围大小定为轻、中、重三级（度）。此例患者潴留量多，有黄染，呈黄绿色，定为重度。

1995 年，我们临床观察，中药疏肝利胆法治疗 60 例胆汁反流性胃炎，取得了比较满意的效疗，经胃镜复查结果，治愈率 38.3%（35 例），总有效率 70%（7 例好转，无效 18 例），与国内同行报道的疗效相同，发表于《甘肃中医》1995 年 1 期（见许自诚著《中医脏腑学说的研究与应用》212～217 页，1995 年，甘肃科学技术出版社）。

有人报道患有慢性胆囊炎及胆石症患者中 80%合并胆汁反流性胃炎，而我们观察的 60 例"胆反"患者中仅有 3 例有胆囊炎及胆结石，可能与我们诊治的胆囊炎及胆石症少有关。本例患者没有合并慢性胆囊炎或胆石症，但患有十二指肠溃疡病。因此，用药的思路没有按照过去总结的疏肝利胆法去治疗，而是根据辨证为脾虚气滞，选用健脾理气法治疗。同时也因证型合并胃热气逆，在用白术健脾，枳实、厚朴理气的基础上，以半夏、陈皮、蒲公英清胃降逆，钩藤、旋复花加强缓解痉挛，再降逆的作用；根据中医"久病入络"及"病久必瘀"的理论，加用活血化瘀、通络的丹参、赤芍，促进胃窦部局部水肿、充血慢性炎症的消退。结果，不仅胆汁反流消失，而且十二指肠溃疡也完全治愈。此种健脾理气法治疗慢性反流性胃炎需要再实践。

胆汁反流性胃炎（二）

蔡某，女，55 岁，2009 年 9 月 13 日初诊。

【主诉】 频繁打嗝、胃中不适 1 月余。

【病史】 患者 1 个多月以来胃中不适，食量减少，饭后胃胀，打嗝频繁，轻度口苦，大便偏干，3 天 1 行。2009 年 9 月 10 日甘肃省人民医院胃镜示胃黏液湖黄色，球部黏膜胆染，胃底、胃体散在出血点，胃窦点片状充血红斑，提示慢性浅表性胃炎伴出血、胆汁反流。腹部 B 超示：胆囊壁粗糙，胆囊内见 7mm 点状强回声与后壁相连，提示慢性胆囊炎伴胆囊息肉。

【查体】 Murphy 征可疑阳性，舌水润，脉缓。

【西医诊断】 ①胆汁反流性胃炎，中度。②慢性胆囊炎。③

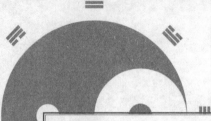

胆囊息肉。

【中医辨证】 肝郁胆滞，胃失和降。

【治法】 疏肝利胆，和胃降逆，通腑润便。

【处方】

柴胡 12g	郁金 30g	枳实 18g	厚朴 18g
香橼 15g	甘松 15g	制半夏 20g	陈皮 12g
旋复花 15g	莱菔子 30g	火麻仁 15g	焦山楂 15g
炒麦芽 30g			

6 剂，水煎服，一日 1 剂。

【二诊（9 月 20 日）】 患者服前方 6 剂后，诸症缓解，效不更方。

【三诊（2010 年 3 月 6 日）】 患者间断服用前方半年，胃中不适、口苦明显减轻，胃胀、打嗝基本消失，饮食量增加，体重增加，但大便仍干，需服用大黄制剂方能缓解。脉沉缓，舌正常。调整处方：前方去火麻仁，枳实、厚朴加至 20g，加芒硝 6g、大腹皮 15g。

【四诊（2010 年 3 月 13 日）】 患者服前方 6 剂，大便仍干结，调整处方：前方去山楂、大腹皮，加芦荟 10g、当归 15g。建议患者复查胃镜、腹部 B 超及肝肾功能检查。

【五诊（2010 年 5 月 1 日）】 患者服前方 6 剂后大便即通畅，成形，每日 1 次，胃中不适、口苦基本消失。再服 6 剂后停药。4 月 30 日甘肃省人民医院复查胃镜：胆汁反流消失，黏液湖清亮，球部未见胆染，胃底、体未见散在出血点，胃窦有点片状红斑，提示慢性浅表性胃炎。腹部 B 超示胆囊壁粗糙，胆囊内见 5mm 点状强回声与前壁相连，提示慢性胆囊炎伴胆囊息肉。肝肾功能未见异常。疗效明显，嘱患者定期复查 B 超，不适随诊。

【用药思路】 胆汁反流性胃炎多有胃中嘈杂、反酸、胃胀、口苦等症状，伴有胆囊炎、胆石症者临床多见。后者对胆汁反胃炎的发病率，有人报道约占 27%。中医辨证多因情志等因素引起肝失疏泄，肝郁化火，横逆犯胃，胃失和降，从而出现嘈杂、胃脘胀满、口苦、吞酸等症。本例患者为典型的肝郁胆滞，胃失和降，治疗上重用柴胡、郁金，疏肝利胆，与其余诸药共奏理气降逆，健脾通腑之功。枳实、厚朴、香橼、半夏、陈皮、旋复花等，理气通腑和胃降逆，促进胃肠蠕动下行。降逆药中之半夏，剂量宜大，方能对胆汁反流起作用，枳实、厚朴、香橼的理气作用，与西医治疗胆汁反流时用促胃肠动力药异曲同工。患者用药初期大便一直偏干，用通腑润便的莱菔子、芒硝、火麻仁则无效，后考虑与肝郁日久，胆汁不能通降下行，形成热结便秘，故改用芦荟苦寒泄降，入肝经，大肠经，具有清肝火，通便的作用，配当归应用之后，效果良好。由此提示我们，对于中老年人便秘患者，经用润肠通便的方法难以奏效时可以考虑此法治疗。芦荟止泻的作用，因含有芦荟大黄素 -9 蒽醌 (AE anthrone)。此物质不仅引起大肠内水分增加，而且促进肠黏膜分泌肠黏液，是芦荟致泻的重要活性物质。

胆汁反流性胃炎合并
幽门螺杆菌感染

王某某，女，57 岁，退休干部，2011 年 6 月 22 日初诊。

【主诉】 检查出胆汁反流性胃炎已半年，希望中药治疗。

【病史】 2010 年 12 月 15 日，经兰州大学第一医院胃镜检查为胆汁反流性胃炎，快速尿素酶法检测幽门螺杆菌阳性 (++)，胃腔里可见胆染，黏液糊呈黄绿色，量多，胃窦黏膜肿胀、充血。半年来，胃中有烧灼感，反酸，口苦明显，胃胀，大便基本成形，一日 1 次。B 超检查，胆囊无异常。

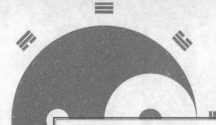

【检查】 脉沉缓，舌质正常，舌苔薄黄。

【西医诊断】 重度胆汁反流性胃炎合并幽门螺杆菌感染。

【中医辨证】 脾虚气滞，胃热气逆。

【治法】 健脾理气，清胃降逆。

【处方】 四君子汤加味。

党参 15g	炒白术 9g	茯苓 30g	桂枝 15g
枳实 15g	厚朴 15g	甘松 15g	制半夏 20g
黄连 10g	乌贼骨 30g	煅瓦楞子 30g (后两药另包先煎 30 分钟)	

6 剂，每日 1 剂，每剂水煎 2 次，将药液混合后，一日分 2 次口服。

【二诊（6 月 29 日）】 服药 6 剂，口苦、反酸减弱，大便正常。鉴于 Hp 感染阳性（++）是定性而不是定量，无法判断感染的程度，建议先作碳 14 尿素呼吸试验（C14-UBT），结果为 857dpm（正常值≤100dpm），遂采用抗 Hp 西医治疗，奥美拉唑 20mg，2 次／日，克林霉素 500mg，2 次／日，替硝唑 200mg，2 次／日，共 3 周。中药处方不变，继续服用，每日 1 剂，煎服法同前。

【三诊（7 月 20 日）】 服中药治疗 20 多天，口苦消失，仍有反酸、胃胀、疲乏，舌苔黄中兼灰，脉缓有力，说明脾虚状态未全改善，胃热不解，前方加生黄芪 15g、陈皮 10g、蒲公英 20g，继续治疗，每日 1 剂。

【四诊（9 月 14 日）】 本月 13 日复查碳 14 尿素呼吸试验，结果 49dpm，表明 Hp 已根除。反酸、胃胀消失，饭后偶有胃中冷，大便正常，宜健脾温胃治疗，调整处方。

党参 15g	炒白术 9g	茯苓 18g	桂枝 12g
枳实 9g	厚朴 9g	鲜姜 9g	制半夏 12g
丹参 15g	陈皮 10g	炙草 9g	

每日 1 剂，水煎服。

【五诊（10 月 26 日）】 10 月 25 日在兰州大学第二医院作胃镜复查，结果未见胆汁反流，轻度慢性萎缩性胃炎（胃窦部），十二指肠炎，有散在点状糜烂。自觉治疗 3 个多月，疗效很好，口苦、反酸、胃胀消失，食欲好，体重增加 3kg。结论：胆汁反流性胃炎治愈，幽门螺杆菌已根除。目前，患者感到空腹时胃不适，进食后缓解，不反酸，大便正常，脉沉细，舌象正常，中医辨证系脾虚气滞，宜健脾理气，佐活血化瘀法，治疗窦部萎缩性胃炎及十二指肠炎。

【用药思路】 胆汁反流性胃炎是一种常见的胃病，因幽门括约肌功能紊乱（失调）引起。我们过去用中医辨证治疗、观察的结果，疗效比西药较好。按胃腔内潴留胃液量的多少、黏稠度、颜色的黄绿程度我们分为轻、中、重 3 级，本患者属重度。此例患者又伴有幽门螺杆菌感染，其感染程度也较重，^{14}C-UBT 857dpm。幽门螺杆菌感染的治疗，是西医的强项，疗效优于中药。因此，我们采用了西药的方法治疗，使中西医取长补短、优势互补。结果，胆汁反流性胃炎治愈，幽门螺杆菌也已根除。

治疗的步骤。先用西药抗幽门螺杆菌的三联疗法，治疗 3 周（药物见前），2 月后复查碳 ^{14} 尿素呼吸试验（^{14}C-UBT），结果正常（49dpm），达到了根除该菌的目的，消除了引起慢性胃炎的重要致病菌。后用中医辨证论治的原则，根据患者食欲正常、口苦、反酸、腹胀及脉缓、苔薄黄等表现，辨证为脾虚胃热证，采用健脾理气、清胃降逆的方法治疗，选用四君子汤加味的药物治疗，始终坚持治脾为主的方向，基本方药无大变，最后达到治愈的效果。药物组合的思路，以党参、黄芪、白术、茯苓、炙草，配合桂枝，温补脾气为主药，现在研究证明黄芪、党参具有提高机体细胞免疫的作用，促进人体胃肠道的消化和吸收功能，从而增强了患者抗御疾病的能力；半夏、陈皮、黄连清胃降逆为辅助药，制半夏一味药的药量必须要大，用 20g，配合枳实、厚朴、甘松增加胃的蠕动，促进胃的排空作用，利于胃腔内含胆汁的黏液排除，避免胆液持续刺激胃黏膜影响炎症的加重，黄连配合乌贼骨、瓦楞子有较好地抑制胃酸的作用。各药配合，相互协同起到了治疗作用。我们初步推论，治疗的机制，本复方可能有调节幽门括约肌失调的作用，药物的组合可能起了多靶向、多途径的作用关系，绝不是某一种药物的单一作用。而真正的科学机理，有待实验研究。

第三章 胃 癌

晚期胃癌——未经手术和化疗

患者唐某，男，76岁。2010年5月12日初诊。

【主诉】 胃胀，胸闷25天余。

【病史】 患者因出现大量呕血，于2010年4月8日在兰州市第二人民医院住院治疗，期间胃镜检查（胃镜号：100406091917453），诊断：胃癌（Borrmam Ⅲ型，胃窦小弯靠前壁可见黏膜凹凸不平，覆白苔，边缘不规整，质地脆，易出血，蠕动消失）。病检诊断（病检号：2010050177）：胃窦低分化腺癌（瘤组织呈腺样结构，弥散分布，瘤细胞核大，深染，异型性明显）。彩超示：①胆囊炎合并结石；②脂肪肝；③左肾全切术后（20年前因肾盂癌）。患者拒绝手术及化疗，要求出院求治于中医。询知近来胃胀，胸闷，有时咳痰，有气管炎史，食欲佳，精神可，睡眠正常，4年前开始大便干，2~5日/次，小便正常。

【查体】 身高体壮，腹部柔软，未触及包块，锁骨上淋巴结未触及，脉细，舌胖色淡，有裂纹，苔黄。

【西医诊断】 ①胃窦低分化腺癌。②习惯性便秘。③慢性胆囊炎合并结石。

【中医辨证】 肺胃痰热互结，大肠热结。

【治法】 先治标，后治本。治标，清肺胃热痰，荡涤大肠热结。

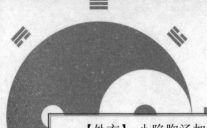

【处方】 小陷胸汤加味。

瓜蒌 15g	制半夏 15g	黄连 9g	枳实 15g
厚朴 15g	当归 12g	芦荟 9g	郁金 30g
石菖蒲 9g	白芨 12g	陈皮 10g	

白花蛇舌草 30g　　珍珠粉 5g（分 2 次冲服）

6 剂，一日 1 剂，水煎服，一日分 2 次口服。

【二诊（5 月 19 日）】 服上药 6 剂，大便由干转为偏稀，2～3 次／日，颜色如常，胃胀，胸闷稍有缓解，舌质淡，苔白，脉沉细。拟减去芦荟以削弱通便之力，加薏苡仁 30g 以健脾利湿、抗癌。煎服法同上。逐渐转向治癌阶段。治疗原则，辨证施治加抗癌中草药。

以后患者每周复诊 1 次，期间因大便不通，用芦荟 6g，并维持此量，大便一直保持通畅。并加半枝莲 20g、半边莲 20g 以增强解毒抗癌之效。

【三诊（7 月 11 日）】 患者服上药总体情况较稳定，胸闷消失，大便较通畅，但胃中时有隐痛，尤食生冷食物后明显。舌质淡白，舌根部较厚，脉沉细。辨证为脾气虚弱，痰热互结，腑气不畅。采用健脾理气，化痰散结，通腑泄热和解毒抗癌之方法，选用：

生黄芪 25g	炒白术 9g	枳实 15g	厚朴 15g
延胡 15g	川楝子 9g	薏苡仁 30g	半枝莲 25g
半边莲 25g	制半夏 12g	火麻仁 10g	芦荟 6g

12 剂，一日 1 剂，水煎服，一日分 2 次口服。配合参一胶囊，一次 2 粒，一日 2 次。并嘱患者坚持吃"增免抗癌鸡"（母鸡 1 只，香菇 100g，大蒜 100g，放入鸡的腹腔内，加适量调料，煮熟后放冰箱内。每日或隔日吃 1 次，每次 1 小碗，含汤、肉、蒜、菇。分次吃完后，再如前法煮吃。）

患者一直来门诊坚持复诊，吾师依照上方为基础，加减治疗，曾用党参、灵芝。胃胀甚时加大腹皮，胃痛时加延胡、川楝子，大便秘结，干如羊屎时加玄参、麦冬、芒硝，芦荟照常用6g，并用白花蛇舌草加强解毒抗癌，共计约9个月。在治疗期间，始终坚持健脾益气的治则，增加患者机体的免疫功能，提高机体抗御癌症的能力。结果患者的体力增强，食量增加，睡眠良好，大便通畅，胃部无明显不适，总之病情好转。鉴于患者服中药治疗已1年，建议复查。

【四诊（2011年4月20日）】2011年4月8日在兰州市二院住院，经检查血常规、尿常规、生化全项、乙肝三系统、血沉、胸部X线拍片均未见异常。胃镜复查示：胃癌（BorrmamⅢ型，胃窦小弯、前、后壁见一1.0cm×1.0cm溃疡，表面覆白苔，其余部位黏膜光滑柔软，色泽淡红）。上腹部CT示：肝右叶密度不均，局部肝实质向外侧突起，建议进一步MRI检查。MRI+增强+MRCP检查，结果肝实质未见异常强化。肿瘤标记物检查（CEA、CA125、CA19-9、CA15-3、TSGF、AFP6项）未见异常。患者面色红润，声音洪亮，精神佳，大便通畅，脉沉缓有力，舌根部少量黄苔。拟加石菖蒲15g、焦山楂15g、化湿通腑，促进黄苔的消退。

【五诊（2012年2月15日）】近几天患者不慎受凉，出现咳嗽，咽中有痰鸣音，且痰黄而黏，气短，咽干，嗓子痛，胃中时有隐痛，大便不畅。经查脉象无异常，咽部不潮红，舌体胖，舌苔中央腻。辨证为风热犯肺证，采用宣肺止咳，化痰利咽，通腑理气之法，选用射干麻黄汤加减治疗，处方：

射干 10g	炙麻黄 9g	杏仁 9g	紫菀 15g
冬花 15g	浙贝母 10g	玄参 15g	生甘草 9g
芦荟 6g	枳实 15g	陈皮 10g	胖大海 5个
半枝莲 20g	延胡 15g		

6剂，一日1剂，水煎服，一日分2次口服。

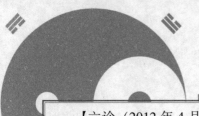

【六诊（2012年4月4日）】患者自述，服2月15日处方6剂后，感冒症状消失。坚持用中药治疗又一年，于2012年3月28日在兰大二院复查胃镜示：胃癌（BorrmamⅢ型，胃窦前壁、小、大弯侧及幽门处管壁僵硬，黏膜粗糙不平，见不规则溃疡，其余部位正常）。从局部病变看，胃癌有扩散和发展，但从全身看，患者的病情稳定，略有疲乏，饮食可，睡眠佳，脉沉缓无力，苔略黄腻，舌质偏红。给予健脾理气，益气养阴，清热解毒之法，选用：

黄芪 30g	沙参 30g	麦冬 15g	炒白术 9g
枳实 18g	厚朴 15g	半边莲 25g	半枝莲 25g
陈皮 10g	芦荟 6g	莱菔子 20g	制半夏 10g
白花蛇舌草 30g			

一日1剂，水煎服，一日分2次口服。

【七诊（2012年10月18日）】患者用以上中药治疗又半年，身体状况很好，期间出外旅游20余天，途经湖南、桂林等地。鉴于此，效不更方。至此，患者已坚持服用中药治疗2年半，一切良好。

【用药思路】 这一晚期胃癌患者未经手术及化疗等西医手段治疗，纯用中药治疗2年零8个月。目前患者饮食、睡眠均佳，体重保持不变，生活自理，精神饱满，谈笑风生。每年经胃镜、CT复查1次，共2次。2012年3月复查时，除局部病变向胃壁扩大发展外，肝、肺、骨未见转移征象，中医药治疗效果比较好。

现代医学一般认为，胃癌不做手术和化疗，中位生存率为4~6个月，不做手术只做化疗，据2010年的资料显示10~11个月，最好的为14.4个月（即1年零2个月）。如斯看来，此例胃癌患者为晚期胃窦部低分化腺癌，未经手术和化疗，完全用中医药的方法治疗，其中位生存率超过了中位生存率的最高年限。

现代医学对这种治疗效果称"临床获益"，最后可诊断为"局部晚期胃癌"或局部进展期胃癌。

该患者中医的治疗共分两个阶段：

治疗阶段：根据患者临床表现胃胀，胸闷，大便干，舌胖色淡，苔黄，脉细。辨证为肺胃痰热互结，大肠热结证，采用清肺胃痰热，荡涤大肠热结之法治疗，共服42剂中药，达到胃胀、胸闷消失，大便通畅之效。

治本阶段：根据患者临床表现，平日胃中隐痛，尤食生冷物后明显，舌质淡白，舌苔根部较厚，脉沉细。辨证为脾气虚弱，痰热互结，腑气不畅证。运用健脾理气，化痰散结，通腑泄热，解毒抗癌之法。方药中黄芪、灵芝、党参等健脾益气，提高机体的免疫功能，以增强患者抗癌能力；枳实、厚朴理气通腑，促进胃肠蠕动；元胡、川楝子理气止痛；白花蛇舌草、半枝莲、半边莲等清热解毒，有较好的抗癌效应；制半夏燥湿化痰，消痞散结；薏苡仁健脾利湿，抗癌；火麻仁、芦荟润肠通便。

吾师治疗胃癌的总思路：①辨证施治加抗癌中草药，从脾论治，来调节人体内环境的平衡，从而产生治疗效果。胃癌的本质是脾虚，脾虚贯穿于胃癌的始终。对中晚期胃癌而言，由于脾虚，脏腑虚损，气血亏虚，邪盛正衰，所以症状各异，但"脾虚标实"是基本病机，故提出补益（健脾）与攻邪（祛痰、通腑、清热、解毒）联合运用的治法。但须注意，扶正时要选药精当，恰如其分，"轻轻祛邪"，莫忘扶正，不要犯因祛邪而伤正，扶正而反留邪的弊端。本患者实属脾虚标实，年纪虽然较大，但体质壮实，大肠热结突出，多年困扰患者不安，故先治标。用清肺胃之热痰，荡涤大肠热结的方法取效，并且将通腑泄热之法，一直用到现在。在正气足的情况下，转入祛邪的治疗阶段。祛邪的抗癌中草药，常用者有半枝莲、半边莲、白花蛇舌草、薏苡仁4种，每种药一般剂量至少30g。此患者还加用参一胶囊。②提高患者的免疫功能，增强自身的抗癌能力。即"正气存内，邪不可干"之用意。常用贞芪扶正胶囊，并用食疗（增免抗癌鸡）等来提高患者免疫力。据现代研究，香菇中含有香菇多糖，大蒜中含有某种抗癌活性物质。吾师指出，食疗既是营养丰富的美味佳肴，又有药物滋补疗疾的作用，它去药物之味，食借药力，药助食威二者相辅相成，相得益彰，在胃癌的治疗中起到无可替代的作用。③增强抗癌的中药，常用参一胶囊，灵芝孢子粉（油）等，前者因人参中的总有效成分人参皂贰内之 Rg3 有良好的抗癌效应。

从吾师治疗胃癌的疗效看，中医药治疗癌症的优点：①具有较强的整体观点，从患者全身的特点加以考虑，而不全是局限在癌症病灶本身。②癌症引起的各种症状，用中医药治疗后，可以明显得到缓解或消失，减少了病人的痛苦，提高患者的生存质量。③中医药可能有防治癌症转移的功效，如本书所载胃癌骨转移患者魏某。④提高患者的免疫能力，对西医治疗后体质的恢复起到积极的促进作用。⑤延长胃癌患者的生存期或带瘤生存多年。

胃癌——经手术和化疗后肺、骨转移

魏某某，女，60 岁，家庭妇女，住兰州市雁滩路 4168 号，2010 年 9 月 1 日初诊。

【主诉】 患胃癌，于 2007 年 12 月已行胃癌手术，化疗后复发，要求用中药治疗。

【病史】 10 年前开始上腹部出现不适，饭后饱胀，加重 3 月来，上腹部疼痛伴持续性钝痛，并向腰部放射痛，食欲减退，于

2007 年 8 月就诊于甘肃省人民医院行胃镜检查，提示：①胃窦癌；②慢性浅表性胃炎。病理活检为炎性渗出及坏死组织中散在分布异型腺体，多考虑腺癌。为进一步确诊，于 2007 年 11 月 29 日收住兰大一院普外科病房。经有关检查后，于 12 月 2 日在全麻下实行胃癌根治和胆囊切除术，组织病理活检为胃窦溃疡型中—低分化腺癌，浸润至浅肌层，幽门下淋巴结可见转移癌。术后行 6 次化疗，主用亚什酸钙＋氟尿嘧啶＋奥沙利铂。

2010 年 7 月 17 日（术后 2 年半）在兰大一院肿瘤内科复查。经胸腹部 CT 提示：①胃癌术后，局限性胃壁增厚。②胸部未见明显异常。行胸部骨重建提示右侧肩胛骨多发骨质低密度影，行化疗 3 天，主用多西他塞＋顺铂，发现骨髓抑制Ⅱ度，用重组人粒细胞刺激因治疗白细胞降低。最后结论是：胃癌综合治疗后（胃窦中分化腺癌 T3N1MOⅢ期）复发，骨转移癌。

2010 年 9 月 1 日，来门诊要求用中药治疗。温习过去胃癌术、化疗后情况后，决定主要治疗胃癌复发和骨转移。自觉右肩胛骨处酸痛并向胸胁部放射。面带病容萎黄，精神较差，脉沉细，舌色淡。

【西医诊断】胃癌术、化疗后复发，骨转移。

【中医辨证】胃癌手术化疗后气血双虚型。

【治法】辨证论治加抗癌中草药。

【处方】加减八珍汤加半枝莲、半边莲、七叶一枝花。

黄芪 20g	党参 15g	炒白术 9g	茯苓 18g
炙草 9g	熟地 20g	当归 12g	川芎 9g
丹参 15g	鸡血藤 30g	半枝莲 15g	半边莲 15g
七叶一枝花 30g	郁金 30g	延胡 15g	

水煎服，每日 1 剂。

【二诊（10 月 27 日）】近乎 2 个月，患者共服上药 48 剂。服药期间查血常规一次示轻度贫血（血红蛋白 11g，红细胞 385

万，白细胞4700），由于食欲减退，党参15g改为太子参30g，
枳壳15g。食欲增加后，又增添了食疗，每日服1小碗"增免抗
癌鸡"（著者自拟名，具体做法见【用药思路】），自觉睡眠，食
欲均好，但口干，胃中烧，舌尖红，少津液，脉沉细，前胸及后
背偶有疼痛，证情转向气阴两虚证，病变主要在肺胃。调整处方
如下：

生黄芪20g	太子参30g	炒白术9g	生地25g
沙参30g	麦冬15g	郁金30g	延胡15g
川楝子9g	陈皮10g	制半夏10g	公英15g
半枝莲15g	半边莲15g	七叶一枝花30g	

每日1剂，水煎服。

【三诊（2011年1月5日）】服上方气阴双补药加抗癌药共
36剂，前胸及后背疼痛再未发生，口干减轻，自觉身体状况与
手术前相似。同时，出现干咳，夜间明显有少许痰，不易咳出。
提示肺阴虚症状比较突出。前方去太子参、白术，加石斛15g、
天花粉20g、杏仁9g、款冬花15g，增强养阴止咳的药效。续服，
每日1剂。

【四诊（2011年4月15日）】患者自元月5日诊治后，半年
来，一直服用上药加减治疗。于4月7日又住院复查（胃癌术后
3年），经CT检查，左肺下叶有结节影，纵隔淋巴肿大，提示肺
转移癌。建议再用化疗，患者拒绝出院。遂又来诊，愿服中药继
续治疗。细研病历时，方知肺转移前4个月肺部开始有症状出
现，虽然自觉症状有好转，但仍未抑制胃癌术后肺转移的问题。
治疗应转入整体调整，重点治疗肺转移。具体用滋养肺阴，宣肺
止咳，解毒抗癌法。

沙参30g	麦冬15g	玄参15g	杏仁9g
冬花15g	生甘草9g	生地15g	知母15g
半枝莲、半边莲、白花蛇舌草各30g			

陈皮 10g　　桔梗 12g

水煎服，每日 1 剂，一日分 3 次服。

【五诊（2012 年 3 月 31 日）】　一年来，基本未间断服用养肺阴中药加抗癌中药，身体一般状况尚好，干咳仍有，胃中近来有烧灼感，舌质仍偏红，脉沉细，说明肺阴虚证未全纠正，胃又出现热象，胃阴受损，除继续养肺阴外，加黄连清胃热，又鉴于患者的白细胞始终偏低，维持在 3400 左右，宜加生黄芪 20g，继续服用，观察。

【六诊（2012 年 7 月 28 日）】　连续服上药 4 个月。胃癌术后伴骨、肺转移，先后共服中药 2 年。7 月 6 日复查白细胞正常（4.0×10^9/L），体重增加 5kg，精神转佳，面色由萎黄转红润而白，CT 复查右肩胛骨癌转移灶消失，患者因怕肺转移病灶加重，使其增加负担，未进行 CT 复查，宜再加西洋参 5g（自备），继续服用，巩固疗效。

【用药思路】　此为一例胃窦溃疡型中—低分化腺癌伴幽门处淋巴转移癌患者（兰大一院病检号 136296），手术后行过 6 次化疗。2 年后骨转移癌，3 年后又有肺转移。自骨转移癌起，开始服用中药治疗，迄今共服中药 2 年，同时配合食疗（母鸡一只，最好是土鸡，杀死后拔去毛，清洗干净，取出内脏，腹腔内放入大蒜 100g、香菇 100g，加一般调料，用慢火炖熟，备用。气候热时，放冰箱内。每日取肉、蒜、菇及鸡汤约一小碗吃。时间可以不定，吃完后可以再买、再炖、再吃，可随患者的身体状况，消化情况而变动。此食疗法可适用于各种癌患者。据现代研究，大蒜和香菇具有一定的抗癌活性物质，鸡的蛋白质比较好，可以增强机体抗御疾病的能力，据我的实践证明，故对癌症患者是一种较好的辅助治疗的方法），此外，口服芪贞扶正胶囊，增强免疫功能。著者认为，此例中—低分化胃癌手术化疗后，骨、肺转移，用中药治疗 2 年的疗效有以下 4 点：①首先是解除了患者 2

年来出现的一系列痛苦；②提高了患者的生活质量，包括食欲增加，疲乏改善，体重增加，睡眠，大小便均正常，精神转佳等；③骨转移消失（右肩胛区），白细胞升至正常范围；④延缓了生存期（术后骨、肺转移），迄今5年，带瘤生存。

第1阶段，根据患者胃癌手术、化疗后出现疲乏，面色萎黄，精神欠佳，舌淡，脉沉细，血红蛋白偏低等，辨证为气血双虚型。采用补益气血，疏肝止痛和抗癌的方法。方中的四君子汤加黄芪，补益脾肺之气，熟地、当归、川芎、丹参、鸡血藤补血，郁金、延胡疏肝止痛，半枝莲、半边莲、七叶一枝花具有一定抗癌作用。患者虽然气血双虚，但正气尚足，故用此3味抗癌药以驱邪，用量上逐渐增加，最大量每味药为30g（系中等量），并且坚持到底，贯彻于用药的始终，证明患者可以承受。这点用药经验，可作参考。

第二阶段，随着证候的变化，证型转入气阴双虚型，以生芪、太子参补气，太子参善补脾气，又长于增加食欲，以沙参、麦冬、生地养阴，半夏、陈皮和胃，郁金、延胡疏肝止痛。此段用药持续月余，胸背疼痛再未出现，但肺部出现肺阴虚的症状明显，逐渐转入养肺阴的治疗。

第3阶段：重点治疗肺转移癌。因2011年4月CT证明胃癌术后肺转移癌。发现肺转移前3个月即开始有肺阴虚证候，故在加强滋养肺阴之基础上，宣肺止咳，解毒抗癌，以生地、沙参、麦冬、知母、玄参养肺阴，杏仁、冬花、甘草宣肺止咳。之后CT复查骨转移情况，发现右肩胛骨低密度阴影消失。此段药用时间较长，期间因白细胞较低，加用益气的黄芪、西洋参直到最后阶段，白细胞上升至正常，体重增加，饮食、大小便、睡眠均好，精神好，初步达到了中医宏观治疗的目的。患者因怕CT复查肺转移癌的情况，故未进行，不知是否有改变。总的说来，中药治疗2年多，起了延长生存期，提高了生活质量，患者带瘤生存，迄今已5年。据我国统计胃癌术后5年生存率约为30%，此患者术后骨肺转移近5年，从其整体情况看比较好，生存期再延长的可能性比较大，预后较好，也与胃癌的病理分型为中—低分化腺癌，恶性程度较低也有一定关系。

胃间质瘤——手术后

何某某，女，68岁，家庭妇女，甘肃陇南市人，2010年4月10日初诊。

【主诉】 患胃间质瘤手术后4个月，要求中医治疗。

【病史】 2010年元月，因患"胃病"赴西安第四军医大学附属唐都医院诊治，遂行胃部分切除术，术后经组织病理学检查确诊为胃间质瘤，手术顺利，术后医生提出需用西药"格列卫"治疗，3个月1疗程，一年1次，需3个疗程。此药药价比较昂贵，一疗程约7万元人民币，3疗程共需21多万元，每个人不一定都见效，疗效不定。患者鉴于此药药价太贵，无力支付，又不一定治愈本病，故返原籍休养。于4月初，行胃镜复查，提示吻合口炎、浅表性胃炎，胃窦、胃体部充血，幽门螺杆菌检查阴性。自觉胃胀、胃沉重感明显，胃隐痛，气候变化时，伤口处疼痛，口干不欲饮水，大便干，小便次数增多，手足心烧，食欲差，失眠，遂来兰州欲求中医治疗。

【检查】 患者身体消瘦（术后为40多千克），面带病容，语言清晰，舌质偏红，舌苔较少，脉沉缓有力。

【西医诊断】 胃间质瘤术后，吻合口炎，浅表性胃炎。

【中医辨证】 胃间质瘤术后，脾虚气滞，胃阴不足证。

【治法】 健脾理气，滋养胃阴，促进食欲。

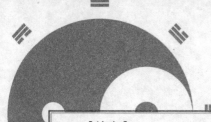

【处方】

太子参 10g　　枳实 18g　　厚朴 15g　　制半夏 12g

陈皮 10g　　　沙参 30g　　麦冬 15g　　扁豆 15g

延胡 15g　　　川栋子 9g　　炒麦芽 30g　神曲 10g

石菖蒲 9g　　　炒枣仁 20g

6 剂，每日 1 剂。每剂水煎 2 次，将药液混合后，一日分 2 次口服。

【二诊（5 月 1 日）】服药后，胃沉重感明显减轻，食欲稍增加，大便干好转，小便次数减少，但饭后仍胃胀，睡眠差，舌质红转正常色，脉沉缓有力。前方去半夏、陈皮，加香橼，增加理气消胀功能，太子参加至 20g，加强食欲，加丹参 15g、赤芍 15g，促进炎症的消退。10 剂，每日 1 剂，煎服法同前。

【三诊（6 月 12 日）】患者未来，儿子代述病情。服前药后，睡眠、食欲、大便、胃胀等均好转。拟前方加抑制异常细胞增生作用的抗癌中药莪术 15g、白花蛇舌草 15g，12 剂，一日 1 剂，煎服法同前。

【四诊（7 月 17 日）】共服中药 28 剂，胃胀、胃沉重、口干、大便干、食欲减退、睡眠差等症状均消失。近来背痛，偶有胃不适，体重保持。前方去麦芽、石菖蒲、炒枣仁，增强抗癌作用的药，加山慈菇，调整处方：

太子参 20g　　沙参 30g　　麦冬 15g　　扁豆 15g

枳实 15g　　　厚朴 15g　　香橼 15g　　丹参 15g

赤芍 15g　　　莪术 15g　　白花蛇舌草 30g　山慈菇 15g

延胡 15g　　　川栋子 9g

12 剂，一日 1 剂，煎服法同前。

【五诊（2012 年 8 月 4 日）】此次来诊，自述自 2010 年 4 月用中药治疗 4 个多月，共服 40 剂药，自觉症状完全消失，体重增加（原为 40 多千克，现为 56.5kg），正常劳动，不感疲乏，整两年来再未吃中药。若吃大蒜后胃中难受、恶心、易出汗、排尿不利、咳嗽、舌质红、脉缓。提示，胃间质瘤手术后用中药治疗疗效较好，迄今体重增加，照常劳动，生活质量好。估计吻合口炎症已消炎，原发病未见复发征象。从舌脉辨证看，目前为气阴两虚证，继续治疗，巩固疗效。处方：

生黄芪20g　　太子参10g　　沙参20g　　麦冬11g

扁豆15g　　枳实、厚朴各12g　　炒枣仁9g　　制半夏10g

冬花10g　　滑石18g　　白花蛇舌草20g　　生甘草9g

12剂，一日1剂。

【用药思路】 此例胃间质瘤患者手术后用中医中药治疗4个月，停服中药2年，临床症状消失，体重增加，食欲很好，能作农田劳动，生活质量好，初步说明中医中药疗效较好。与西药"格列卫"比较，药价很低，患者能承担起，可谓效好价廉。

我们的治法是中西医结合。西医辨病与中医辨证相结合，采用中医辨证论治加抗肿瘤中药治疗。西医辨病为胃间质瘤，中医辨证为脾虚气滞，胃阴不足证。依据患者食后胃胀，胃有沉重感，胃隐痛，脉缓有力，辨证为脾虚气滞；因口干，纳食减少，消瘦，大便干，舌质红，辨证为胃阴不足，用健脾理气，滋养胃阴的方法治疗，以太子参、枳实、厚朴、半夏、陈皮等健脾理气，沙参、麦冬、扁豆等滋养胃阴，神曲、麦芽、石菖蒲健胃，促进食欲，延胡、川楝子止痛。服药后胃胀、沉重、纳食、胃疼症状明显好转，提示患者的正气渐复，胃肠消化吸收功能好转，在扶正的基础上，转入胃间质瘤的治疗，前方加活血化瘀和具有一定抗瘤作用的丹参、赤芍、莪术、白花蛇舌草等中药，结果取得了良好的效果。观察2年（未吃中药及其他药），患者体重增加10多千克，无明显胃肠症状，能作田间劳动，生活全能自理，生活质量好。

值得讨论的一点，因胃肠道的间质瘤，据2000年WHO肿

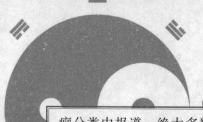

瘤分类中报道，绝大多数在胃（60%～70%），病灶大于 5cm 长诊断可成立。若兼有细胞分化不好，细胞核染色深，结构紊乱，可定为低度恶化。因此约 30% 趋向恶性，手术治疗后可以复发。而该患者的胃间质瘤的具体病理报告不知，患者家属也无法提供证据，是否有恶性肿瘤细胞的特征。因此，中药治疗虽然 2 年多情况较好，今后是否复发难以预料，是否转移至肝或肺或骨等远端脏器，或局部扩散是个未知数。所以，此患者应追踪观察十分必要。

第四章　胰腺疾病

急性胰腺炎合并发腹腔脓肿

李某某，女，28 岁，工人，甘肃榆中县人，住兰州市城关区周家庄 83 号，于 1999 年 8 月 3 日住进兰州医学院第一医院普外科治疗，1999 年 11 月 9 日会诊。

【主诉】 患急性胰腺炎、腹腔脓肿切开引流术后至今 4 个月不愈，要求中医治疗。

【病史】 1999 年 8 月 3 日因患急性胰腺炎、妊娠 34 周、妊高征住进兰医一院普外科治疗。先行剖宫术，治疗妊高征，并治急性胰腺炎，后者缓解后，8 月 11 日发现，左侧中下腹约有 10cm×15cm 大小的肿块，质硬无压痛，于 14 日行腹腔脓肿切开引流术，术中流出大量的脓液，术后引流管每日引出脓液 50~80ml，长期持续发烧，经抗感染，静脉输入高营养。10 月 22 日又请北京首都医科大学许元弟教授会诊，认为长期放置引流管易导致成肠瘘，故拔出所有的引流管，此后腹壁瘘口仍不断流出脓液。

患者在医院经以上认真、积极地治疗下，病仍不愈，想咨询美国医生的治疗意见（因患者有一姐在美国，通过她征求美国医生治疗意见），医院同意了，将病情摘要电传美国。美国一医生看后建议请中国北京陈可冀院士治疗（陈为中科院院士，世界卫生组织传统医学顾问，中国中西医结合学会会长），陈在北京收

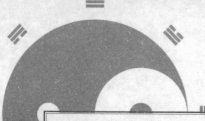

到电传后，认为没见病人，不便提出治疗意见，陈又打电话给著者，请著者去诊治。遂于11月9日赴医院会诊。

【检查】 患者仰卧床上，有病容，色苍黄，身体较瘦，从静脉正输液体，解开腹袋，见瘘口有脓液流出，瘘口周围发红，舌淡，苔白，脉沉缓力弱。

【西医诊断】 急性胰腺炎并发腹腔脓肿，切开清创引流术后。

【中医辨证】 气血亏损，脓疡未愈。

【治法】 第一步排脓；第二步生肌长肉，促进伤口愈合。

【处方】 当归补血汤合千金苇茎汤加味。

生黄芪30g　　当归15g　　蒲公英30g　　薏苡仁30g
冬瓜皮15g　　茵陈15g　　金银花30g　　茯苓30g
制半夏12g　　防己15g　　泽泻18g　　　陈皮10g
枳壳15g　　　生甘草9g

6剂，每日1剂，水煎服。

【二诊（11月15日）】 服药6剂，患者发现左下腹壁瘘口每日流出脓液比过去较多，常将敷料湿透。自感精神较好，能下地行走，睡眠不好，大便稀。脉舌象同前。拟减清热解毒的药量，略佐温脾化瘀之药，调整处方如下：

生黄芪30g　　当归15g　　薏苡仁30g　　蒲公英15g
金银花30g　　制半夏12g　　茯苓15g　　炒白术9g
桂枝9g　　　赤芍15g　　丹皮9g　　　炒枣仁15g
生甘草9g

5剂，水煎服，每日1剂。

【三诊（12月27日）】 患者共服上药11剂，腹壁瘘口渗液很少，周围皮肤潮红消退，大便已转正常，走路较前有力。脉沉缓，舌无异常。鉴于脓液很少，初步达到排脓的目的，拟转入第二步治法。补中益气汤加生肌收敛药。

生黄芪30g　　党参20g　　炒白术9g　　　当归12g

丹参 15g　　　白及 15g　　　白蔹 15g　　　升麻 9g

柴胡 9g　　　炙草 9g　　　大枣 6 个（擘开）冬花 15g

6 剂，水煎服，每日 1 剂。

【四诊（2000 年 1 月 3 日）】服完 6 剂药后，瘘口再无脓性分泌物，患者精神面貌转佳，饮食增加，走路有劲，睡眠亦好转，舌淡红，苔白，脉缓有力。前方去冬花，加干姜 6g、枳壳 10g，继续服，每日 1 剂，6 剂。

患者共服以上健脾益气、生肌长肉的药 12 剂，腹部瘘口愈合，未留下不良后遗症，如肠粘连等。

【用药思路】此患者确系一例急性重危症。病人在妊娠后期，合并妊高征的生理病理交融的情况下，又患急性胰腺炎，伴发腹腔脓肿，病情复杂紧急，给治疗带来了相当大的困难，但终因各科医生的相互密切配合，中西医结合治疗而治愈了本病。

著者在接到北京陈可冀院士委托治疗的电话后，经过反复思考，结合病人的具体情况，提出了一种治疗方案，即首先用中药排脓，待脓尽后，开始第二步的治疗，用益气健脾、生肌长肉的中药，促进伤口的愈合。

第一步方案的选方用药思路。由于患者先做了剖宫术，后又做了腹腔脓肿切开引流术两次手术，每日有一定数量的脓液引出，长期高烧、身体消耗过大，必然导致气血亏损，抗病能力极弱。因此，欲要排脓外出，必先补气养血以扶正气，所以选用当归补血汤（生黄芪、当归）为基础，以唐代孙思邈治肺痈（即肺脓疡）的千金苇茎汤（薏苡仁、冬瓜仁、桃仁，不用苇茎）加蒲公英、金银花等清热解毒、排脓为主治药，配以茵陈、半夏、茯苓、泽泻、防己、陈皮等清热、燥湿、利湿为辅助治疗药，促使湿热（中医视为脓液是湿热的病理产物）分离从小便而出，从而达到了预期治疗的目的。

第二步方案的选方用药思路。根据中医理论"脾主肌肉"、

临床治疗案例集萃

"脾胃为气血生化之源"、"疮疡全赖脾土"（明·陈实功著《外科正宗》的观点），结合患者脾气虚、大便稀、不能耐受苦寒药的征象，似有气虚下陷的可能，所以采用健脾益气、生肌长肉的方法，选用补中益气汤加敛疮、生肌长肉的药品。黄芪、党参、白术、炙草、大枣等健脾益气，升麻、柴胡提升下陷之脾气，据实验研究表明，升麻、柴胡必配参、芪之类的药才有升举之功能，否则，仅有升、柴则无此作用。丹参、当归补血、养血，意在配合参、芪，达到气血双补，促进瘘口创面的血液循环，"白及寒凉、苦泄，能消肿生肌"，"有祛腐生肌敛口之效"（《中华本草》2313 页，上海科学技术出版社，1998 年 10 月第二次印刷）。白蔹具有"清热解毒，生肌敛疮"功能，"无论已溃未溃，或溃后久不敛口者，均可应用。"（见《中华本草》1156 页）白及和白蔹两味药，都具有较好的生肌收敛作用，所以著者选用，实践证明有效，但其现代药理疗效机理不明，有待后来者研究。

　　总观以上对本例急重危患者的治疗效果和用药思路的简述，可以看出治愈的关键，显然是中西医结合的治疗效果。其中西医为主，中医为辅。中西医治疗手段可以互补不足，相得益彰。中药治疗的排脓方法，可能是一种具有中医特色的办法之一，值得进一步研究，发扬光大，对今后类似疾病的治疗增添一种方法。

坏死性胰腺炎并发脓肿及胸腔感染

　　王某某，男，42 岁，工人，甘肃省清水县人，2011 年 11 月 27 日住兰大一院外二科治疗，住院号 551226，2011 年 12 月 27 日会诊。

　　【主诉】患坏死性胰腺炎住院治疗 3 个多月，邀请配合中医治疗。

【病史】 患者因吃麻辣粉（一种食物）后，上腹部发生剧烈疼痛，不能忍受，大汗淋漓，衣被湿透，于 2011 年 9 月 24 日，急诊住清水县人民医院诊治，初步诊断为急性胰腺炎，随即转入天水市人民医院，住院后经有关检查，并行剖腹探查术，确诊为急性胰腺炎，实行腹腔引流，胃管减压，大量抗菌、消炎、止痛等药物治疗，约 2 个月，病情不见好转，身体消瘦，遂转兰州，住兰州大学第一院外二科治疗。

医师介绍病情时说：患者确诊为坏死性胰腺炎伴有脓肿，在胰头和胰尾各放一引流管，因脓肿较大压迫胃腔，从口腔插一胃管减压，从鼻腔下一营养管，直达垂慈（Tritz）韧带下 40cm 空腔处（便于送进氨基酸、脂肪乳……营养液直接从空肠吸收），下肢水肿、尿少，生化指标提示低蛋白血症。近来每日发烧 2 次，体温多在 38℃～39℃，多在下午，出汗多，血象白细胞增高，17000/mm³ 且有真菌感染，因右胸腔有感染，放一引流管，大便稀，一日 4 次。总的说来，病情较重，先后共住院 3 个多月，希配合中药治疗。

【检查】 患者仰卧，面色萎黄兼黑，身体消瘦，说话气短、出汗较多，舌红、干燥少津液，脉数，双下肢明显浮肿，呈凹陷性，足背浮肿，皮色透亮，腹胀，触之较硬。

【西医诊断】 坏死性胰腺炎并发脓肿及胸腔感染。

【中医辨证】 气阴双虚，水湿内停。

【治法】 滋阴利水，益气固表。

【处方】

生地 20g	沙参 30g	麦冬 15g	猪苓 15g
茯苓 30g	泽泻 15g	车前子 15g（布包）	
生黄芪 30g	炒白术 12g	黄连 9g	

3 剂，每日 1 剂，水煎后分 2 次服，每次 200ml，从营养管中送入。病情重，观察。

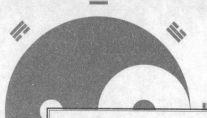

【二诊（12 月 31 日）】 服药 3 剂，初见疗效。尿量每日增至 1800～2000ml（原为 1000ml），下肢浮肿明显减轻，足背浮肿已全消退，自觉气短减轻，口干亦好转，又出现恶心，吐黄水，腹胀。提示阴液亏损有所恢复，水湿内停明显减轻，但胃中有热、气滞，宜减去苦寒化燥的黄连，加制半夏 12g、陈皮 10g、竹茹 12g（橘皮竹茹汤）清胃降逆，及枳壳 15g、厚朴 15g，理气消胀。

5 剂，每日 1 剂，给药方式同前。

【三诊（2012 年 1 月 6 日）】 服药 5 剂，下肢浮肿全消退，舌红、干消失，口不渴，但恶心、吐黄水、胃胀等胃部症状未减，建议拔出胃减压管，观察。腹腔胰头、尾的 2 个引流管及胸腔引流管均流出黄色液体。患者每日发烧 1～2 次，至今未退，体温 39℃，且在下午，出汗多，脉数，体瘦明显。鉴于患者的阴伤恢复，水肿消失，转入治疗发烧阶段。中医辨证"热郁少阳"证，用清解少阳之郁热，兼用益气解毒排脓的方法，处方如下。

柴胡 15g	黄芩 9g	青蒿 15g	生地 20g
生黄芪 20g	薏苡仁 30g	冬瓜皮 12g	蒲公英 30g
金银花 30g	制半夏 15g	竹茹 12g	陈皮 10g
生甘草 9g	浮小麦 50g		

6 剂，每日 1 剂，药液仍从营养管中送入。

【四诊（1 月 13 日）】 服药 6 剂后，现在每日发烧 1 次，已不出汗，患者家属反映，腹腔引流较前通畅，流量较前增加，约 300ml，黄色，质较稀薄，右胸腔引流液原为黄色液体，每日约 800ml，现为 400ml，并且颜色转为乳白色。患者精神好转，面色已转红润，胃中仍胀，恶心，但与拔出胃管前比较，明显减轻。大便稀，一日 2～3 次。从发烧和胸腹腔排脓情况看，配合中药治疗有效。舌又转红，脉数，宜前方去生黄芪，加沙参

30g，增强养阴作用，继续养阴清热，促进排脓，和胃降逆。6剂，每日1剂，水煎后，营养管送入。

【五诊（2月13日）】服1月13日调整药方后之中药6剂，据医师反映，患者已5天未发烧。腹腔引流量减少，每日50～60ml，胸腔每日约100ml。患者精神很好，已下地行走，在病区走廊中能走2～3趟。鉴于患者的体温已正常，胃部仍胀，呕吐，肠鸣，大便稀，每日2～3次，有时呈水样，脉数，舌苔白腻。提示脾虚湿胜，胃气上逆，宜健脾利湿、温胃降逆法治疗。中医认为人以胃气为主，体力的恢复全赖胃纳食物、脾的健运而消化吸收，今胃不受纳，恶心、呕吐，故必须治胃为先，兼治脾。

生黄芪25g　　炒白术12g　　干姜9g　　桂枝15g

制半夏20g　　旋覆花15g（布包）　　代赭石30g（另包先煎）

枳壳15g　　厚朴15g　　炙草9g

6剂，每日1剂，水煎后，一日分2次服，每次的2/3药液从营养管内送入，1/3口服。

【六诊（2月23日）】服药6剂，呕吐停止，大便稀，每日2～3次转为1次，成形。目前略觉胃胀，食欲好，喜饮食，别无不适。胸腔引流管已拔出，原营养管也已拔出，腹腔引流管仅留1个，每日流量约50ml，清亮液体。目前治疗，仍应调理脾胃，促进身体恢复。准备明日出院，返回老家休养。处方：

生黄芪25g　　党参10g　　炒白术12g　　干姜9g

桂枝15g　　制半夏12g　　陈皮10g　　枳壳15g

厚朴15g　　丹参20g　　炙草9g

水煎服，每日1剂。

【用药思路】坏死性胰腺炎是一种急性胰腺炎，新的分型称重症急性胰腺炎。其特点是急性发作、剧烈腹痛、病情极其严重、死亡率较高的一种急腹症。本例是运用中西医结合的方法治愈的。在治疗过程中充分显示出中西医治疗具有取长补短、优势

临床治疗案例集萃

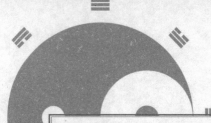

互补的优越性。在中医方面共有4个治疗阶段：一是治疗水肿阶段，二是解热排脓阶段，三是调理胃肠功能阶段，四是促进身体恢复阶段。具体的辨证用药思路，简述如下。

第1阶段，治疗水肿。

会诊时，鉴于患者的痛苦，主要是浮肿，口干舌燥，先解决此证后再诊。下肢浮肿明显，呈凹陷性，足背浮肿更重，皮色透亮，舌质红、少津液，脉数，辨证为阴伤性水肿，宜养阴利水为原则，根据张仲景治疗水肿的总原则，"诸有水者，腰以下水肿，当利小便；腰以上者，当发汗乃愈。"采用猪苓汤为主化裁，药用生地、沙参、麦冬、猪苓、茯苓、泽泻、车前子，又因患者说话气短、自汗多，无疑表虚不固，加黄芪，益气固表。共服8剂中药，服前3剂后，足背浮肿全消，下肢浮肿明显减轻，服后5剂后，下肢浮肿全消，口干舌红均已无，初步达到消肿的目的，治疗转向第2阶段。

第2阶段，治疗发烧和排脓。

根据患者的发烧特点，多在下午，每日发作2次，体温常达39℃，伴有出汗多，舌红，脉数，提示肝肾阴亏发烧，辨证为"热郁少阳"。胸、腹腔3个引流管均流出黄色液体（脓），每日流量在300~800ml。从现代医学角度看，发烧虽然与感染有密切的关系，中医治法、采用清解少阳郁热，滋养阴液与清热排脓法，齐头并进。以青蒿鳖甲汤的原意化裁，制订处方。青蒿、柴胡、黄芩、生地、沙参，甘寒养阴，清解少阳郁热，薏苡仁、冬瓜皮、蒲公英（千金苇茎汤）、金银花，配生黄芪，清热、解毒、排脓，以橘皮竹茹汤清胃降逆。先后共服12剂中药，服前6剂后，体温每日发作1次，各导管内黄色液体流量有所增加，流速较前流畅，服后6剂后，5天再未发烧，体温转正常，直至出院，导管脓性液体流量显著减少，50~60ml，病人的一般情况均有好转，并下地行走。说明解毒、排脓的方法疗效比较显著。目前患者仍胃胀，呕吐，大便稀，每日2~3次，自拔出胃管后，呕吐有所缓解，但仍较多。治疗遂转入第三阶段，以调理胃肠为主。

第3阶段，调理胃肠功能。

鉴于患者发烧已退，胸、腹腔的脓液流量甚少。因此，当前的治疗方向，应如何使其身体恢复为最重要的目的。中国传统医学认为"胃为养生之本，胃强则人强，胃弱则人弱。"（《外科证治全书》第5页）根据患者胃肠的表现，呕吐、腹泻为主，辨证为"脾虚湿胜、胃气上逆"证，选用理中汤和旋复代赭石汤增减的处方治疗，服药6剂，结果呕吐、腹泻均停止，大便每日1次，成形。食欲转佳，药味见五诊（2月13日）。在准备出院时，拟再调理脾胃，促进胃肠功能完全恢复。依据我国清代乾隆时的江南外科名医高秉钧的治病观点："痈疽……血气两虚，用参、芪以补气，当归地黄以养血。"（《疡科心得集》第6页）故处方用理中汤加桂枝温补脾阳之虚，半夏、陈皮和胃降逆，枳壳、厚朴理气消胀，再用当归补血汤（丹参易当归）补气养血，诸药配伍，使中药复方多靶点地发挥了治疗作用，希望患者早日恢复健康。

急性胰腺炎术后发烧

张某某，男，60岁，干部，甘肃省武威市人，住兰州大学第一医院普外科43床，2005年8月17日会诊。

【主诉】 急性胰腺炎术后发烧9天，邀请配合中药治疗。

【病史】 因急性胰腺炎，在兰州大学第一医院普外科43床住院治疗，手术后现已2个月，腹腔继续用引流术，每日流出黄

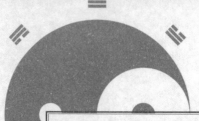

色或咖啡色液体。自8月6日起，患者开始发烧，体温38.5℃，迄今已9天不退烧，经科主任曹某邀请著者会诊，希配合中药治疗。发烧的特点，均在晚上，伴出汗、恶心、不思饮食、腹痛，大便秘结，4～5天排1次。CT检查，胰腺尾肿大，尿淀粉酶高，4900U/L，血淀粉酶840U/L。

检查：面带病容，说话略有气短，舌色紫暗，舌苔白中兼黄，脉沉数。

【西医诊断】 急性胰腺炎术后发烧。

【中医辨证】 少阳郁热证。

【治法】 清解少阳热郁，健脾和胃。

【处方】 青蒿鳖甲汤化裁。

柴胡 18g	青蒿 15g	黄芩 12g	太子参 30g
白芍 15g	丹参 12g	制半夏 12g	鲜生姜 10g
炒麦芽 30g	神曲 10g	石菖蒲 9g	枳壳 15g
大腹皮 15g	炙草 9g		

7剂，每日1剂，水煎2次，将药液混合后，一日分2次口服。

【二诊（8月24日）】 服药2剂后，体温即降至正常，至今4天再未发烧，腹痛减轻，有轻度腹泻，仍不想吃饭，恶心不减。舌象同前，脉缓。提示少阳热郁（发烧）已退，脾湿不解，胃纳不行，宜去青蒿，柴胡18g减至12g，加薏苡仁30g，制半夏加至15g，再加延胡15g，以祛湿、止呕、止痛。6剂，每日1剂，继续服用。

【三诊（8月31日）】 服上药6剂后，腹泻、恶心均已停止，腹痛明显减轻，食欲有所增加，喜饮，脉缓，舌象仍紫暗。说明"胃气"已恢复，胃肠功能逐渐趋于正常，但经复查淀粉酶又增高，尤以尿淀粉酶为最，33 000U/L，X光胸部拍片，左肺下叶不张，左胸腔积液，B超检查，胆囊饱满，提示泥沙状结石。鉴于胰腺炎的炎症未全消退，又有左胸腔积液，拟于上方加清热解毒、活血化瘀的二花、赤芍，整理处方于下。

柴胡 18g	黄芩 12g	太子参 30g	白芍 15g
制半夏 15g	薏苡仁 30g	鲜生姜 10g	延胡 15g
枳壳 15g	炒麦芽 30g	神曲 10g	石菖蒲 9g
丹参 12g	赤芍 15g	二花 30g	

6 剂，每日 1 剂，煎服方法同前。

【四诊（9 月 7 日）】 服上药后，病情有好转，仅有背胀痛，大便成形，食欲转佳，复查尿、血淀粉酶有明显下降，尿淀粉酶 8500U/L，血淀粉酶 830U/L，准备拔出引流管。患者提出要出院，返回武威原籍治疗休养，要求调整再开处方。鉴于配合中医治疗以来，发烧已退，自觉症状绝大部分消失，现时主要是背胀痛，尿、血淀粉酶仍较高，说明少阳病变始终未完全解除。宜遵辨证治疗原意，疏肝利胆、清解郁热、化瘀解毒、健脾和胃之法，立方于下，以缓治为主。

柴胡 12g	黄芩 10g	郁金 20~30g	茵陈 15g
丹参 15g	赤芍 15g	金银花 30g	太子参 30g
炒白术 9g	枳壳 15g	厚朴 15g	炒麦芽 30g
石菖蒲 9g	生甘草 9g		

每日 1 剂或隔日 1 剂，连服 1 个月，观察。必要时再查尿、血淀粉酶。

【用药思路】 此例系著者首次遇到的急性胰腺炎发烧，配合中药治疗的患者。根据发烧的特点，主要在晚上，伴出汗、恶心、腹痛、脉数、苔黄等，辨证为少阳热郁，兼有轻度伤阴和胃气上逆，选用青蒿鳖甲汤加减治疗，共服 2 剂中药，发热即退，连续数日再未发烧，腹痛减轻。用药思路，以柴胡、青蒿、黄芩清解少阳的热邪，以太子参、白芍养肝阴，芍药配甘草缓解胃肠平滑肌痉挛而解腹痛，半夏、生姜和胃降逆而止呕，炒麦芽、神

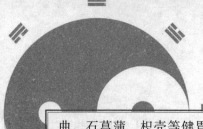

曲、石菖蒲、枳壳等健胃，促进食欲。之后，在前方基础上略加调整，患者食欲增加，恶心停止，此为治疗的第一阶段。

第2阶段的治疗，主要鉴于尿、血淀粉酶测定，降而又升，始终未至正常，说明急性胰腺炎的病变虽已明显减轻，但未痊愈。按中医的辨证理论，邪热未尽，仍有死灰复燃之虑，理应再治，却因患者的经济条件有限，欲出院回原籍治疗、休养。所以仍以疏肝利胆、清解少阳热邪的原则下，加用清热解毒、活血化瘀的中药，金银花、丹参、赤芍，促进炎症的吸收、消退，以太子参、白术、枳壳、麦芽、石菖蒲等，固护脾胃后天之本，缓缓治疗，以图达到治愈。

胰腺假性囊肿

庞某某,女,71岁,家庭妇女,兰州市人,2002年2月2日初诊。

【主诉】 胃胀、胃痛6年,目前上腹出现一疙瘩。

【病史】 6年来反复发生胃胀、胃痛、反酸、打嗝、不思饮食。1年半前,曾患胆结石在兰医二院行胆囊摘除术,同时又患胰腺炎,经治疗缓解出院。不久上腹部发现一疙瘩,逐渐长大,疼痛不明显。今年2月在甘肃省人民医院B超检查,胃后方有一圆形囊形肿物,73mm×90mm×90mm,包膜光滑完整,未见强回声,未见明显移动,胰腺显示不清,胆囊结石26mm×12mm。同时,反酸、打嗝、大便不通,今日特来请中医治疗。

【检查】 患者面容消瘦,无痛苦病容,上腹部隆起,有一个约成人拳头大的包块,表面凹凸不平,质较硬,有轻度压痛,左右锁骨上淋巴未肿大,巩膜无黄染,脉缓,唇紫暗,舌苔白。

【西医诊断】 胰腺假性囊肿,胃癌待排除。

【中医辨证】 胰腺假性囊肿,气滞血瘀型。

【治法】 活血化瘀,理气止痛,清热解毒。

【处方】 桂枝茯苓(丸)汤加味。

桂枝15g　　茯苓15g　　丹皮12g　　桃仁10g

红花10g　　延胡20g　　川楝子10g　生蒲黄10g(另包)

炒五灵脂10g　制半夏15g　　陈皮10g　　枳壳15g

厚朴15g　　莱菔子30g　　白花蛇舌草20g　　金银花20g

6剂,每日1剂,水煎服。

【二诊(2月9日)】 甘肃省人民医院上消化道气钡造影结果,未见明显器质性病变,已排除胃癌。继续按胰腺假性囊肿对待,治法不变。服上药6剂后,胃痛消失,仍打嗝、反酸,大便不通畅。前方枳壳改枳实,制半夏加至20g,加黄连9g,每日1剂,水煎服。

【三诊(3月3日)】 先后共服上药24剂。服药后胃胀、反酸消失,大便通畅,检查腹部较前平坦,原拳头大包块缩小,硬度较前低。脉缓,舌质略红,舌中央白厚苔。前方加焦山楂15g,促进消化而退舌苔;加大清热解毒药白花蛇舌草、半枝莲之药量各至30g,桃仁15g。继续服,每日1剂。

【四诊(4月13日)】 共服药42剂,胃部无任何不舒,饮食增加,口不干,大便正常。上腹部拳头大的包块较前又缩小。约9cm×8cm,表面光滑,无压痛,舌根部有一块剥脱,色红少苔,脉缓。鉴于气滞现象已不明显,治法改为活血化瘀,软坚散结,清热解毒,处方调整。

桂枝10g　　丹参30g　　桃仁10g　　红花10g

当归15g　　血竭10g　　公英30g　　白花蛇舌草30g

半枝莲20g　香附12g　　莱菔子30g　陈皮10g

水煎服,每日1剂。

【五诊(4月27日)】 已服药56剂,上腹部巨大包块缩小大半,自觉气短,脉、舌无明显变化,有气阴双损现象,前方加生黄芪30g、麦冬12g、五味子9g,每日1剂,水煎服。

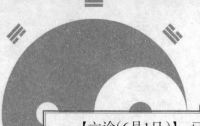

【六诊(6月1日)】 已服药74剂,自觉腹部包块已摸不到,有气短、盗汗现象,舌略红,苔白,脉缓。检查腹部平坦无隆起,压之不痛,包块摸不清楚。宜再调整机体的气阴失调现象。治法,调和营卫,养阴止汗,兼清热解毒。

生黄芪30g　　　桂枝12g　　　白芍12g　　　地骨皮15g

丹皮10g　　　　麦冬15g　　　五味子9g　　　浮小麦30g

白花蛇舌草30g　公英15g　　　生甘草9g

6剂,每日1剂,水煎服。

【七诊(6月15日)】 服药后,气短、盗汗消失。B超复查腹部包块缩小程度,结果:"胰腺呈蝌蚪状(正常形态),边界欠规整,胰头前后径20mm,胰尾部可探及一个32mm×28mm的异常回声区,边界清楚,其内以低回声为主。"超声提示:"胰腺假性囊肿治疗后,囊肿明显缩小"。

【用药思路】 此为一例胰腺假性囊肿患者,经中药治愈。1995年著者曾首次用中药治愈过一例(见2001年,甘肃民族出版社出版的《许自诚中西医结合治疗经验选集》,第104页),此为第2例。这两例患者的共性特点及异点是:同为胰腺假性囊肿,而且都呈巨大包块,如成人的拳头大,腹部膨隆高起,年龄均是71~80岁的老年人,80岁者为男性,无明显病容,谈笑风生,71岁者为女性,虽然面容消瘦,也无痛苦表现。后者因有胃胀、胃痛、反酸、打嗝等一般胃病症状,故先用CT排除了胃癌的可能性,而80岁者,鉴于年事已高,癌症不能不考虑,故用CT排除了胰腺癌。这点在诊断上非常重要。治疗方法和药物可以说基本相同,全用温通血脉、活血化瘀、软坚散结的中药,兼用少许清热解毒的中药,唯80岁者加用了少量抗生素(小诺霉素)。

运用中药治疗方法的思路。在首例胰腺假性囊肿使用中药治疗成功的启迪下,根据西医对胰腺假性囊肿形成的机理和中医对肿块的病因病机的两种思维,确定了治则、方法和选药组方。西医一般认为,70%系由胰腺炎引起,原发胰腺炎经治疗后炎性渗出物未全吸收,含炎性因子、纤维蛋白原等,被周围的结缔组织包裹而自然形成的囊性病变,局部的血液循环有障碍。中医理论认为,多由血瘀和/或痰湿凝结为肿块的病机确有相近之处,使著者领悟到中医的朴素病机与西医的科学机理,其真实内涵是一致的。因此用中医的活血化瘀,温通血脉,软坚散结的方法治疗。

具体处方用桂枝茯苓汤加味。此方源自我国汉代名医张仲景的桂枝茯苓丸,为治妇女腹内积血成块的病症而设,近年来国内用于治疗子宫肌瘤,对子宫肌瘤小者有效,大者无效,后者须用手术治疗摘除子宫。桂枝、茯苓、丹皮、桃仁、生蒲黄、五灵脂,温通血脉,活血化瘀;茯苓配制半夏、陈皮,除湿降逆止嗝;半夏配黄连抗酸,枳实、厚朴、莱菔子通腑(结肠)理气;由于瘀久化热,胃中亦热,以白花蛇舌草、半枝莲、金银花,清热解毒,软坚散结。诸药合理配伍,不仅胰腺囊肿明显缩小,触诊时包块摸不清楚,而且胃胀、反酸、打嗝、大便不畅等胃肠症状完全消失。后期,患者出现气阴双虚表现,遂以参麦散和黄芪建中汤加减调治,先后共服以上中药70多剂,最后达到胰腺假性囊肿基本治愈。

临床治疗案例集萃

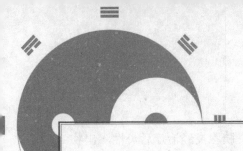

第五章 肠道疾病

慢性结肠炎 （一）

刘某某，男，70岁，甘肃省地震局总工程师，住兰州大学第一医院内，2003年7月29日来诊。

【主诉】 腹泻40多年，中、西医治疗后，开始有效，以后效减，或无效。

【病史】 50年前，因游泳水温较低，开始发生腹泻。至1995年（20世纪），在甘肃河西走廊工作时，因喝"涝巴水"（人畜共饮的池塘水）后发生急性胃肠炎，后腹泻加重，至今不愈。每遇天气转阴，吃生冷食物，或油腻食物（尤其是猪肉）后，即刻腹泻。天气越热，病情越轻，喜吃热食，喜用热水袋热敷腹部，感觉舒服。腹泻多在早饭后发生，每半小时腹泻1次，连续3次，第一次为稀便，第2次更稀，伴腹痛，第3次全为水样便，便后身体疲乏，大便常带泡沫，下午腹胀。40年来，用西药或中药治疗，开始有效，后无效，以后失去治疗信心，再未治疗。因为腹泻不敢上街，儿子在美国工作，每次要求他去美国住一时期，终因腹泻而不方便，至今未如愿。近来在其夫人的劝告下，请著者试治，遂于7月29日来诊。

有前列腺肥大史，常有尿等待、尿流细、尿不尽现象。

【检查】 身体胖瘦适中，营养不缺乏，无贫血状，走路灵活，语言清晰，手温，舌色正常，苔白，左手脉反关脉，右手脉沉细明显。

【西医诊断】 慢性结肠炎。

【中医辨证】 脾肾阳虚型。

【治法】 温补脾肾，理气固涩。

【处方】 桂附理中汤合四神丸加减。

肉桂 10g	党参 25g	炒白术 12g	干姜 9g
炙草 9g	肉豆蔻 10g	吴茱萸 10g	补骨脂 10g
枳壳 15g	木香 9g	诃子肉 30g	延胡 15g

6 剂，每日 1 剂，每剂水煎 2 次，将药液混合后，每日中午及晚上各温服 1 次。

【二诊（8 月 4 日）】 服药 6 剂，疗效明显，腹痛消失，大便一日 2 次（上下午各 1 次），成形，已不带泡沫，夜尿减少 2 次。开始服药时，胃中不适，以后即无。脉沉细，舌苔白润。拟前方加益智仁 15g，温肾以促进夜尿减少。6 剂，续服，煎服法同前。

【三诊（8 月 11 日）】 先后共服中药 12 剂，病情好转程度又有进步，一周来大便每日 1 次，尿等待已无，尿流变粗，但夜尿仍 2 次，舌脉未变。前方肉桂加至 12g，再加山药 20g，6 剂，每日 1 剂。

【四诊（9 月 1 日）】 先后共服温补脾肾、理气固涩药共 28 剂，大便成形，每日定时排便 1 次，无腹痛、腹胀，睡眠充足，精神转佳。患者主动停药 3 天，观察疗效，结果大便每日 3 次，成形，无腹痛、腹胀现象，追问原因，自认为与节气"立秋"后天气转凉有密切关系。脉舌同前，无异常。说明患者的肾阳还不足，肺气较虚，机体的适应能力不强有关。因此，前方加制附子、生黄芪，调整处方如下，继续治疗观察。

制附子 6g	肉桂 10g	党参 30g	炒白术 12g
干姜 9g	肉豆蔻 10g	吴茱萸 10g	补骨脂 15g
益智仁 15g	生黄芪 15g	诃子肉 30g	木香 9g

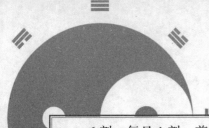

6剂，每日1剂，煎服法同前。

【五诊（9月8日）】 已服完6剂，共计34剂，大便成形，基本每日1次，无腹痛，无腹胀，食欲好，精神佳，有气力，脉缓有力。效不更方，再服6剂，共计40剂。若排便情况保持不变，即停服汤剂，改用丸药，巩固疗效，缓缓治疗。

附子理中丸（蜜丸，9g重），每日2次，每次1丸。豆蔻四神丸（北京同仁堂产品），每次1丸。

以上两种药，逐渐递减服用。

【用药思路】 此例慢性腹泻患者，病期很长达40年，经过多种中西药治疗，终未治愈。患者平日不仅不敢上街（怕腹泻，临时无法上厕所），更不敢去美国探望儿子，并在长期的困惑中执著地坚持工作，对事业忠贞，约半个世纪，足见此病对患者带来的痛苦与烦恼，不言而喻。在著者过去治疗的慢性结肠炎中，也是病期最长的一个，所以将它收录在本书中。

用药思路上并不复杂。根据我国医圣张仲景著《伤寒论》中"自利不渴者，属太阴，以其藏有寒故也，当温之，宜服四逆辈。"（277条）"少阴病，下利清谷。"（317条）"少阴病，下利脉微。"（315条）的含义，结合患者腹泻如水样，晨起床后连续排便数次之多，脉沉细，舌苔白等特点，判断为太阴与少阴合病，即脾肾阳虚证。治疗上应采用"四逆辈"（指四逆汤一类方剂，也包括理中汤），所以选用桂附理中汤的基础上进行组方选药。再根据"久病及肾"的中医理论，选用专治脾肾阳虚、黎明腹泻的方剂"四神丸"合用。这些方剂重在温补，多用怕产生"脾滞"的副作用，故加理气药木香、枳壳。但是，患者毕竟是腹泻严重，须再加诃子肉（配木香，效更好）固涩止泻。如此按中医的辨证思维方法，选方选药，灵活运用，起到了温补脾肾、理气固涩的作用，治愈了此例40多年的慢性痼疾。遗憾的一点，对患者未作纤维结肠镜检查，所以西医病的诊断，仅是著者治疗慢性结肠炎的经验和部分同样症状的患者，经肠镜检查直肠和乙状结肠有充血、水肿、而无溃疡、肿瘤的记载（见《许自诚中西医结合治病经验选集》，第90页，慢性结肠炎（三），甘肃民族出版社，2001年），定为慢性结肠炎。

疗效的科学机理是什么？从温补脾肾、理气固涩的传统中药药理作用和"肾主二便"的中医理论看，其机理可能与现代医学上肾上腺皮质激素的分泌减少有密切的关系。因为正常人肾上腺皮质激素的分泌，昼夜24小时有一定的规律性，一般来说，半夜1点分泌量开始上升，到早晨7~8点钟分泌量达到最高峰。此时充分发挥了皮质激素的生理效应，以维持机体生理功能的平衡。而此患者恰恰这时皮质激素的分泌量减少，水盐的代谢失调，结肠吸收水分的功能减弱，肠蠕动增快，因而大便次数（早晨后）连续3~4次，甚至呈水样便，形成中医所谓的"黎明泻"。推论，此患者可能因肾上腺皮质功能减退，皮质激素的减少，导致成肾阳虚型慢性结肠炎。所用温补脾肾的中药，主要是温肾阳药（如附子、肉桂等），可能对肾上腺皮质激素的分泌有兴奋作用，从而改善了其功能减退的状态，取得了很好的疗效。

至于真正的疗效机理，有待后来者去研究实验证实。尽管中医的复方作用是多方位、多靶点、多途径的，但慢性结肠炎，属脾肾阳虚型、脾阳虚型者，实验时均应考虑进去，从肾上腺皮质激素功能减退上去探索。

9年后随访（2012年10月16日）：患者自2003年用中药基本治愈慢性结肠炎后，至今9年来病情稳定，每日排便1次，大便成形，体重增加，身体壮实，精神饱满，唯偶遇气候变化，尤其是秋冬交界之际，气候转冷，大便变稀，一日1~2次，持续1~2天即转正常，无腹痛、腹胀等情况。有时大便干，经吃红薯或香蕉后迅速变软。患者自认为治疗很满意，中医中药基本治愈了他50年的老病，解除了自己的痛苦和心理负担。

临床治疗案例集萃

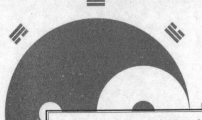

通过此例治疗后9年的随访，著者认为，采用温补脾肾、理气固涩的方法治疗慢性结肠炎，具有疗效显著和长期稳定的作用。

慢性结肠炎（二）

巨某，男，56岁，西北油漆厂干部，2012年8月25日来诊。

【主诉】 腹泻10个月，受凉后加重。

【病史】 患者平素身体怕冷、胃凉，由于吃生冷食物后发生腹泻，至今10个月腹泻不愈，受凉后腹泻加重，大便一日3~4次，伴有腹痛、半夜肠鸣，无脓血及黏液。2012年7月3日经兰大一院结肠镜检查：直肠、乙状结肠表面局限性水肿，点片状糜烂，诊断：慢性结肠炎。在外治疗1年，吃过附子理中丸、豆蔻四神丸、补脾益肠丸、归脾丸等中药无效，服西药"易蒙停"后，腹泻缓解，但胃仍凉，受凉后腹泻又加重，遂于8月25日来诊。

【检查】 身体胖瘦适中，较虚弱，无贫血状，走路灵活，语言清晰，舌淡色青，苔白，脉沉细。

【西医诊断】 慢性结肠炎。

【中医辨证】 脾肾阳虚型腹泻。

【治法】 温补脾肾，理气固涩。

【处方】 桂附理中汤合四神丸加味。

红参6g（另包先煎兑服） 炒白术10g 干姜9g 炙草9g
制附子6g 肉桂10g 巴戟天15g 补骨脂15g
米壳10g 木香9g 小茴香9g 川椒3g

6剂，每日1剂，每剂水煎2次，将药液混合后，每日中午及晚上各温服1次。

【二诊（9月22日）】服药6剂，疗效明显，半夜肠鸣腹泻减轻，胃凉好了很多，患者认为自己过去服中药或西药后从没有这次的疗效快，因此主动地又服上药6剂，现在大便一日1次，成形。脉沉细，舌淡色青。拟前方肉桂再加2g。6剂，续服，巩固疗效，煎服法同前。

【用药思路】此例慢性腹泻患者，经纤维结肠镜检查，诊断为慢性结肠炎，诊断清楚。中医辨证为脾肾阳虚型腹泻。病期10个月，经过多种中西药治疗，终未治愈。在许老过去治疗的同类型慢性结肠炎中，此病例用药有所不同，主要是用红参而不用党参，并加用米壳（罂粟壳），用药的总思路，略述于下。

根据我国医圣张仲景著《伤寒论》中"自利不渴者，属太阴，以其藏有寒故也，当温之，宜服四逆辈。"（277条）"少阴病，下利清谷。"（317条）"少阴病，下利脉微。"（315条）的含义，结合患者腹泻时大便稀，一日数次，不带脓血及黏液，伴有腹痛、胃凉，脉沉细，舌淡色青，苔白等特点，判断为太阴与少阴合病，即脾肾阳虚证。治疗上应采用"四逆辈"，所以在桂附理中汤的基础上进行组方选药。又考虑到患者平素全身怕冷，身体虚弱，由于红参具有补气、滋阴、益血、生津、健胃等多种作用，比党参的作用强而广，并可有效地提高患者的免疫力之特点，所以用红参而不用党参。再根据"久病及肾"的中医理论，加用补肾阳的制附子、肉桂及巴戟天、补骨脂加强温补肾阳的作用。用理气药木香以防多用温补药产生"脾滞"的副作用。患者平素胃凉，加小茴香、川椒配合肉桂温胃祛寒。米壳一味药，即罂粟壳，是治疗久泻、久痢的良药，过去许老很少用此药，其止泻的现代机理是抑制肠道的蠕动。如此诸药配伍，增效作用较强，共起到了温补脾肾、理气固涩的主要作用，较快地临床治愈了此例患者。但今后是否再复发，尚难预料。

肠道易激综合征（一）

马某某，男，49 岁，中学教师，甘肃省秦安县人，2005 年 6 月 29 日来兰州大学第一医院门诊初诊。

【主诉】 腹泻 30 多年，要求中医治疗。

【病史】 30 多年来一直腹泻，每日排便多则 10 多次，少则 5～6 次，大便稀，带黏液，但不带脓血，每于天亮前 5 点钟左右发生腹泻，吃生冷、酸、辣等食物后往往腹泻加重，常感疲乏无力，遂于 6 月 29 日来兰，在兰大一院门诊求中医治疗。

【检查】 面色晦暗而黄，脉沉细，舌色红，舌苔黄厚腻。

【西医诊断】 肠道易激综合征。

建议作纤维结肠镜检查，进一步确诊。

【中医辨证】 大肠湿热证。

【治法】 清化大肠湿热。

【方药】 三妙散加味。

黄柏 10g	苍术 15g	川牛膝 9g	黄连 9g
金银花 20g	白花蛇舌草 30g	土茯苓 30g	焦山楂 15g
藿香 15g	佩兰 15g（两药另包后下）		川楝子 9g
延胡 15g	诃子肉 30g	木香 10g	

冷水煎服，每日 1 剂。每剂水煎 2 次，将药液混合后，一日分 2 次口服。患者暂不同意内窥镜检查。

【二诊（10 月 26 日）】 患者又从秦安县来兰州复诊。自述共服以上中药 12 剂，疗效很好，每日大便 1 次成形，有时 2 次，持续 2 个多月未复发。最近又有复发现象，仍在天亮前 5 点钟左右开始腹泻，连续 4～5 次，无黏液和脓血，腹隐痛，经在我院作纤维结肠镜检查，结肠未发现异常改变。

【检查】 黄厚腻苔完全消失，舌色由红转淡红，苔薄白，脉沉迟。根据以上脉、舌、症状，辨证为脾肾阳虚型腹泻，西医诊断：肠道易激综合征的可能性较大。宜温补脾肾之阳气，理中汤和四种丸加减治疗。

肉桂 10g	党参 20g	炒白术 9g	干姜 9g
炙草 9g	吴茱萸 10g	肉豆蔻 10g	白芥子 10g
南细辛 9g	益智仁 15g	诃子肉 30g	

10～15 剂，每日 1 剂，水煎服，继续观察。

【用药思路】 肠道易激综合征是临床上最常见的一种肠道功能性疾病。临床特点是慢性反复发作，以腹泻为主，排便时间最多在清晨早餐前后和傍晚，大便常带黏液，无脓血，伴有腹痛，而且多在左肋缘下脓前线附近痛。气候突然变冷，情绪改变时容易犯病，吃生冷食物也易加重腹泻，男性多于女性，多在 20～50 岁之间。乙状结肠镜及纤维结肠镜的检查最具诊断价值，肠黏膜无溃疡，无出血及息肉等改变，但可有轻度充血水肿和过度黏液分泌为其特点。治疗上多主张用中西医结合的综合性措施。本患者的临床特点和慢性反复发作的病程，尤其是对生冷、酸、辣等不同性味的食物都敏感，以及内窥镜下（治疗缓解期）复查结肠黏膜无异常发现等情况，基本符合肠道易激综合征的诊断。治疗上我们采用西医辨病和中医辨证相结合的方法，用中医辨证治疗，达到了病情明显控制的目的。

辨证施法共分两个阶段，开始对辨证为大肠湿热证，具有舌色红，舌苔黄腻厚，脉沉细，大便每日次数多，带黏液为特点，用清化湿热的方法，以三妙散加味，黄柏、黄连清热，银花、白花蛇舌草清热又解毒，苍术燥湿，土茯苓利湿，藿香、佩兰化湿，川楝子、焦山楂清热导滞，促进黄腻厚苔的消退，诃子肉固涩止泻，木香理气止痛，配黄连，通称香连丸，为常用的止泻要方，共同增强止泻的作用，川牛膝引药下行。诸药配合，既有相互增效作用，又有改善大肠排泄糟粕障碍的良好作用。因此，服药12剂，腹泻停止，疗效显著，维持2个多月未见复发。

第2阶段的治疗，证情由湿热转化为脾肾阳虚证。即湿热夹杂证转变为单纯虚寒证。用温补脾阳和肾阳的方法治疗，其中的理中汤（党参、白术、干姜、甘草）温补脾阳，加益智仁增强疗效；肉桂、吴茱萸、肉豆蔻、细辛、白芥子温补肾阳；诃子肉固涩止泻。因患者再未来复诊，不知是否疗效巩固，尚难预料。因此病确系易于复发。

肠道易激综合征（二）

王某某，男，76岁，干部，已退休，住兰州市，2006年6月10日初诊。

【主诉】 腹泻13年，欲中医治疗。

【病史】 13年前，不明原因开始发生腹泻，至今未愈。大便稀，无脓、血、黏液和泡沫，每日排便最多4次，少为1～2次，时轻时重，有轻度腹痛。用过多种西药及中药治疗，开始有效，以后无效。吃生冷食物后无明显影响。从未检查过，也未用过结肠内窥镜检查。平日胃中有烧灼感，用黄连素、氟哌酸后，病情缓解。

【检查】 身体状态较好，头发大部花白，面部气色较红润，语言清晰，舌裂纹较多，色淡红，舌根部有黄腻苔，脉沉缓有力。

【西医诊断】 肠道易激综合征。

【中医辨证】 大肠湿热证。

【治法】 清化大肠湿热，固涩止痛。

【处方】 三妙散加味。

黄柏 9g	苍术 12g	川牛膝 9g	土茯苓 30g
薏苡仁 30g	白花蛇舌草 20g	诃子肉 30g	延胡 15g
白芍 12g	生甘草 9g	砂仁 6g	

6剂，每日1剂，水煎2次，将药液混合后，一日分2次口服。

【二诊（6月19日）】 服药后有效，前4天未腹泻，大便成形，每日1次，胃烧消失，肛门处有热感，黄腻苔仍在，但较燥，脉同前。拟去砂仁，以免加重热象，白花蛇舌草加至25g，增强清热解毒作用，6剂，煎服法同前。

【三诊（6月26日）】 先后共服药12剂，腹泻停止，大便成形，每日1次。患者认为治疗比较满意。舌根的黄腻燥苔的燥象减轻，为了促进舌苔的消退，加枳实9g、焦山楂10g。6剂，每日1剂，再服，观察。

【用药思路】 此患者因未做结肠镜检查，所以在疾病的诊断上首先想到的病，是否为慢性溃疡性结肠炎。该病在结肠镜下常示有溃疡形成，大便带脓、血和黏液，时轻时重，病期较长，不论中、西药治疗，都可减轻症状，但彻底治愈比较困难。

从患者腹泻的特点看，无脓、血及黏液，初步可以排除慢性溃疡性结肠炎的诊断。但从腹泻的慢性过程，时轻时重，反复发作，以及大便稀、无脓血等情况看，肠道易激综合征的可能性较大。去年我们曾治疗过一例肠道易激综合征患者马某（见本书肠道易激综合征（一）），结肠内窥镜检查结肠黏膜未见异常改变，中医辨证治疗的依据主要是舌苔黄腻，定为大肠湿热证，用三妙散加味取得了较好的疗效，病情得到了控制。此例患者的证情几乎一样，所不同处对生冷食物无明显的影响，但舌苔仍为黄腻，脉沉缓有力，所以仍辨证为大肠湿热证。证型相同，治法也相同。同样，用清化大肠湿热的药三妙散加味治疗，结果临床症状明显缓解。黄柏、白花蛇舌草清大肠之热，以苍术燥湿，薏苡仁和土茯苓利湿，砂仁化湿，诃子肉固涩，延胡、白芍、甘草止痛。据现代药理证实，白芍甘草汤对肠胃平滑肌的痉挛有缓解作用，川牛膝引药下行。诸药配伍，寒热并用，腹泻得到控制。但不知是否复查，尚难预卜，因患者再未复诊。

对我们的启迪：此两例患者，都是肠道易激综合征，中医辨证也同为大肠湿热证，治法也相同，疗效结果也一致。可见，中西医结合的过程中，西医的同一种病，只要辨证相同，可以采用同一治疗的方法去治疗。并不完全是"同病异治"的。读者可以将此两例合看，识别两例用药的相同和不同处，以及后期的处理，对辨证论治的思路或有所裨益。

慢性阑尾炎

张某某，男，52岁，干部，2007年6月9日初诊。

【主诉】 右下腹痛和胃痛2年，要求中医治疗。

【病史】 右下腹和胃疼痛的特点是坐位时疼痛缓解，行走时疼痛加重，2年内体重减轻5kg，曾在兰州军区总医院内窥镜检查提示：①直肠息肉；②慢性结肠炎。

【检查】 患者面色憔悴，有病容，精神萎靡，腹部柔软，麦氏点压痛，未触到肿块。脉沉缓无力，舌质淡红、舌边有切迹，舌苔白。

【西医诊断】 慢性阑尾炎。

【中医辨证】 脾气虚兼气滞血瘀证。

【治法】 健脾益气，理气化瘀止痛。

【处方】 四君子汤和金铃子散加味。

党参 15g　炒白术 9g　茯苓 18g　炙草 9g

降香 10g　砂仁 6g　延胡 15g　川楝子 9g

赤芍 15g　丹皮 10g

6剂，每日1剂，将药液混合后，分2次温服。

【二诊（6月16日）】 服上药6剂，大便干，右下腹疼减轻，只感觉不适，但在凌晨3~4点疼痛明显，舌边有切迹，前方加当归15g、败酱草20g、枳实15g。

6剂，每日1剂，煎服法同前。

【三诊（6月30日）】 服上方6剂后，右下腹疼痛白天缓解，凌晨3~4点疼痛仍明显。口干、大便仍干，脉沉缓有力，舌边有切迹，调整处方，改变治疗方法，重点治疗慢性阑尾炎。活血化瘀，清热解毒，理气止痛。

当归 15g　丹皮 10g　赤芍 15g　败酱草 30g

延胡 18g　川楝子 9g　枳实 15g　厚朴 15g

火麻仁 10g　陈皮 10g　炒白术 9g

每日1剂，煎服法同前。

【四诊（8月4日）】 服上方20剂后，阑尾区疼痛消失，因大便干燥，去炒白术，火麻仁加至20g。再服12剂，每日1剂，煎服法同前。

【五诊（8月25日）】 患者先后共服40余剂中药后，慢性阑尾炎临床治愈。目前，大便正常，面色红润，精神状态好，偶尔肚脐左上腹疼痛，脉沉缓有力，前方加白芷15g止痛，再服6~12剂巩固疗效。

【用药思路】 患者初诊时，鉴于内窥镜下提示为慢性结肠炎，患者一般都大便稀，次数多，若病变在右侧升结肠，大便可能干燥，但右下腹麦氏点有明显压痛，故排除了慢性结肠炎，诊

断为慢性阑尾炎。阑尾是一个淋巴器官，参与 B 淋巴细胞产生和成熟，具有一定的免疫功能。大多数慢性阑尾炎是由急性阑尾炎缓解后遗留下来的病变，症状是右下腹疼痛，隐痛或不适感，走路活动或饮食不节时可诱发。现代医学的治疗，内科主要用抗生素治疗，外科治疗除非局部有包块形成或有肠梗阻现象者采用手术治疗外，一般都保守治疗。

该患者的治疗共分 2 个阶段。第 1 阶段根据症状、体征和脉象及中医发病机理，起初辨证为脾气虚兼气滞血瘀证，用四君子汤健脾益气，主治脾气虚证，兼治气滞血瘀，以降香、砂仁、延胡、川楝子（金铃子散）理气止痛，赤芍、丹皮活血化瘀。服上方 6 剂后，大便干、右下腹仅有不适，凌晨 3～4 点疼痛明显。从祖国医学的理论分析，可能因凌晨 3～4 点为少阳之气生发之始（阳气较弱），因病邪重，少阳之气不能与局部病邪抗争，阑尾的血瘀未除，瘀久化热，热毒滞留不退，故凌晨 3～4 点疼痛明显，即在前方基础上加当归、败酱草、枳实，活血化瘀，清热解毒，理气通腑之药，逐渐转入第 2 阶段重点治疗阑尾炎。服上方药 6 剂后，右下腹疼痛明显缓解，但仍口干、大便干，故重新组方，以当归、丹皮、赤芍活血化瘀，败酱草清热解毒为主治药，延胡、川楝子理气止痛为辅助治疗药，枳实、厚朴、火麻仁通腑理气，润肠通便。患者先后共服 40 余剂，慢性阑尾炎终于临床治愈。

第六章　自主神经功能紊乱

怕　热　型

孙某某，女，66 岁，退休职工，2008 年 10 月 31 日就诊。

【主诉】 上半身发烧 3 年。

【病史】 3 年来，多在晚上 7～8 点出现上半身发烧，有时中午开始发烧，但体温正常；心烦、口渴喜凉饮，鼻干，上半身烧时愿躺在凉沙发上乘凉，烧一直持续到晚上 12 点才退。手足四肢不烧。

【检查】 患者意识清楚，发热的特点是，晚上烧、白天不烧，正所谓夜热早凉。脉滑不数，舌质红、舌苔黄。

【西医诊断】 自主神经功能紊乱——怕热型。

【中医辨证】 肝阴虚火旺兼阳明经热盛证。

【治法】 滋阴清热或养阴透热。

【处方】 青蒿鳖甲汤化裁。

柴胡 15g　　青蒿 15g　　制鳖甲 30g（另包先煎 20 分钟）

白芍 18g　　地骨皮 15g　丹皮 9g　　炒栀子 10g

黄芩 10g　　生地 20g　　生石膏 20g（另包先煎 20 分钟）

6 剂，每日 1 剂，水煎 2 次，将药液混合后，一日分 2 次口服。

【二诊（11 月 8 日）】 服药 6 剂，自觉疗效特好，夜热早凉只出现 1 次，且持续时间短暂。近 2 日来，又出现发烧，以胸、

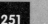

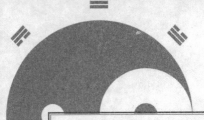

背部为主，从中午开始一直持续烧到凌晨 1～2 点，喜凉饮，体温正常，脉滑，舌质红，苔薄黄。效不更方，前方生石膏加至 25g。

12 剂，每日 1 剂，水煎服，服法同前。

【三诊 (12 月 13 日)】 患者服上药 6 剂后，胸、背发烧，口渴、喜凉饮的症状减轻，再服 6 剂后，胸、背发烧，喜凉饮等症状基本消失，维持 3 周不发烧。现又复发 1 周，症状同前，夜热早凉，以前胸、后背烧为主，脉沉滑，舌基本正常，生石膏加至 30g，黄芩加至 12g。

6 剂，每日 1 剂，煎服法同前。

【四诊 (2009 年 3 月 14 日)】 患者自 2008 年 10 月 31 日诊治后，先后共服中药 24 剂，疗效显著，维持 3 个月未复发，近来又有复发，午饭后发烧，喜凉饮，脉滑，饮食正常，舌象正常，有"高血压史"，服"脉律平"治疗。提示肝阴虚未完全恢复，前方生地加至 30g、白芍加至 20g，另加玄参 12g。取 6 剂，每日 1 剂，水煎服，服法同前。

【用药思路】 此病人系患了一种晚上发烧，白昼烧退，持续了 3 年的慢性病，用中医中药的理论指导取得比较满意的疗效。由于发烧的特点是，夜热昼凉，体温正常。每晚发烧时，心烦难忍，常愿身卧凉处，稍能缓解。像这种发烧的特点及病情，现代医学无法命名，甚至不予承认。中国传统医学却有其名称，即"阴虚内热"证。发热机理是热在阴分。因为发热在凌晨（晚上 12 点后）即退，热邪部位似与"少阳"有关，"少阳"与"厥阴"为表里，"少阳"为胆腑，"厥阴"为肝脏，所以辨证为肝阴虚火旺（热盛即为火），热郁少阳胆经，同时，伴有"阳明"胃经热盛，热盛易伤阴液，胃经的燥热，也可加剧肝阴虚的程度，患者出现口渴，喜冷饮的症状。

我国清代吴瑭著《温病条辨》中说："暮热早凉，汗解渴饮，少阳热疟偏于热重者，青蒿鳖甲汤主之。"吾师正是抓着了患者"暮热早凉"的发烧特点，并结合口渴、喜冷饮、鼻干等阳明经热盛伤阴的表现，辨证为肝阴虚火旺，热郁于少阳，兼阳明热盛，选用青蒿鳖甲汤化裁，养阴透热的方法治疗。鳖甲、生地、白芍、地骨皮、丹皮滋养肝阴虚为主药，柴胡、黄芩、栀子清少阳的郁热为辅助药，配合青蒿透热于外，鳖甲又善搜阴络的邪热，生石膏专清阳明胃的燥热，解除了口渴，喜冷饮的痛苦。燥热不清，阴液不易保存。诸药配伍，增强药效，最后达到热退身凉，机体恢复正常的状态。

通过此例的治疗，我们想到，中医理论的滋阴清热，阴足热退治疗发烧的观点，似与现代医学对高烧患者采用静脉点滴葡萄糖注射液加入抗病原微生物的药（如抗生素等）之方法一样，有异曲同工的作用。

怕 冷 型

肖某某，女，68岁，退休干部，2011年5月4日门诊初诊。

【主诉】 胃凉、背部怕冷，不自觉出汗，怕风1年多。

【病史】 2010年8月，甘肃省人民医院胃镜检查为浅表性胃炎，2011年2月，B超检查为慢性胆囊炎伴发多发性息肉，又在兰州军区总医院检查，排除了甲亢，血脂正常。如此反复检查，患者胃中感觉凉，隐痛，背部怕冷，出汗，怕风，打嗝等症状，依然存在，1年多来体重减轻7.5kg，全身疲乏，遂来诊治，要求中医中药治疗。

【检查】 面部晦暗无光泽，消瘦，精神欠佳，舌色青，舌边有齿印，脉缓无力，触摸手温。

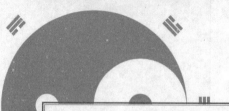

【西医诊断】 ①自主神经系统功能紊乱——怕冷型。②浅表性胃炎。

【中医辨证】 ①肾脾阳虚，营卫不和证。②脾气虚弱，营卫不和证。

【治法】 先治脾气虚弱，营卫不和证，用补益脾气，调和营卫的方法，再治肾脾阳虚，营卫不和证。

【处方】 归芪建中汤加味。

生黄芪25g	党参12g	灵芝15g	桂枝15g
白芍15g	制半夏12g	鲜生姜10g	炙草9g
丹参20g	大枣5枚	延胡10g	川楝子9g
陈皮10g	浮小麦30g		

14剂，每日1剂，每剂水煎2次，每次约40分钟，将药液混合后，一日分2次温服。

【二诊（5月16日）】 服上药14剂后，打嗝减轻，出汗略少，但胃凉、背冷照旧，大便正常，每日食量未变，脉缓，舌青，苔薄白，血压120/80mmHg，提示脾气虚弱未见改善，营卫不和依然如故。病情已转入脾肾阳虚，营卫不和证，宜加制附子6g，川椒3g，浮小麦加至40g。

6剂，每日1剂，煎服法同前，观察。

【三诊（5月25日）】 服药6剂（先后共计20剂），胃凉及背冷有所减轻，遇气候变化时仍有反复，饭后胃中不适，打嗝，脉、舌如前。拟加强温补脾肾的药力，制附子6g改8g，川椒3g改5g，旋覆花15g（布包），再观察。

【四诊（6月1日）】 服药后，胃和背凉均有好转，打嗝已愈，过去不能吃生冷食物，现在能吃半个苹果，胃中无不适感。提示治疗有效，治法确切，为了加强温补肾阳的作用，制附子加至10g。

制附子10g（另包先煎20分钟）　　　生黄芪30g

党参 15g　　灵芝 15g　　桂枝 15g　　白芍 15g

炙草 9g　　鲜姜 10g　　丹参 15g　　川椒 6g

大枣 6 个　　枳壳 15g

每日 1 剂，继续服用。

【五诊（7 月 6 日）】 共治疗约 2 个月，胃中不适已消失，食欲增加，体重也增加，出汗减少 50%，背部怕风、怕冷减轻，精神较前好转。疗效明显，暂不更方，配合金匮肾气丸，每日 1 次，每次 8 粒，坚持治疗以利治愈。

【六诊（10 月 12 日）】 先后共治疗 2 个多月，患者的体重增加 2.5kg，精神转佳，面色由晦暗转为红润有光泽，偶有出汗、怕风、怕冷现象，程度极轻，气候转热时全无症状，舌色淡红如常人，脉缓有力，舌苔薄白。说明脾肾阳虚证已基本消失，营卫不和证已趋协调，植物神经功能及浅表性胃炎已临床治愈。为了巩固疗效，预防复发，拟以上药 4 剂，作为水丸，每日 2 次，每次 6g。

【用药思路】 现代医学认为自主神经（包括交感神经和副交感神经其功能相互拮抗，又协调有序，维护内环境的平衡），参与人体内多种重要的生命调节活动，其功能障碍（紊乱）时，可出现全身系列症状。如精神和神经系症状（如焦虑、抑郁、淡漠、失眠、多梦等），循环系症状（如血压增高或降低、雷诺氏征、红斑性肢痛症，感觉异常——指端麻木疼痛、阵发性皮肤潮红、排汗障碍——多汗、少汗或无汗等），呼吸系症状（呼吸困难、哮喘、喉头异物感等），消化系症状（主要是副交感神经功能紊乱），消化腺的分泌异常，胃肠蠕动异常——食欲不振、腹泻、腹痛、胃痉挛等），泌尿生殖系症状（多尿、神经性多尿、夜尿、月经失调、性欲障碍等）。在诊断自主神经功能紊乱时，必须要尽力排除器质性疾病。

在以上现代医学对自主神经功能紊乱出现的系列有规律症状

255

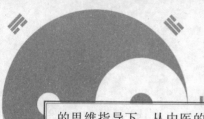

的思维指导下，从中医的思维方法看，这是一组出汗、怕风、怕冷、发热、失眠、多梦、焦虑、抑郁等表现的复杂症候群。由于变损的脏腑（功能失调）或经络不同，所以各患者表现的症状也不同。往往以某一种或某几种症状突出，有些患者以不自觉地出汗、汗液多、常湿透衣、帽为主；有些则以背部发热为主，甚至喜卧凉地才能缓解烦热之苦；有的仅以背部怕冷，或半身怕冷为主；也有些以阵发性烘热、出汗、失眠、心悸为主，多见于经绝期先、后的妇女，通常称更年期综合征，等等。我们按中医的观点分为多汗型、怕热型和怕冷型等3型，通过中药辨证治疗取得了较好的疗效及经验。过去我们治疗的两例多汗症，均属于多汗型。（详见《许自诚中西医结合治疗经验选集》第240～242页，甘肃民族出版社，2001年出版）

按中医理论，本患者的辨证诊断为脾肾阳虚，营卫不和。初诊时，鉴于怕风、出汗、恶冷，显然是营卫不和证候，属桂枝汤证，胃部常感发冷，不能吃生冷食物，打嗝，面色晦暗无光泽，消瘦等证候，系属脾胃虚寒证，故初步诊断为脾气虚弱，营卫不和证，采用补脾益气，调和营卫的方法，选用归芪建中汤为主治疗。由于处方中当归一药，虽有补血、促进血液循环、改善胃腔血运的作用，但因含油质较多，对脾胃虚寒者怕引起腹泻，不如丹参，又"功同四物"，故改当归为丹参，再加党参、灵芝等，补益脾肺之气，增加患者的免疫功能，治疗2周，症状无改善，出汗、背部怕冷照旧，胃凉不减，遂再进一步辨证，《伤寒论》（68条）说："发汗，病不解，反恶寒者，虚故也，芍药甘草附子汤主之"，启发著者，患者脾气虚，营卫不和之证情，不能完全去解释，必须从阳虚着手，故加附子、川椒，温补脾肾之阳，治疗观察。如斯治疗方法，坚持服用，义无反顾，终于达到了证愈、病亦愈，起到病证同治，病证同愈的理想疗效。

取得疗效的机理，著者认为，很可能是该中药复方起着调节自主神经系统的广泛作用。从传统医学的角度看，著者所用的药味组合，酷似《辅行诀脏腑用药法要》中的"大阳旦汤"，但其用药思路，仍未脱离医圣张仲景著《伤寒论》中的辨证用药的规律性，具有温补脾肾之阳，调和营卫的主要作用。

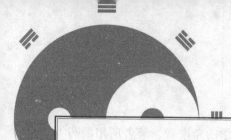

第七章　痤　疮

丘疹脓疱性痤疮

鲜某，女，20岁，回族，2006年1月9日门诊初诊。

【主诉】　面部起红色疙瘩2年多，加重1个月，要求用中药治疗。

【病史】　2年前面部起少数红色疙瘩，因吃某种中药后加重，并出现小脓疱，略觉痒痛，又在某皮肤病研究所用西药治疗无效，认为"我这里治不好，你在哪里也治不好"，患者遂来门诊要求用中药治疗。近来月经延后半月尚未来。大便无异常。

【检查】　面部的前额、两颊、下颌等处，满布红色及暗红色的丘疹及脓疱。患者面带愁容，低头、少语、说话带哭泣声。脉、舌无异常。

【西医诊断】　丘疹脓疱性痤疮。

【中医辨证】　血热夹瘀型。

【治法】　凉血活血、清热解毒、除湿止痒。

【处方】

生地25g　　赤芍15g　　丹参15g　　当归15g

益母草30g　金银花25g　蒲公英30g

白花蛇舌草20g　　土茯苓15g　　地肤子15g

凤眼草30g　　　生甘草9g

6剂，每日1剂，水煎2次，将药液混合后，一日分2次口服。

【二诊（1月16日）】服上药6剂后，脓疱全消失，红色丘疹变暗红色，部分结痂，脉沉细，大便干，月经已来。患者精神转佳，已无愁容，对治疗有了信心。提示皮疹症状好转，宜减轻活血药的药量，当归改为10g，加大凉血药的药力，生地改为30g，丹皮12g，再加通便药，郁李仁15g。继续服用，6剂，煎服法同前。

【三诊（1月23日）】共服中药12剂，面部的丘疹、脓疱基本消失，少部分丘疹干燥，痒也停止，唯前额处有2个约1.5cm×1cm的紫色隆起损害，觉胃胀，食欲减退，脉舌无变化，宜减少凉血、清热解毒的药，加理气健胃药，调整处方。

当归10g	生地12g	赤芍12g	蒲公英15g
二花15g	白花蛇舌草30g	凤眼草30g	地肤子15g
生甘草9g	枳实15g	炒麦芽30g	陈皮10g

12剂，每日1剂，煎服法同上。

自这次诊治后，患者再未复诊。著者根据患者自使用中药治疗后，疗效显著，接近痊愈，若服完此12剂药后，推测已治愈，胃部症状消失，若未治愈，定要来诊。

【用药思路】痤疮是一种青年或中年人常有的一种皮肤病，面部常表现有红色丘疹、脓疱、黑头粉刺、少数严重者伴有结节或囊肿、疤痕损害。引起本病的主要病因，一般认为与内分泌性激素（雄性激素偏高）、细菌感染（葡萄状球菌为主、痤疮杆菌有关）、大便秘结等因素关系密切，近20年来，由于外用化妆品增多，年轻女性喜吃麻辣、烧烤食品等原因，痤疮的发病率及复发率有增加趋势。

本例患者特点是丘疹、脓疱为主，比较严重，整个颜面都被侵犯。从病因病机上考虑，与月经失调、性腺激素和细菌感染有关，属中医的血热夹瘀证。治疗上用凉血活血、清热解毒、除湿止痒的方法，临床治愈。用药思路上，调理月经与消炎双管齐

临床治疗案例集萃

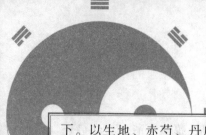

下。以生地、赤芍、丹皮等凉血，金银花、蒲公英、白花蛇舌草、生甘草等清热解毒，使其炎性反应缓解、消退；用当归、丹参、益母草活血，促进血液循环，增强子宫的收缩作用。使患者的月经迅速来潮，以土茯苓、地肤子、凤眼草除湿止痒，辅助消炎，减轻瘙痒。后期，在前药方的基础上减轻药物种类及剂量，略加调理脾胃、改善消化障碍的药物，最后达到治愈目的。

结节性痤疮

牛某，男，19岁，2010年10月9日就诊。

【主诉】　面部痤疮6年。

【病史】　患者6年前开始出现面部红色丘疹，诊断为痤疮，间断治疗未见减轻，随后痤疮沿及背部，至今满布面部、前胸及后背。平日大便干，4～6日1次。

【查体】　患者面部双颊散在丘疹、红斑，部分为色素沉着。前胸及后背满布0.2～0.5cm直径大小的暗红色结节，尤以双侧肩胛外侧明显，个别结节中央见黑色毛囊孔，部分结节连接成条索状，水平分布，高起于皮肤，形似瘢痕增生，局部伴有色素沉着。患者皮肤油脂分泌旺盛。

【西医诊断】　结节型痤疮。

【中医辨论】　血瘀夹热型。

【处方】

当归20g	丹参20g	生地25g	丹皮12g
赤芍15g	连翘15g	公英30g	白花蛇舌草30g
土茯苓20g	生甘草9g	皂刺10g	木贼草15g
山慈菇15g	陈皮10g		

【二诊（2011年1月8日）】 患者共服药50余剂，服药后面部及前胸后背痤疮明显减轻，结节变平，目前轻度瘙痒，余未见异常。患者自服药以来大便成形，每日1次，饮食亦未受影响。

【三诊（2011年6月18日）】 患者停药后维持半年无明显反复，此次就诊时见面部有个别散在红色小丘疹，大便干。前方去山慈菇、木贼草，加紫花地丁30g加强清热解毒作用。

2周后随诊，红色丘疹基本消失，患者对疗效表示满意。

【用药思路】 痤疮是青少年人群的多发疾病，中年发病者近年来临床也较常见。治疗上，以清热凉血、解毒通腑为治疗原则，再根据患者不同特点及疾病不同阶段，个体化调整往往能收到满意的疗效。如丘疹较大，质硬成结节状，可加连翘、皂刺、木贼草、山慈菇等软坚散结的药物，如脓疱较多，可加用土茯苓、薏苡仁、蒲公英、白花蛇舌草、紫花地丁、生甘草等健脾除湿、清热解毒的药物，促进炎症消退，炎性细胞的吸收；如丘疹色红局部温度较高，可重用凉血、清热解毒之品；如色素沉着较重，治疗就以活血为主，辅以凉血。对男性患者，可加葫芦巴，此药有抑制雄性激素的药理作用，有时能起到良好的疗效。本例患者属青少年男性，病期6年，面部以色素沉着为主，前胸及后背则以暗红色硬结为主，因此组方重用活血化瘀的当归、丹参为主用药，生地、丹皮、赤芍为次用药，辅以公英、蛇舌草、生甘草、紫花地丁等清热解毒以及连翘、皂刺、木贼和山慈菇软坚散结。患者平日油脂分泌旺盛，因此方中应用土茯苓取其降脂的现代药理作用减少油脂分泌，全方中多为寒凉之品，用陈皮意在顾护胃气。如斯，诸药配伍，主次分明，科学合理，疗效显著，患者共服药50余剂，一直未出现腹泻、食欲减退等脾胃虚寒症状，考虑与患者的体质属热性体质有关，停药后病情维持半年没有反复，后出现较小的数个红色丘疹，加用紫花地丁后，迅速消退，最后达到临床痊愈。痤疮患者治疗缓解后，往往因多种因素，易

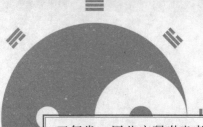

于复发，因此应嘱咐患者，少吃或不吃辛辣刺激性食物，大便经常保持通畅，女性患者更要注意化妆品的使用，有无病情加重或过敏等情况，以免复发。

第八章 硬 皮 病

局限性硬皮病

杨某，男，11 岁，甘肃省天水市人，2011 年 6 月 15 日初诊。

【主诉】 右肩及右臂皮肤发硬近 10 年。

【病史】 患儿从 2 岁起，右上肢上臂三角肌部皮肤绷紧、发硬，以后至右背部肩胛区、前臂，逐渐扩大，硬皮处皮肤开始发红。曾在西安第四军医大学治疗，经活检后，确诊为局限性硬皮病，并认为西医没有办法治疗，若用激素治疗，疗效也不一定好。此后，辗转于天津、北京等大医院诊治，均无明显效果。北京月坛医院又做活检，诊断与西安第四军医大学相同。经熟人介绍，在其父陪同下来兰州市求治。询问后，始知该患者的肿硬皮肤未曾有过全身发热、瘙痒、疼痛情况，也无吞咽和呼吸困难、心跳、气短等症状，大小便无异常。唯平日稍觉疲乏，饮食差。

【查体】 右上肢前臂、上臂、肩胛区的皮肤绷紧、发硬，颜色较黑，用手捏不起，肩关节明显变大，延及肩胛骨，但肩关节活动正常，肘关节弯曲不能伸直。脉象无异常，薄白苔，舌质略紫黯。

【西医诊断】 局限性硬皮病（硬化期）。

【中医辨证】 气虚血瘀。

【治法】 健脾益气，活血化瘀，软坚散结。

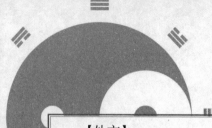

【处方】

当归 12g	赤芍 10g	川芎 9g	丹参 15g
徐长卿 10g	丹皮 9g	山慈菇 10g	皂刺 6g
木贼 10g	桂枝 9g	生黄芪 15g	陈皮 10g

12剂，一日1剂，水煎服，一日分2次口服。

【二诊（7月20日）】服上药30剂，前臂内侧皮肤较前稍软，外侧用手略能捏起，但大部分皮肤仍肿硬未变，色黑，肩关节仍大，肘关节不能伸直。拟加强活血化瘀作用的中药，当归改为15g、赤芍15g，煎服法同上。嘱每天洗热水浴1次。

【三诊（9月7日）】又服上药48剂，每1~2天洗热水浴1次，疗效明显。现右侧肩关节比较变小但较左侧仍大，右侧上臂上部内侧变软，外侧稍能捏起，颜色变白同左侧上臂皮肤，前臂"手三里"穴处有一较小块硬化皮肤外，其余皮肤完全恢复正常，肘关节伸侧不能伸直现象好转，大便无异常，全身未见出血点及发热现象。继续增强活血化瘀、软坚的功能，当归改为20g、丹参20g，再加血竭6g。嘱下次复诊时，查血、尿常规，肝功。

【四诊（10月26日）】又服上药50剂，经查血、尿常规，肝功均正常。右肩关节比9月7日诊病时明显变小，上臂外侧皮肤恢复正常，前臂"手三里"处硬化皮肤颜色略黑，不能捏起，但肘关节屈伸较前灵活。

经以上方法治疗4个月，著者估计约70%的硬化皮肤已消退（其父认为80%）。效不更方，煎服法同上。

【五诊（2012年1月11日）】又服上药30剂，前臂皮肤已完全恢复正常，唯有上臂下1/3处内侧皮肤略硬，估计右上肢约90%硬化皮肤已消退，右肩胛骨向后凸出。拟再加强温通血脉、软坚散结、舒经活络作用的中药，徐长卿改为12g、山慈菇15g，再加辽细辛2g、伸筋草15g，煎服法同上。

【六诊（2012年2月15日）】又服上药30剂，上臂下1/3

内侧硬化皮肤已消退，上 1/3 三角肌处的皮肤仍硬，肩关节显著变小，全身情况及食欲均良好，治疗时间先后共 8 个月，服药总计 190 余剂。

【七诊（2012 年 7 月 4 日）】近 2～3 个月以来，由于患者学习紧张，准备报考重点初级中学，中药没有坚持每日服用，改为间断服用，洗热水浴次数也减少。现已考试完毕，顺利考入重点初中，学习志愿已达到，因此再来兰诊治。

【检查】患者发育营养均好，精神饱满，思维敏捷，右上肢能伸直、上举，原肩胛骨向后凸出现已不明显，肿大的右肩关节基本与左肩关节大小一致，上肢硬化皮肤只留三角肌处一块。

【结论】经中医中药治疗 1 年，右上肢硬皮病约 90% 治愈。鉴于服药时间较长，患者本人对吃中药很怕，故改为丸剂，缓治。调整处方如下：

当归 25g	赤芍 15g	川芎 9g	丹参 20g
徐长卿 12g	丹皮 9g	山慈菇 20g	皂刺 6g
木贼草 10g	血竭 6g	辽细辛 2g	伸筋草 25g
鬼箭羽 10g	桂枝 9g	生黄芪 13g	陈皮 10g

4 剂，研细，过筛，作水丸，每次服 3g，一日 2 次。

【用药思路】硬皮病是一种严重的自身免疫性疾病，属于结缔组织疾病类，发病率仅次于类风湿关节炎、红斑狼疮。青霉胺是现代医学一般认为是有效的治疗硬皮病药物，但不理想，副作用较多，对身体损害较大，特别是易引起重型药疹及诱发系统性红斑狼疮（SLE）等严重疾病。吾师根据多年来运用中西医结合的方法，诊治硬皮病取得了比较满意的疗效，本例患者是其中的一例。前臂、上臂、肩胛区的皮肤绷紧、发硬、颜色较黑，用手捏不起，平日饮食差，易疲乏，舌质略紫黯，结合过去两次活检结果，诊断为局限性硬皮病（硬化期），中医辨证为气虚血瘀证，采用健脾益气，活血化瘀，软坚散结的方法治疗，达到了基本治

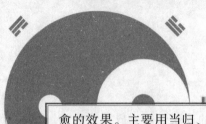

愈的效果。主要用当归、赤芍、川芎、丹参、丹皮、血竭、鬼箭羽等活血化瘀，现代医学研究证实，这些中药具有抑制结缔组织增生，改善局部血液循环，促进慢性炎性细胞吸收的作用。配合桂枝、辽细辛等温通血脉，促进瘀血消散。皂刺、山慈菇、木贼草软坚散结，其中山慈菇经药理学研究证实，含秋水仙碱，对增殖细胞有较好的抑制作用。伸筋草舒经通络。黄芪生用走表，具有助卫气、固皮表、消水肿之功。古人有"气为血之帅"、"治血先行气"之说，故善治血者，必先行气，气行则血行，气滞则血瘀。唐宗海说："使气不为血之病,而为血之用"也。用生黄芪来推动血行起到"流水不腐，户枢不蠹"之作用。现代药理研究证实：黄芪为干扰素诱导剂，有增强机体的免疫功能的作用。黄芪的益气实卫固表的功用，推论可能是黄芪增强皮肤的免疫功能，调节了汗腺的分泌等作用有关。

硬皮病属于中医"皮痹"范畴，吾师认为，其病机主要是阳气不足，寒凝血瘀，营卫不和，经络痹阻所致，治疗该病以扶正祛邪，调整机体内失衡之阴阳，重建平衡为主。此病的发生、发展过程分三期，紧扣病机，分期论治。指出红肿期祛邪为主；硬化期祛邪不忘扶正；萎缩期扶正兼顾祛邪。并强调必须辨明虚实标本主次，务必始终以"气（阳）虚"为本，"血瘀"为标，把活血化瘀的药始终贯穿于治疗的全过程。故益气温通血脉，活血化瘀，软坚散结，尤以活血化瘀的药物必须用足量。该患者为少年，每味药的用量与成人一样，治疗过程中担心怕发生副作用，经检查尿、血常规和肝功均属正常，遂打消了顾虑。在中医理论上，吾师强调要遵照"气行则血行，气滞则血瘀，气虚（阳虚）亦血滞，寒凝则血瘀"的指导原则。

吾师常说：熟谙现代医学对某些疑难病的发生、发展、变化的整个病理过程及组织病理学改变，运用中医中药理论，辨证施治及个体化治疗的方法，常能使西医西药无法解决的某些疑难病，达到缓解乃至治愈。从而充分体现中医中药的治疗优势和中西医结合治疗疑难病的优势。但要注意长期服用中药的患者，必须每3个月复查血、尿常规及肝功，以了解血液、肝、肾功能是否受损。

局限型硬皮病合并雷诺氏综合征

朱某某，女，41岁，甘肃省镇原县农民，2004年11月19日门诊初诊。

【主诉】 患硬皮病20年，加重3年。

【病史】 20年前，双手背开始肿胀，发红，皮肤轻度发热，但不疼痛，仅活动不灵活，能继续做农田工作，遂赴西安医学院（现为西安交通大学医学院）附属医院皮肤科诊治，经反复会诊，最后确诊为硬皮病。医生嘱其住院治疗，因经济困难，无法支付住院费，又不能肯定是否能治愈，便返回甘肃省镇原县原籍，在附近的平凉、庆阳等地区医院治疗，前后用了不少治法都无疗效，手部病变越来越加重，双手开始疼痛，近3年来，双手不能握拳，疼痛剧烈，不能忍受，常影响睡觉，同时指端溃烂、流脓，遂停止劳动，医院提出需要截指，患者不同意，对治疗已失去信心。于2004年11月19日来兰州，欲求中医治疗。

【检查】 双手背肿胀，色紫红，指压后不呈凹陷性，皮肤用手捏不起，温度较高，双手不能握拳，右手小指和中指端溃疡、流脓，触摸时疼，指端关节不能弯曲。脉沉略数有力，苔薄黄，舌质偏红。

【西医诊断】 局限型硬皮病（双手）伴指端溃疡。

【中医辨证】 血热夹瘀夹湿证。

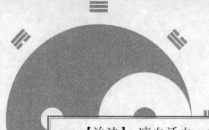

【治法】 凉血活血，舒筋除湿。

【处方】

生地 20g　　丹皮 12g　　赤芍 15g　　丹参 20g

徐长卿 15g　益母草 20g　地骨皮 12g　桂枝 10g

伸筋草 30g　细辛（南）9g　炒白术 9g　薏苡仁 30g

每日 1 剂，每剂水煎 2 次，每次 40 分钟，将药液混合后，一日分 2～3 次口服。

【二诊（2005 年 3 月 13 日）】服上药约 3 个月，自认为有效，现在疼痛肿胀都已减轻，右手已能握拳，皮色紫红未变，近 10 日来，手背又觉湿冷，遇冷水或气候变冷时更明显，疼痛加剧，呈刀割样痛。月经来时，色黑，量少，有血块，3 天净。检查，小指、中指溃烂未愈，手背皮肤湿冷，双手上举时指甲变苍白色，脉沉细，舌质淡红，舌苔白。提示硬皮病有所好转，但又伴发雷诺氏征。根据病情和月经情况，证型由血热夹瘀夹湿转入寒凝血瘀证，宜活血化瘀、温经散寒、健脾除湿法治疗，选用当归四逆汤加味。

当归 20g　　桂枝 10g　　赤芍 15g　　丹参 20g

川芎 10g　　徐长卿 15g　细辛（南）9g　鲜姜 10g

伸筋草 30g　生黄芪 30g　土茯苓 18g　炒白术 9g

补骨脂 10g

每日 1 剂，煎服法同前，继续治疗。

【三诊（2005 年 6 月 17 日）】患者又服药 3 个月，特从镇远县来兰州再诊治。目前，双手疼痛已消失，肿胀明显减轻，双手都能握拳，月经量也增多，色红，7 天净，触压紫红色手背时，能退色，皮肤略冷，手指及指甲仍苍白，但又觉腰部和下肢有紧缩感，脉、舌象无异常。说明寒凝血瘀证候有明显好转，雷诺氏征依旧存在，湿邪留恋，经络受阻，宜加强除湿、舒筋活络的作用，加独活 10g、穿山龙 30g，继续服用，观察。

【四诊（2006年1月7日）】 硬皮病合并雷诺氏征，用中药治疗1年，80%已治愈，双手肿胀消失，皮色基本转向正常，双手伸屈、握拳自如，但皮肤温度仍凉，小指尖溃疡未完全愈合，说明湿邪已除，阳气未复，须加制附子6～9g，菟丝子12g，增强温补肾阳的作用。

当归25g	桂枝15g	丹参15g	赤芍15g
川芎10g	徐长卿15g	红花10g	细辛（南）9g
伸筋草30g	穿山龙30g	鲜生姜10g	炙草9g
补骨脂15g	制附子6～9g	菟丝子12g	

每日1剂，每剂煎2次，每次40分钟，将药液混合后，一日分3次服。嘱制附子的药量，先由3g开始，如手仍凉，可用9g。

【五诊（2007年5月9日）】 患者又服药半年，共治疗1年半，所患硬皮病90%已治愈，皮肤颜色基本恢复正常，手能屈伸、握拳，指端的溃烂也消失，疗效很满意，但又觉得怕吃中药，药味太苦，所以于2006年10月开始，自动停服了中药半年多，至今又有复发现象，手背皮色略发红，皮肤表面有湿感，检查皮肤能捏起。据此病情，仍应采用温经化瘀、益气、除湿、温肾的方法，用2006年1月7日的四诊处方，继服药，希望坚持治疗，达到彻底治愈的目的。

【用药思路】 硬皮病是一种结缔组织病，现在认为是免疫性疾病，临床上常分局限型和系统型2种，治疗比较困难。局限型硬皮病不侵犯内脏，系统型硬皮病常侵犯内脏，易合并发生雷那氏征或指端溃疡。而本病例属局部性则相反，合并雷那氏征及指端溃疡。著者于1995年曾用中医理论和西医病理组织学的改变为指导，用中药治愈1例重度局限性硬皮病（见《许自诚中西医结合治疗经验选集》，第269页，甘肃民族出版社，2001年），在取得经验的基础上，又治愈了此例局限性硬皮病合并雷诺氏病及指端溃疡，前者病变主要在躯干部，胸部有紧迫感，如穿盔甲，活动明显受限制，治疗经过红肿、硬化（硬肿）、萎缩3个阶段，两年多治愈，后者病变在双手，只经过红肿和硬化两期，但合并具有指端溃疡和雷诺氏征。此例中医辨证用药的原则和方药如下。

红肿期，辨证为血热夹瘀夹湿证，用凉血活血、舒筋除湿的方法治疗，选用生地、丹皮、赤芍、地骨皮、丹参、徐长卿、益母草等凉血活血，伸筋草、细辛、桂枝等舒筋活络，薏苡仁、炒白术除湿利关节，服药3个月，双手肿胀、疼痛减轻，局部发热消退，但又出现手背冷湿，抬高双手后指甲变苍白色，遂诊断为雷诺氏征，同时患者的月经又出现量少，有少量血块，说明血热渐轻，病机转向阳虚寒凝血瘀证，兼湿邪未净，病情转向第2阶段治疗。

硬肿期，治疗原则主从温阳散寒、活血化瘀的方法治疗，选用当归四逆汤为基础，以当归、桂枝、赤芍、细辛、生姜、丹参等温经散寒、活血化瘀，重用当归，配黄芪、补骨脂、菟丝子，加强益气及温补肾阳的作用。治疗3个月，疗效显著，双手疼痛消失，肿胀大减，月经量增多，色红无血块，但雷诺氏征的表现未改善。提示，寒湿之邪留恋肌肤，经络受阻，"诸寒收引皆属于肾"，非加强温肾阳的药力，不足以除湿、散寒，上方加制附子9g，补骨脂加量至15g，再加穿山龙，增强伸筋草舒筋活络利关节的作用，继续服药半年治疗，结果，双手肿胀全消失，皮色恢复正常，手能屈伸、握拳，皮肤能捏起，指端溃疡也已愈合，达到基本临床治愈水平，共治疗1年半。患者自认为病已痊愈，因吃药1年半，时久怕吃药，便自动停服中药半年，结果病有复发现象，患者又从老家镇原县来兰再诊。检查手背有潮湿感，皮色略发红，病情较轻，决定效不更方，继续治疗，以达到完全治愈为止。

总结本病的中医治疗经验，红肿期及硬肿期的前一阶段的用药，从气血失调用药为主，由凉血活血到活血化瘀，兼益气活血，温经活络，取得了显著疗效。第二阶段，从温补肾阳、活血化瘀为主用药，同时疏经活络，始终坚持这个治疗方向，不仅硬皮病合并雷诺氏病治愈，手指末端溃疡也愈合，避免了截指痛苦，全身症状又得到改善，月经完全恢复正常。

第九章 红斑鳞屑性、瘙痒性皮肤病

银 屑 病

韩某某，女，20岁，学生，2009年9月5日就诊。

【主诉】 前额部、腹部起鳞屑性红斑，反复发作8年。

【病史】 患者于8年前，额部出现一些红色斑疹和丘疹，覆盖有白色鳞屑，以后逐渐在膝前及腹部出现同样损害，夜晚痒感明显，影响睡眠和学习。曾在多家医院皮肤科治疗（具体用药不详），起初有效，但很快又复发。因多次未治愈，特来用中药治疗。患者姑母患有同样病史。

【检查】 前额部有几处红斑性损害，红斑上覆盖有白色鳞屑，肚脐周围有条索状红色斑块，膝前有2cm×2cm大的2块红色斑块，表面都覆盖有白色鳞屑，用手指压时，白色更明显。胸部、背部、肘部均未侵犯。舌质红，舌苔略黄，脉无异常。

【西医诊断】 寻常型银屑病（亚急性期）。

【中医辨证】 白疕（bì），血热风燥型。

【治法】 凉血清热，祛风止痒。

生地25g	丹皮15g	赤芍15g	刺蒺藜30g
二花20g	生甘草9g	地肤子15g	白鲜皮15g
威灵仙10g	山慈菇15g（打碎）		皂刺6g

香附 10g　　青皮 10g

6 剂。每日 1 剂，将药液混合后，分 2 次温服。

外用复方酮康唑乳膏（商品名：显可欣），搽损害部，一日 2 次，涂搽处的乳膏，越薄越好，利于吸收，易产生药效。

【二诊（9 月 13 日）】服上药 6 剂，前额部鳞屑样损害减轻，腹部条索状鳞屑样损害基本消失，膝前两块鳞屑样斑块仍同前，痒感明显减轻，大便正常，前方生地、二花各加至 30g，进一步加强凉血解毒的药效。效不更方，再服 6 剂，每日 1 剂，煎服法同前。继续配合复方酮康唑乳膏，外搽损害处。

【三诊（9 月 19 日）】又服上药 6 剂后，前额部鳞屑样损害基本消失，腹部条索状鳞屑样损害完全消失，仅留色素沉着斑，膝前两块鳞屑样损害颜色变淡，皮损减轻，仅有头部发痒。服药后，大便正常且不稀，前方皂刺加至 9g，加丹参 15g。嘱患者继续服用 12 剂后，改为口服"皮炎宁"片，一次 4 片，一日 3 次，以巩固疗效，防止复发。

【用药思路】银屑病俗称牛皮癣，属于中医的白疕。是一种常见的具有特征性皮损的慢性易于复发的皮肤病。该患者的银屑病属于寻常型，病变的炎症程度是亚急性活动期，患者前额、腹部有多个红斑损害，夜晚痒感明显，故辨证为血热风燥型，采用凉血清热、祛风止痒的方法治疗，先后共服中药汤剂 24 剂，达到临床痊愈。所用处方系吾师治疗银屑病的经验方，方中以生地、丹皮、赤芍、刺蒺藜凉血清热，银花、生甘草解毒清热为主治药。因患者胃功能良好，将生地、二花加至各 30g，胃气始终未伤，药力充分得到发挥。地肤子、白鲜皮祛风除湿止痒为辅助药，痒不止时，还可加用蛇床子、苍耳子、蝉衣等加强祛风止痒的作用。威灵仙祛风通络。红斑较多，鳞屑较厚，或日久不退者，加山慈菇，抑制上皮棘细胞的增殖，配合丹参、皂刺活血化瘀，软坚散结，并能改善皮肤色素沉着。香附、青皮入肝经，善

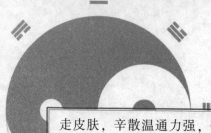

走皮肤，辛散温通力强，促进红斑的消退。吾师认为，银屑病的治疗，自始至终要用凉血清热解毒的药物，病损减少，颜色变淡时，药味和剂量可减少，切不可完全去掉，否则易于反跳。故在病情明显缓解后，用"皮炎宁"片维持治疗，巩固疗效。"皮炎宁"片系吾师多年用中药治疗银屑病的经验方研制成的片剂，处方组成有生地、丹皮、银花等13种中药，具有凉血解毒、祛风止痒的功能。适应证：银屑病、各种红斑鳞屑性皮肤病及红斑或丘疹性过敏性皮炎等均有一定疗效（由兰州中药厂制，兰州荟萃堂监制出售，地址：兰州市天水南路303号）。外用复方酮康唑乳膏，对皮损的消炎止痒有一定疗效，搽药时越薄越好，易于吸收，厚则不易吸收，疗效不好。吾师认为内服和外用同等重要，中药汤剂对治本、防止复发可能起着重要作用。

皮肤瘙痒症

任某某，女，36岁，干部，2007年3月17日初诊。

【主诉】 前臂伸侧瘙痒1年多。

【病史】 患者前臂伸侧瘙痒1年余，腰酸痛，弯腰活动时痛明显，无附件炎史，性欲减退，手足心发烧，大便不通畅，2天1次，因瘙痒而睡眠欠佳。曾到兰州、西安各大医院皮肤科就诊，具体诊断用药不详，疗效差，也曾服多位医师的中药无效。于2007年3月17日前来就诊。

【检查】 前臂伸侧不红，无皮疹、无炎症，但毫毛较多，舌正常、脉略数。

【西医诊断】 皮肤瘙痒症。

【中医辨证】 肝肾阴虚风盛证。

【治法】 滋补肝肾，祛风止痒。

【处方】 六味地黄丸和二至丸加味。

生地 20g　　山药 15g　　山茱萸 15g　　茯苓 10g

泽泻 10g　　丹皮 12g　　女贞子 15g　　旱莲草 15g

地骨皮 12g　凤眼草 30g　蛇床子 15g　　白鲜皮 12g

仙灵脾 12g　陈皮 10g

6 剂，每日 1 剂，将药液混合后，分 2 次温服。

【二诊（3 月 24 日）】 患者进诊室后说："我服了 1 剂后皮肤就不痒了。"现时口干，便秘 2~4 天 1 次，前臂毫毛减少，全身感到有点肿胀。故在前方基础上减茯苓，加知母 15g、黄柏 10g，为巩固疗效，再服 6 剂，煎服法同前。

【三诊（11 月 3 日）】 患者来诊，自 3 月 17 日就诊，服中药 1 剂皮肤瘙痒症即停止，为了巩固疗效，3 月份共服上方 12 剂。至今 7 个月，共复发 2 次，均服上方数剂后瘙痒即刻停止。近来又复发，瘙痒部位以四肢外侧，前臂、下肢为主，疲乏、饮食差，大便干，2 天 1 次。

【检查】 面颊部潮红，又有轻度色素沉着，舌象正常、薄黄苔，脉略数。据以上脉症辨证为血热证，采用凉血、清热解毒、祛风止痒法治疗。

【处方】

生地 30g　　丹皮 12g　　赤芍 15g　　刺蒺藜 30g

二花 20g　　生甘草 9g　　凤眼草 30g　地肤子 15g

当归 12g　　肉苁蓉 30g　枳实 15g　　莱菔子 30g

生黄芪 10g　陈皮 10g

6 剂，每日 1 剂，煎服法同前。

【四诊（11 月 10 日）】 服上方 6 剂，疗效明显，四肢再无瘙痒，面颊部潮红、色素沉着消失，饮食正常，大便每天 1 次。效不更方，继服 6 剂、巩固疗效。

【用药思路】 皮肤瘙痒症是指临床上无原发性皮肤损害而以

瘙痒为主的皮肤病。该患者开始就诊时，36 岁，前臂瘙痒、腰酸痛，性欲减退，手足心发热，脉略数，辨证为肝肾阴虚风盛证，采用滋补肝肾、祛风止痒的治法。方选六味地黄丸和二至丸加味，方中生地、山药、山萸肉、女贞子、旱莲草滋补肝肾为主治药，丹皮、地骨皮、泽泻清泄虚热为辅助药，仙灵脾温肾壮阳，提高性欲，据现代中药药理学研究，仙灵脾具有雄性激素和雌性激素样作用，可增强性腺功能。凤眼草、蛇床子、白鲜皮祛风止痒。因辨证准确，用药恰当，服药一剂即获神效。7 个月后，患者又出现上下肢瘙痒，双颊部潮红，薄黄苔，大便干，2 天 1 次。辨证为血热证。治法为凉血清热解毒，祛风止痒。方中生地、丹皮、赤芍、刺蒺藜凉血，生甘草、二花清热解毒为主治药，凤眼草、地肤子祛风止痒为辅助治疗药，当归、肉苁蓉配合枳实、莱菔子养血润肠通便，生黄芪一味药，意在实卫固表，益气扶正，提高机体的免疫功能（含皮肤的免疫功能），增强患者的抗病能力。纵观患者的治疗全过程，起初为肝肾阴虚型瘙痒，故以滋补肝肾为主；7 个月后证型转为血热证，故以凉血清热解毒为主，充分体现了吾师在临证中辨证施治的灵活性，即证变法变，处方亦变。

结节性痒疹

李某某，女，56 岁，工人，住兰州市南昌路 334 号，2003 年元月 20 日初诊。

【主诉】躯干及四肢起圆形结节，痒甚，2 年。

【病史】2 年前在下肢小腿开始起几个圆形结节，以后逐渐数目增多，躯干部也发生同样结节，奇痒难忍，不停地搔抓，用中西药治疗，效果不好，于今年元月 20 日来兰州医学院第一医院

（现为兰州大学第一医院）门诊要求中医治疗。

【检查】四肢有散在的圆形结节，伸侧面最多，结节上有抓伤，个别有血痂，周围有色素沉着，左小腿有一块苔癣样变。躯干部有同样的结节数个。舌、脉无特殊异常。

【西医诊断】结节性痒疹。

【中医辨证】血热瘀结风盛证。

【治法】凉血活血，清热散结，祛风止痒。

【处方】

生地 30g	赤芍 15g	紫草 20g	丹参 15g，
当归 12g	连翘 15g	天花粉 15g	金银花 30g
蛇床子 15g	白鲜皮 15g	凤眼草 30g	生甘草 9g。

6 剂，每日 1 剂，水煎 2 次，将药液混合后，一日分 2 次口服。

皮炎宁酊 1 瓶，外搽结节处，一日 2 次。

皮康霜 2 支，外搽小腿苔癣样损害处，越薄越好，一日 1次。

【二诊（3 月 3 日）】服上药 30 剂，外用皮炎宁酊和皮康霜，自感止痒效果显著。检查下肢结节已变平，仅留色素沉着，提示下肢结节已治愈。躯干部结节周围呈圆形或椭圆形的红斑，上有脱皮现象，可能是皮炎宁酊用量过多而引起的接触性皮炎。建议停用皮炎宁酊，继续用皮康霜外搽，中药汤剂 6 剂，继续服用，一日 1 剂，再观察。

【三诊（5 月 26 日）】自述共服以上中药 70 多剂，四肢及躯干部的结节性痒疹完全消失，局部开始仅留色素沉着，以后逐渐消失，说明所患结节性痒疹已治愈。身患痔疮数年也随之治愈。

【用药思路】结节性痒疹是一种比较难治的皮肤病，现代医学的治法不理想，常数年不愈，奇痒难忍，对患者带来的痛苦较大。发病原因不明，有人认为与神经性皮炎有关。本例患者病期

临床治疗案例集萃

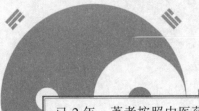

已 2 年，著者按照中医药的理论和发病机理，系血热日久，热毒内生，瘀血留滞而成，故采用凉血活血，清热散结的方法治愈。方中生地、赤芍、紫草凉血，丹参、当归活血为其主治药，银花、连翘、天花粉清热解毒、散结为辅助治疗药。据现代药理学研究，天花粉对肿瘤细胞有一定的抑制作用，配合连翘，可能对结节性痒疹的消散有密切关系。蛇床子、白鲜皮、凤眼草、生甘草具有祛风、除湿、止痒的良好作用，著者常用凤眼草，因有较好的抗过敏的作用，一般用量要大，成人不应少于 30g。诸药配伍，起了综合治疗的作用。处方时，注意凉血和活血药量的比例，早期凉血量大于活血量，后期活血量大于凉血量，否则效果不好。但早期清热散结药量必须加大。

外用药共 2 种，一为皮康霜软膏剂，广州白云山制药厂出品，内含酮康唑及其他药，对神经性皮炎、慢性湿疹的作用较好，有明显的止痒作用。另一种为皮炎宁酊，内蒙古大唐药业公司出品，内含醋酸氟轻松、水杨酸等，对瘙痒性皮肤病均有较好的止痒作用，尤其是对神经性皮炎及脚癣的止痒效果为最明显。但要注意不可用于皮扶破损处，用后疼痛剧烈，与含酒精有关。本患者的治愈，内治和外治共起了作用，但患者的体会，内治药起了主要的作用。

随访 2 年半（2006 年 2 月止）未见复发。

著者回忆 2005 年 6 月 16 日，曾治愈 1 例同样的结节性痒疹，许某某，男，80 岁，系著者的老朋友，结节主要分布于四肢，数个月不愈。病损的特征，部分结节上有渗出现象，部位以下肢为主，故用药时，除采用凉血活血，清热解毒药外，未用天花粉，加入了清热燥湿的药，方药如下，供读者参考。

生地 30g，丹皮 12g，赤芍 15g，金银花 20g，连翘 15g，当归 15g，苍术 9g，黄柏 10g，川牛膝 9g，苦参 9g，泽泻 15g，地肤子 15g，白鲜皮 15g，生甘草 9g。未用外搽的药。

第十章　过敏性皮肤病

过敏性皮炎合并荨麻疹

王某某，男，65 岁，兰州市园林局干部，2004 年 6 月 15 日门诊初诊。

【主诉】　全身皮肤出红斑、痒剧烈 1 周。

【病史】　1 周前不知何种原因，全身皮肤起红斑，奇痒难忍，坐卧不宁。平日喜吃热饮食，大便成形，每日 1 次，鼻发红史 10 年。

【检查】　身体壮实，发育营养正常，胸部、上肢有大片红斑，尤以屈面最多，兼有风团样丘疹，下肢有少许红色丘疹，两脉沉弱，舌质偏红，因痒患者仍不停地用手搔痒。

【西医诊断】　过敏性皮炎合并荨麻疹。

【中医辨证】　血热风盛夹湿证。

【治法】　凉血清热、祛风除湿、抗过敏。

【处方】　凉血解毒除湿止痒汤加减（著者的经验方）。

生地 20g	丹皮 15g	赤芍 15g	白蒺藜 30g
紫草 15g	苍术 9g	黄柏 9g	蛇床子 15g
地肤子 15g	白鲜皮 15g	薏苡仁 30g	凤眼草 30g
蒲公英 30g			

12 剂，每日 1 剂，水煎 2 次，一日分 3 次服。

复方酮康唑乳膏（皮康王）外用，擦皮疹痒处，一日 2 次。

止痒粉 2 盒，外涂痒处，一日 2 次。

【二诊（6 月 29 日）】服上药共 12 剂并外用药。服前 6 剂后痒减轻，红斑色变淡，并出现红小鳞屑，上肢风团已消失。服后 6 剂后，已不痒，能睡觉，上肢出现色素沉着斑，大便略转稀，食欲无影响。6 剂，服法同前。

【三诊（7 月 6 日）】已服药 18 剂，疗效显著，大部分红斑转白色，部分呈色素沉着，下肢大腿内侧尚有指甲盖大的红斑，大便转稀。提示血热病变明显减退，舌象无异常，宜减少凉血药，增补益气养血药，清热解毒的药力应减弱，调整处方。

当归 15g	熟地 15g	丹参 15g	赤芍 12g
丹皮 12g	蒲公英 30g	败酱草 15g	紫草 20g
地肤子 20g	凤眼草 20g	生黄芪 20g	苍术 9g
薏苡仁 30g	生甘草 9g		

6 剂，每日 1 剂，煎服法同前。

【四诊（7 月 27 日）】患者又服药 6 剂，大腿内侧红斑色退，其余红斑完全消退而呈色素沉着，但又出现风团，痒甚，检查整个皮疹全消约 80%，在前方基础上用三拗汤加地龙（麻黄、杏仁、甘草、地龙），宣肺祛风、止痒、抗过敏，6 剂后风团消失。共计服中药 40 剂，基本达到临床痊愈，拟调整处方，巩固疗效。

生黄芪 20g	生熟地各 15g	丹参 15g	赤芍 9g
丹皮 9g	炒白术 9g	白芷 15g	生草 9g
蛇床子 15g	凤眼草 30g	地龙 10g	败酱草 20g

每剂水煎服，可隔日 1 剂。复方酮康唑乳膏，必要时可擦。

【用药思路】 患者系一较重的泛发性过敏性皮炎伴发荨麻疹，2 种病均为过敏性疾病，属免疫性本质，病因相同。中西医都可治疗，都可治愈，此例著者用中药治愈。系用自己多年的经验方，有凉血解毒、止痒、抗过敏的作用，加用外用药，内外兼治达到了治疗目的。具体用药思路共分 2 个阶段。

第 1 阶段，根据皮疹鲜红，呈红斑状，局部有热感，分布广泛，辨证为"血热"证。现代医学的病理组织学改变，主要是皮肤表层及真皮层的血管扩张，充血，组织间隙有炎性细胞浸润和炎性因子渗出。中医认为血分有热，热极生风而痒，日久蕴毒成"热毒"，湿留肌肤，聚而为风团，最后辨证诊断为血热风盛夹湿证。用凉血清热、祛风除湿、抗过敏的方法治疗，以生地、丹皮、赤芍、白蒺藜、紫草等凉血，黄柏、蒲公英清热解毒，蛇床子、地肤子、白鲜皮祛风止痒，凤眼草具有较好的抗过敏作用，苍术、薏苡仁燥湿除湿，达到了血热病变明显减退的效果。

第 2 阶段，在减少凉血药的基础上，清热解毒，再加益气养血的药，其中当归、熟地、丹参、黄芪、生甘草益气养血，蒲公英、败酱草清热解毒，最后取得了临床痊愈。

此种过敏性皮炎的疗效机理，可能是这个复方具有抗过敏性炎症的良好作用。治疗过程中曾出现的荨麻疹，用三拗汤加地龙治疗，风团反而消退，其疗效机能可能与方中地龙、甘草、麻黄3 味药具有抗过敏的作用有关，麻黄中含有麻黄素，甘草所含的甘草次酸有类似皮质样激素的作用，地龙的动物实验证明，对皮肤过敏反应有抑制作用。

日光性皮炎（一）

卢某某，女，52 岁，干部，住兰州市中国人民解放军陆军一院，2007 年 7 月 25 日初诊。

【主诉】 患"日光性皮炎"4 年。

【病史】 4 年来，每年春、夏两季，只要接触日光，颈部及胸部立刻发红，发痒，至 9 月份以后或秋季时便逐渐缓解。在某西医综合医院皮肤科诊断为日光性皮炎，服西药奎宁有效，但副作用较大，出现头昏、耳鸣，不愿继续服用，后又用中药几百剂

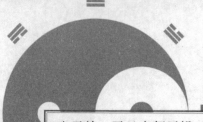

也无效。平日大便干燥2天1次，口渴喜饮。现已绝经。经有关人介绍，特来诊治。

【检查】 颈部甲状软骨上缘有一半环形红斑带，下缘有许多红色丘疹，其余面部及手背等暴露区域未见异常。脉沉缓，舌色偏红，苔少。

【西医诊断】 日光性皮炎。

【中医辨证】 阳明经热盛兼血热证。

【治法】 辛凉清热，凉血祛风。

【处方】

生石膏15g（另包先煎20分钟） 知母15g 　　生地20g

丹皮9g 　　　赤芍15g 　　刺蒺藜30g 　　金银花15g

凤眼草30g 　　白鲜皮15g 　　地肤子15g 　　生甘草9g

6剂，每日1剂，每剂水煎2次，将药汁混合后，一日分2次口服。

【二诊（8月1日）】 服药6剂，疗效明显。颈部发红、发痒减轻，大便已通畅，成形，每日1次。过去在夏季时不敢在太阳光下行走，现时已能走。检查颈部甲状腺软骨上缘的红色斑状带的颜色明显减轻。为了增强疗效，生石膏加至25g，续服，每日1剂。

【三诊（8月8日）】 共服中药12剂，疗效显著。前颈部带状红斑的颜色明显变淡，与正常皮色一样，甲状软骨下缘的红色丘疹完全消退，舌红已转正常。又感到轻度腹胀，胃中不适，可能与中药内生石膏的用量较大，其味辛寒，脾胃功能受到影响有关，故将石膏量恢复到15g，再加枳壳10g、木香9g，理气消胀，除去副作用。续服6剂，巩固疗效。嘱患者，今后应尽量避免日光照射。

【用药思路】 日光性皮炎，是因患者对日光中紫外线过敏而引起。治疗本病过去常用西药奎宁有效。但往往因副作用较大，患者常不能坚持治疗，又因不注意避免日晒，所以本病易于复发。

　　应用中医中药的理论治疗本病，也是著者初次的尝试。先后共临床治愈2例（日光性皮炎（一）、（二）），除此2例外，另有1例，张某，女，25岁，医师，每年春夏之交，面部发生许多红色丘疹和红斑，有痒感及轻微烧灼感，病期8年，屡治屡犯，平时患习惯性便秘病，3～7天排便1次。舌色红，脉缓。2例的辨病诊断相同，中医的辨证诊断也相同，发病机理，均素阳明经热盛，兼血热证。由于病机相同，用中药的原理和药味也基本相同。所不同处，前例大便较干，后例大便秘结，故加枳实、炒莱菔子2味药，通腑泄热而通便。

　　著者的用药思路，指导思想是什么？依据传统的中医理论说理（或解释）的哲学思想——阴阳学说和天人相应的观点，认为一日之中上午、正午时期，一年中春、夏两季时期，即为阳气正旺的阶段。从《伤寒论》六经辨证的角度看，反映到阳明经疾病时，患者可有高烧、出汗、口渴、面部潮红、大便秘结、舌色变红、脉洪大等特征，辨证为阳明经（和／或腑）热盛，主用辛寒清热的白虎汤（生石膏、知母、粳米）治疗。可见，白虎汤本是治疗阳明经热证高烧的一种著名的有效中药方剂，日光性皮炎又与太阳照射有关，其症状表现又相似。因此，以白虎汤的生石膏、知母为主治药。阳明胃及大肠又为多气多血的腑，除气分热外，尚有血分之热（血热），所以又选用生地、丹皮、赤芍、刺蒺藜等凉血为辅助治疗药。金银花加强白虎汤的清气分热的作用。白鲜皮、地肤子祛风除湿止痒，凤眼草、甘草又有较好的抗过敏药效。如此，诸药相互配伍组合，起到综合治疗的有效作用。

　　此2例日光性皮炎，虽已临床治愈，但今后是否在夏季或日照的环境下复发，应须观察。

临床治疗案例集萃

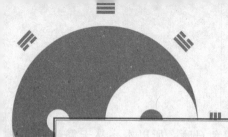

日光性皮炎 (二)

余某，女性，38 岁，2009 年 6 月 17 日来诊。

【主诉】 日晒后，暴露皮肤起痒性皮疹半个月。

【病史】 患者半月前开始，日晒后面部、颈部及前臂起痒性丘疹，面部为主，初起丘疹色红，痒甚，后逐渐出现色素沉着。平日大便干结。

【查体】 面、颈及前臂暴露的皮肤略粗糙，呈暗红色斑片，有几个散在的红色丘疹，部分为色素沉着，局部有抓伤，皮损有少许鳞屑。舌尖红，苔薄黄，脉缓有力。

【西医诊断】 日光性皮炎。

【中医辨证】 阳明热盛，血热夹瘀证。

【治法】 清泻阳明，凉血化瘀、止痒。

【处方】

生石膏 20g	知母 15g	当归 15g	赤芍 15g
川芎 10g	丹参 15g	生地 20g	白蒺藜 30g
凤眼草 30g	生甘草 9g	白鲜皮 15g	枳实 10g
莱菔子 15g			

水煎服，每日 1 剂。

【二诊 (6 月 24 日)】 患者服前方 6 剂，面部的红斑及色素沉着减轻，皮肤仍痒，大便仍干。舌尖红，苔薄黄。调整处方，生石膏加至 30g、知母加至 20g，加强清泻阳明药的作用。

【三诊 (7 月 1 日)】 患者服前方 6 剂，面部色素沉着大部分转为正常肤色，仅见个别丘疹，色淡红，仍觉痒。大便干结较前好转，每日 1 次，成形。脉沉缓有力。舌质正常，苔薄黄。前方加蛇床子 10g，再止痒。嘱患者避免阳光照射，以免复发，也可涂抹防晒霜，使用遮阳伞。

【治疗思路】 从患者临床表现看，皮疹为红色斑片，痒甚，处方自然当以凉血止痒为原则，而本方以白虎汤化裁而来，配合凉血、止痒、通腑药物取得了很好的疗效。白虎汤为治疗阳明热盛或温病热在气分证的基础方，此处重用石膏、知母作为君药，不仅因为该患者存在大便干结难下等阳明腑实诸症，巧妙之处在于取其发病部位全在暴露的皮肤，易于日晒，多在日晒后发生红斑或原有红斑加重等特点。之后又由于色素沉着较多，凉血药中必须加用当归、丹参、川芎等活血化瘀的中药，以利色素沉着的消退。如此，既清气分之热，又清血分之热，凉血与活血并用，诸药配伍恰当，药物发挥相互协调的作用。因此患者临床症状迅速缓解。因患者对日光过敏，因此，嘱其今后避免日光照射，以免日光性皮炎复发。

血管神经性水肿

张某，女，66 岁，退休干部，2012 年 4 月 28 日初诊。

【主诉】 双眼皮浮肿 4 个月。

【病史】 双眼皮浮肿 4 个月，当时无发烧、咽痛、小便不利及水肿等，双眼皮浮肿有时自动消失，有时出现。平时容易腹泻。曾于四川省人民医院中医科求治，疗效不佳，遂于 2012 年 4 月 28 日来诊。

【检查】 双眼皮浮肿透亮，眼裂变小，口干，舌质偏红，舌苔偏黄，脉沉细而不数。建议查尿常规。

【西医诊断】 ①血管神经性水肿。②肾炎？

【中医辨证】 风邪犯肺，水气不宣证。

临床治疗案例集萃

【治法】　先按血管神经性水肿论治，观察。宣肺利水，祛风止痒，抗过敏。

【处方】　麻黄汤合五苓散加味。

麻黄10g	桂枝10g	杏仁9g	炙甘草10g
茯苓30g	猪苓30g	泽泻15g	炒白术9g
凤眼草30g	炒栀子10g	肉桂10g	地肤子15g

6剂，每日1剂，每剂水煎2次，将药液混合后，每日中午及晚上各温服1次。

【二诊（5月18日）】　服药6剂，疗效明显，双眼皮浮肿透亮完全消失。查尿常规无异常（未见蛋白、管型、血球等），可排除肾脏疾患。现疲乏，腿酸，睡眠差，平日易腹泻，有时呈水样。查：精神差，舌正常。中医辨证为脾肾阳虚型泄泻，宜用理中汤加味治疗，处方如下：

党参15g	炒白术9g	干姜9g	炙甘草10g
生黄芪20g	木香9g	诃子肉30g	川断15g
怀牛膝15g	补骨脂10g	炒枣仁25g	合欢皮15g

6剂，续服，煎法同前，中午及晚上睡前服。

【用药思路】　血管神经性水肿是一种常见的过敏性皮肤病，多与风冷刺激过敏有关，或与接触某些过敏原有关，症状与中医的水肿证及其风水证类似，辨证治疗时很容易混淆，据报道有人曾用黄芪防己汤加味治疗，疗效不佳。本例患者的血管神经性水肿从其发病突然，服上药6剂，水肿消失较快、不留痕迹的病理发展过程的特点看，诊断确切无疑。中医的发病机理，主要是风邪犯肺，水气不能宣散，郁于肌肤而成，故用麻黄汤合五苓散宣肺利水。麻黄汤宣肺发汗利水，据现代药理研究，麻黄内含麻黄素，有发汗作用，麻黄中的假麻黄素（Pseudo-ephedrine）又有利水作用。"治湿不利小便，非其治也"，故用五苓散温肾化气而利水。再加增强抗过敏作用的凤眼草，病情迅速好转，以至痊愈。患者口干，舌质偏红，舌苔偏黄，略加炒栀子清热。患者因平时容易腹泻，又有腰酸等症状，辨证为脾肾阳虚型泄泻，故又用加味理中汤温补脾阳而止泻。

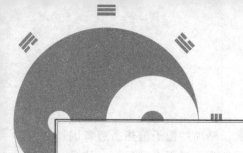

第十一章 血管炎性皮肤病

结节性红斑

李某，女，62岁，退休。2012年2月25日初诊。

【主诉】 感冒1周，伴发四肢红色结节及疼痛。

【病史】 患者1周前因感冒，在社区门诊输液3天，期间四肢出现红色结节。于2012年2月21日在兰州某陆军总医院皮肤科检查，血沉15mm/h，皮肤组织病理提示：皮下组织及真皮内血管周围有炎症细胞浸润，以嗜中性粒细胞为主，诊断为结节性红斑。经熟人介绍，求治于中医，询知患者咳嗽，痰多色黄，咽中干痛，口苦口干，四肢结节疼痛，睡眠可，大小便正常。

【查体】 双下肢胫骨前缘可见15个散在性结节，结节小如蚕豆，大如杏核，高出皮面，色略红，压痛明显，结节间有色素沉着斑，双上肢肘后有一结节如扁豆大小。左手寸关无力，脉沉缓，舌质红，苔薄黄。

【西医诊断】 ①上呼吸道感染。②结节性红斑。

【中医辨证】 ①邪热壅肺伤阴证。②寒凝血滞，痰湿壅结证。

【治法】 先治上呼吸道感染后治结节性红斑，用清肺热利咽喉、滋肺阴的方法。

【处方】 麻杏石甘汤加味。

麻黄9g　　生石膏20g(另包先煎20分钟)　　杏仁10g
玄参15g　　麦冬15g　　鱼腥草30g　　牛蒡子10g

黄芩 9g　　　桔梗 12g　　　射干 10g　　　柴胡 15g
甘草 9g

6剂，一日1剂，水煎服，一日分2次口服。

【二诊（3月3日）】　服上药6剂，咳嗽、黄痰、咽部干痛均明显好转，但四肢红色结节大小及疼痛未见缓解。经仔细询问，患者平日双下肢发凉，喜暖，形寒畏冷，体倦乏力，大小便无异常。查体：双下肢胫前结节色淡，压痛，脉沉无力，舌质青，苔白。辨证为寒凝血滞，痰湿壅结证。采用温阳通滞、除湿化瘀、解毒的方法。开始转入治疗结节性红斑阶段，处方用阳和汤加减。

麻黄 9g　　　熟地 20g　　　白芥子 10g　　　肉桂 9g
生草 10g　　　生黄芪 20g　　　丹参 15g　　　川牛膝 9g
秦艽 15g　　　鱼腥草 20g　　　阿胶 10g（烊化）

6剂，一日1剂，水煎服，一日分2次口服。

另用生地 30g，玄参 30g，麦冬 30g，金银花 60g，生草 30g。每样另包。用法：金银花一小撮，其余药各取2块，泡水漱口，3次/日，专治咽喉干痛。

【三诊（3月17日）】　服上药12剂，并每天坚持漱口，咳嗽、黄痰、咽部干痛、形寒畏冷均消失。查体：四肢结节明显变小，色淡，压痛减轻，但左下肢胫前又出现3个新生结节，质硬、色潮红，脉沉细有力，舌淡红，苔薄白。拟加金银花20g、玄参12g、当归12g以清热解毒，化瘀散结。6剂，煎服法同上。

【四诊（4月4日）】　又服上药6剂，双上肢结节消失，双下肢结节已消退6～7个，余者变为黄米粒大小，疼痛轻微，体倦乏力消失。效不更方，继续再服上药12剂，结节全部消退，仅留色素沉着。

【用药思路】　结节性红斑是一种常见的由于血管炎引起的结

289

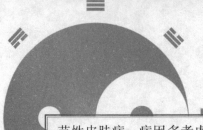

节性皮肤病，病因多考虑感染、风湿、药物等因素，表现为小腿伸侧的红色或紫红色疼痛性炎性结节，春秋季多见，好发于中青年女性。

本例患者由感染引起，起病前先有上呼吸道感染。根据患者咳嗽，痰多色黄，咽部干痛，口苦口干，舌质红，苔薄黄，当辨证为邪热壅肺伤阴证，所以采用清肺热，利咽喉，滋肺阴的方法，用麻杏石甘汤加味治疗，经治1周后，上述肺部症状明显好转，但四肢结节大小及疼痛未见缓解。后经仔细询知，患者平日双下肢发凉，喜暖，形寒畏冷，体倦乏力，当属少阴肾阳虚证。再从疮疡辨证结节性红斑，结节虽然有压痛，但皮色并不鲜红，而略带红色，触摸结节并不热，应为阴证，绝非阳证。这超越了结节性红斑一般辨证为阳证，而一律采用清热解毒，化瘀散结的治疗方法的规律性。从形成的机理考虑，可能为阳虚寒凝，痰（湿）瘀蕴结成块（结节）。故采用温阳通滞，除湿化瘀，解毒的方法治疗，选用阳和汤加减，结果疗效明显，最终治愈。为了不影响阳和汤的阳药功效，同时对咽部干痛症状改用漱口的方法，咽部干痛很快消失。方中熟地、鹿角胶、黄芪益气温阳补血，黄芪并能提高患者免疫功能，扶持正气，以增强抗病能力。据现代实验研究，黄芪具有干扰素诱导的作用（干扰素诱导剂）；肉桂辛热入血分，温肾阳散寒凝，温通血脉；白芥子辛温可达皮里膜外，温化寒痰，通络散结，麻黄辛温达卫，宣通毛窍，开肌腠，散寒凝；丹参、川牛膝活血化瘀，且川牛膝引药下行，直达病所；金银花、当归、玄参、甘草为四妙勇安汤（清·鲍相璈《验方新编》），清热解毒，活血化瘀，现代药理研究该方主要有抗炎，镇痛，抑菌及解毒，扩张血管等作用。

吾师善治疑难杂症，屡见奇效，以善辨证，中西医结合，巧用中药，胆大心细为见长。

毛细血管扩张性环状紫癜

彭某,男性,35岁,2010年8月11日就诊。

【主诉】 双下肢有出血点10月余。

【病史】 10月前患者出现双下肢有出血点,起初出血点多分布在双胫前,现已上移至膝以上皮肤,前臂也可见散在出血点。患者疲乏明显,晨起口苦。双膝关节轻度疼痛,大便偏稀。多次复查尿常规未见明显异常。2010年8月11日血常规示,血小板163×10^9/L,白细胞2.87×10^9/L。

【查体】 患者双下肢及前臂可见点片状、环状出血点,不伴瘙痒,大部分出血点、片已呈色素沉着,少数为鲜红色。舌苔黄腻,脉缓。

【西医诊断】 ①毛细血管扩张性环状紫癜。②白细胞减少症。

【中医辨证】 ①阴虚火旺血热型紫斑。②气虚夹湿热证。

【治法】 滋阴、清热、凉血、止血、摄血。

【处方】

生地25g	丹皮9g	赤芍15g	刺蒺藜20g
地骨皮12g	炒栀子10g	仙鹤草20g	紫珠草20g
当归12g	陈皮10g	生黄芪30g	佩兰20g

水煎服,每日1剂。

维生素B_4,每次2片,每日3次。

【二诊(8月18日)】 患者服药6剂,胫前出血点色暗,多为色素沉着,未见新发出血点。仍诉口苦,黄腻苔减退为薄黄苔。脉缓。调整处方:当归加至15g,加强活血化瘀作用,治疗色素沉着;加石菖蒲15g、佩兰20g,加强清热除湿作用。

【三诊(9月1日)】 先后共服药18剂,胫前出血点变为黄褐色

（含铁血黄素沉着），无新出血点。仍有晨起口苦口干，疲乏甚，夜尿2次。舌苔薄黄，脉沉缓力弱。减少凉血止血药物，增加益气药物，进入益气活血阶段。调整处方如下。

生地20g　　　　丹皮9g　　　　赤芍15g　　　　刺蒺藜20g
地骨皮12g　　　炒栀子10g　　　仙鹤草20g　　　当归15g
生黄芪30g　　　党参20g　　　　石菖蒲15g　　　陈皮10g

【四诊（10月3日）】　服前方24剂，病情平稳，紫癜情况未见反复，色素沉着较前进一步减退，精神状况较前明显好转。调整处方，进入益气养血阶段。

生黄芪20g　　　生地25g　　　　白芍15g　　　　丹参15g
党参15g　　　　鸡血藤30g　　　丹皮12g　　　　炒栀子12g
刺蒺藜30g　　　当归15g　　　　延胡12g　　　　川牛膝9g
阿胶10g（烊化）　陈皮10g

后患者间断服药2个月，10月20日复查血常规白细胞3.26×10⁹/L，11月28日复查白细胞3.47×10⁹/L，接近正常，疗效确切，嘱患者继续间断服药，巩固疗效。

【用药思路】　毛细管扩张型环状紫癜，是紫癜的一种，属于非炎症性紫癜范畴，损害的特点是环状，常留色素沉着斑或黄褐色斑（含铁血黄素沉着）都发生在下肢伸侧，对称分布，以后可在上肢发生，不伴瘙痒，不侵犯内脏器官，血小板不减少。本例患者即为此病。如紫癜呈针状出血点，有瘙痒，关节疼痛明显，血小板也不减少，应考虑过敏性紫癜，个别患者且伴发紫癜肾。本例紫癜的治疗经验需要分阶段或分步骤的方法处理，早期即以皮肤鲜红色出血点为主要表现时当以凉血止血为主，中期以陈旧出血点或仅见色素沉着为主时当以活血凉血为主，后期出血基本控制而主要表现为体倦乏力、血细胞减少时则以益气养血为主。凉血止血法，以生地、丹皮、赤芍、蒺藜、地骨皮、炒栀子等凉血清热，仙鹤草、紫珠草止血为主，生黄芪、当归益气活血为辅，佩兰、石菖蒲芳香化湿以治标。第二步即活血凉血法,减少了凉血止血的紫珠草,增加了当归的药量以活血,加党参助黄芪增强益气活血的作用。最后一步,鉴于紫癜性皮疹已基本治愈,疲乏、白细胞减少为主,辨证为气血双虚,故用益气养血法治疗。黄芪、党参益气,四物汤(去川芎)加丹参、鸡血藤、阿胶滋阴补血,略佐凉血的生地、蒺藜、丹皮,以免湿药过盛之弊,最后达到了比较满意的疗效。可见毛细血管扩张型环状紫癜在治疗时必须分清阶段,分出层次,往往收效良好。本例患者的治疗过程充分体现了早、中、后3期不同的治疗特点,逐渐由凉血转入活血最后进入益气养血阶段,紫癜情况逐渐得以缓解,白细胞水平亦逐渐接近正常,效果明显。这种分阶段治疗的特点充分体现了中医个体化治疗的特长。凡遇到这样的中医病因病机时,类似治法相同,可应用于多种皮肤病如银屑病、过敏性皮炎、红斑鲜屑性皮肤病,以及过敏性紫癜等疾病的治疗。临床医师当仔细辨证,准确把握用药时机,以期获得最大收益。

青 手 症

祝某某,男,68岁,甘肃省群众艺术馆《驼铃杂志社》主编,2005年9月7日初诊。

【主诉】 双手颜色发青3个月。

【病史】 近3个月来,发现双手颜色变黑,开始仅在双手下垂时变青色,以后逐渐加重,双手不下垂时也变青,手有轻度肿胀感,但无疼痛和瘙痒感。1年前因直肠患有一小瘤,做过2次手术,手术时出血量较多,瘤组织经病理活检,结果显示有中度细胞异型增生,视为癌前期病变。自此以后1年来,一直感到明显气短,说话不能连句。经化验检查,血红蛋白偏高 (16.8~17.5g),血黏度及

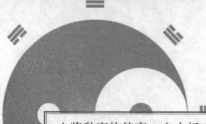

血浆黏度均偏高，血小板略偏低 9.4 万。有高血压病及高脂血症史 2 年，服用降压药，现血压维持在 150/90mmHg。

【检查】 发育营养一般，身较高，双眼球结合膜充血，双手下垂时手全变青色，尤以手指最明显，手部无明显湿冷感。舌质正常，舌苔白。

【西医诊断】 "青手症"（暂定名）。

【中医辨证】 气虚血瘀证。

【治法】 益气活血化瘀和利水。

【处方】

生黄芪 30g	当归 15g	赤芍 15g	川芎 9g
红花 10g	丹参 12g	茜草 9g	桂枝 12g
茯苓 18g	炒白术 9g	太子参 20g	炙草 9g

每日 1 剂，冷水煎 2 次，每次煎 30 分钟，将药液混合后，一日分 2 次口服。

【二诊（9 月 21 日）】 服上药后，气短明显好转，双手仍色青，舌中央出现黄苔略腻，舌质色正常，脉无异常。提示血瘀未减，出现脾虚湿滞有转化湿热证的迹象，拟前方药中去太子参，加强化瘀消滞的焦山楂 15g，赤芍加至 25g。继续服上药，煎服法同前。

【三诊（9 月 28 日）】 气短又进一步好转，说话已能连句，右手指发青有所减轻，黄腻苔未退。前方中加强健脾除湿药，薏苡仁 30g、制半夏 12g，炒白术加至 15g。续服。

【四诊（10 月 19 日）】 气短显著改善，在过去的时候，因气短阅稿件时只能坚持 15 分钟，现时可达 1 小时，双手色青的程度已接近正常皮肤。脉缓苔白，黄腻苔完全消退。说明此"青手症"的治疗方法是正确的，拟在益气化瘀，健脾除湿的治法中略加调整，以巩固疗效。

【五诊（10 月 26 日）】 自述共服中药 42 剂，气短已解决，双手色青完全消失。结论："青手症"临床治愈。近来口渴，口干，但脉缓，舌苔白润，按中医理论系脾虚，水的代谢失调，不能上达至口腔所致。建议查血糖，以排除Ⅱ型糖尿病（因患者有高脂血症，高血压，高血糖症，似有代谢综合征的基础）

2005 年 12 月追问患者，11 月 30 日查血糖，空腹血糖5.7mmol/L，饭后 2 小时 6.7mmol/L，糖尿病可以排除。推论口干、口渴情况，可能系中药的副作用，以后可以自然消失。

【用药思路】 "青手证"的病名是著者暂时定的。因为在享有世界盛誉的安德列氏皮肤病学（Andrew's diseases of the skin）未查到类似这样的病名。由于患者有高脂血症，血红蛋白偏高，血黏度亦偏高，使血液的微循环受到阻碍，血流缓慢，遂成双手瘀血状态，从而双手皮肤发青。另从中国传统医学的角度看，双手色青是一种血瘀证，同时又因气短明显，存在气虚证无疑。气虚时不能较好地推动血液的运行，结果形成气虚血瘀证。

从中西医两种思维考虑，如何改善双手的血液循环，是中西医治疗的共同着眼点。患者自述已找过西医大夫诊治过一时期，因未见疗效，所以才寻求用中医中药的办法治疗。故著者从整体出发，辨证施治，确定为气虚血瘀证，以益气活血瘀的方法，选药组方，终于达到临床治愈的目的。

黄芪补气为主治药，当归、赤芍、红花、茜草活血化瘀为辅治药，桂枝一味，加强温运血脉，促进血瘀的消退。至于选用白术、薏苡仁，茯苓等淡渗利水药的意图，是因患者双手有肿胀。"脾主四肢"，有"运化水湿"的功能，当脾气虚而不能运化时，自然容易产生水肿，故以黄芪补脾气，与利水药相配伍，起到了行气利水的作用。

进一步说，在治疗此"青手症"的过程中，首先发现患者的气短现象获得了显著减轻，以后逐渐才是局部双手的色青现象消退。有力地说明了我国传统医学理论指导下的治病原则，"气行

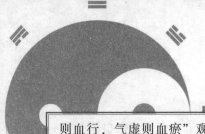

则血行，气虚则血瘀"观点的应用，主要是从病人的整体角度考虑，而不是仅从局部着眼的。20年前著者曾提出"整体调节作用是我国传统医学治疗疾病的最大原则"的观点，5年后（1990年），再次提出"中医治疗疾病的现代原理主要是对人体的整体调节作用"（见许自诚著《中医脏腑学说的研究与应用》，第166页，1995年，甘肃科学技术出版社出版）。进一步又证明了这个观点的正确性。

第十二章　秃顶——脂溢性脱发

彭某某，男，32 岁，兰州天水路荟萃堂中西医结合门诊医师，2002 年 6 月 7 日初诊。

【主诉】　头顶脱发 4~5 年。

【病史】　开始脱发时，头顶部头发稀少，落发数量不多，以后逐渐范围扩大，数量增多，致使前额全部至顶部，头发脱落稀少，至今未婚，思想有负担，遂来求治，用中药治疗。平时头皮的油比较多，家庭无同样病史。

【检查】　前额和头顶部仅有几根细软头发，个别者头长 1cm 左右，头皮光亮，无炎症，无明显落屑。但头皮油较多。脉、舌象无异常。

【西医诊断】　秃顶——脂溢性脱发。

【中医辨证】　秃顶脱发——肝肾阴虚兼湿瘀互结型脱发。

【治法】　滋补肝肾，治血化瘀，祛湿降脂。

【处方（自拟方）】

制何首乌 30g	生地 25g	旱莲草 15g	女贞子 15g
菟丝子 15g	当归 12g	赤芍 15g	丹参 15g
川芎 9g	茵陈 20g	草决明子 15g	地肤子 15g
柴胡 10g	升麻 10g		

5 剂，共研细末，过筛，炼蜜为丸，每丸 9g，一日 3 次。

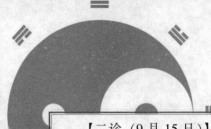

【二诊（9月15日）】 自述服药3个月，疗效非常显著，头发生长好，前额及头顶部头发都已出来，现已3cm多长，要求再调整处方，以巩固疗效。查前额及头顶部全被新发盖满，发色黑，约5cm长。头油较前减少。拟加强养阴药，生地改为30g，加桑椹15g，5剂，继续做成丸药，口服，做法及用法同前。

患者彭医师说，服药期间，加服了"金匮肾气丸"后，发现头发的生长速度较快。

【用药思路】 脂溢性脱发，是一种比较常见的脱发病，但头顶脱光呈秃顶者少见。发病原因尚未确定，现代医学认为，可能与皮脂腺的分泌旺盛有关，导致头皮生发中心的营养代谢障碍而脱发。该患者的脱发符合以上发病机理。此病须与先天性秃顶相鉴别，后者有明显的家族史，也无脂质代谢紊乱的象征。传统中医学认为，头发的生长、脱落与肾精及血的盛衰有密切关系。"肾主发"、"发为血之余"，我国明代名医张景岳曾说："精足则血旺"，可见肾精足，心、肝血旺，头发生长茂盛，不易脱落。如果肝肾之阴血不足，头发无阴血的滋养，就易于脱发。又据清代（公元1768～1831年）王清任的论点，脱发与瘀血有关，瘀血阻塞血路（血络），新血不能养发，故发脱落。著者又结合患者的体质，头皮油腻，可能与内湿滞留，日久化瘀，属腻滞型体质（见匡调元著《中医体质病理学》，上海科技出版社，1996年）。

从以上中医理论得出肝肾阴虚，瘀血阻络，痰湿留滞的病机，著者拟定了以上处方及滋补肝肾，活血化瘀，祛湿降脂的治疗原则。

选用何首乌、生地、女贞子、旱莲草、桑椹等中药为主治药，滋补肾肝，使阴血充足，以治其本；当归、赤芍、丹参、川芎等中药为辅治药，活血化瘀，增强头皮的血液循环，改善毛发中心的营养状态。菟丝子，味甘、微温，有补肾益精作用。主辅药相互依赖，相互促进，共同发挥生长头发的作用。选用草决明、茵陈、地肤子等中药，利湿祛痰，改善痰湿内滞，促进改善头皮油腻的病理体质。据现代医学的研究，此3味中药都具有不同程度的降脂作用，尤以决明子的作用最强。有临床研究报道，决明子的降脂效应，对高脂血症患者服4周后（每次5片，一日3次），胆固醇降到正常水平者达96%，甘油三酯和β脂蛋白降至正常者为86%及89.5%。决明子对实验性高脂血症大鼠的血浆总胆固醇和甘油三酯，也证明有降低作用，其有效成分，可能是决明子中蒽醌类化合物（《中华本草》844~847页，1998年，上海科技出版社）。至于用柴胡、升麻的原意是引经药，可能促使各种药物的药效直达头部。

追访3年，秃顶完全治愈，再未见复发，头发色黑，发长，患者已于2005年元月结婚。

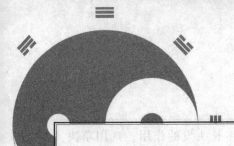

第十三章　病毒性皮肤病

全身性传染性软疣

周某某，男，38 岁，2003 年 7 月 16 日初诊。

【主诉】　全身起痒性疙瘩 10 多天。

【病史】　开始时，在身体背部起数个小疙瘩，以后逐渐在前胸和四肢发生同样的疙瘩，数量越来越多，有轻度痒感，口唇周围也发红，曾在兰大一院皮肤科诊治，诊断为全身性传染性软疣、溢脂性皮炎，用水氯酊局部涂治，结果发生面部浮肿，遂来找著者治疗。

【检查】　面部浮肿明显，口周围潮红，且有细小脱屑。前胸、背部、上肢（下肢未检查）有无数个约芝麻至黄豆（大豆）大小的红色扁平丘疹，融合成片，其中黄豆粒大的皮疹，中央凹陷呈脐状，褐色，表面透亮，坚硬，有抓痕。舌色红，舌边有齿痕，苔少。

【西医诊断】　①全身性传染性软疣。②接触性皮炎（面部）。

【中医辨证】　①扁瘊的一种类型。②血热瘀滞证。

【治法】　两种病同步治疗，凉血活血、软坚散结、清热解毒（消炎抗病毒）、除湿止痒。

【处方】　化瘀软坚平疣汤加减（著者经验方）。

生地 25g	丹皮 15g	白蒺藜 30g	赤芍 15g
当归 15g	桃仁 10g	红花 10g	皂刺 15g

香附 15g　　金银花 15g　　板蓝根 15g　　　车前子 10g（布包）

白茅根 30g　地肤子 15g　　生甘草 9g

6剂，每日1剂，水煎2次，将药液混合后，一日分3次口服。每次口服后，剩少许药液，用纱布蘸搽软疣，略用力，不怕感染。待药液干燥后，外涂炉甘石洗剂（用前摇匀）。

维生素C，400mg，一日3次。

注意隔离，衣服、毛巾等须用开水烫煮。

【二诊（7月21日）】　面部浮肿已消退，有少许脱屑。口周红斑消失。前胸及上肢的丘疹基本消失，仅留3~4个芝麻大小的典型软疣丘疹，颜色变淡。背部大部分丘疹已无，部分皮肤潮红。说明接触性皮炎已痊愈，传染性软疣的疗效显著。因浮肿消失，湿邪已除，典型软疣仍存在，所以前方药中去车前子、白茅根，加木贼 10g，皂刺改为 12g，促进软疣的消退，加蛇床子 15g、白鲜皮 20g，加强止痒作用。6剂，服用法同前。

皮康霜（含酮康唑、新霉素），外搽背部潮红处及面部脱屑处，一日2次。

维生素C，300mg，一日3次。

【三诊（7月28日）】　先后共服以上中药12剂，并外用药，胸部仅有1个扁平丘疹，不痒，说明全身性传染性软疣已趋向痊愈。拟除去部分凉血药及清热解毒药如生地、白蒺藜、金银花，以活血化瘀、软坚散结为主，清热解毒为辅的治疗原则，调整处方，巩固疗效，6剂，估计可以完全治愈。

当归 15g　　　川芎 10g　　　赤芍 15g　　　桃仁 10g

红花 10g　　　丹皮 9g　　　皂刺 9g　　　香附 15g

木贼 12g　　　山慈菇 15g（打碎）　　　板蓝根 20g

煎服法同前。

【用药思路】　著者过去治疗的传染性软疣患者，绝大多数在局部，如胸部、颈部、或背部、或腋前线等处，软疣数目较少，

几乎全是小儿发病，而此患者为成人，软疣多，范围广，呈全身性，并继发面部接触性皮炎，病情较重，治疗效果满意。所以特地总结收录于本书内。治疗的方法和方药，成人和小儿基本上是相同的，均在经验方"化瘀软坚平疣汤"的基础上加减应用（原方见《许自诚中西医结合治病经验选集》，257页，甘肃民族出版社出版，2001年），进一步证明了本方对传染性软疣有确切的疗效，并经得起重复。此患者治疗所不同者，因伴有继发性接触性皮炎，中药处方中加了清热利湿的药，外用酮康唑，口服维生素 C。这些措施，对面部水肿的消退，抑制皮脂腺的分泌，改善毛细血管的渗透性，减轻炎性改变等可能起了一定的作用。

疗效的科学机理，由于未作动物实验及药理实验，尚不能完全阐明。现从中西医结合的思路及方法，简述其作用。著者根据现代医学对疣的病理组织学改变，表皮层的棘细胞增生肥厚，角化过度和真皮内慢性炎性细胞浸润的变化，结合传统中医学的病因，血瘀日久，凝聚而成的观点，采用活血化瘀、软坚散结、清热解毒（消炎）和除湿止痒的方法治疗。又因传染性软疣及寻常疣为瘊病毒（人类瘊病毒）引起，再加用抗病毒的中药。方剂中的当归、桃仁、红花（有时加川芎、赤芍）具有活血化瘀的作用，根据现代医学的研究，这些药有抑制结缔组织增生，改善局部血液循环，促进慢性炎性细胞的吸收作用；生地、丹皮、蒺藜有清热凉血的作用；香附、皂刺、木贼、山慈菇具有软坚散结的作用；金银花、生甘草或贯众清热解毒；板蓝根专为抗病毒；地肤子、车前子、白茅根、蛇床子、白鲜皮等，除湿止痒，利小便消面部水肿。这样，诸药配伍，西医辨病和中医辨证结合，同步调整，发挥治疗的综合作用，达到病证同治，直到病证同愈的目的。

带状疱疹后遗症——疼痛

张某某，女，62 岁，家庭妇女，2011 年 9 月 14 日初诊。

【主诉】 患腰部带状疱疹愈合后疼痛不止 2 周，要求中医治疗。

【病史】 1 月前左腰背及左腹前疼痛，全身不适，遂发现起红色疙瘩及水疱。经某医院诊断为带状疱疹，治疗后红色疙瘩及水疱消失，但疼痛不减，呈针刺样痛，迄今已 2 周多。近来排便困难，10 天未解。

【检查】 在胸背部第 10 胸椎旁，沿肋间隙有一条带状色素沉着，左乳腺下有数个色素沉着点，未发现有红色丘疹及水疱，面色正常，舌象无异常，脉缓有力。

【西医诊断】 带状疱疹后遗症——疼痛。

【中医辨证】 瘀血性疼痛。

【治法】 化瘀止痛，安神通腑。

【处方】

当归 15g	赤芍 12g	丹皮 9g	秦艽 15g
制乳没各 10g	延胡 20g	生蒲黄 10g（布包）	
炒五灵脂 10g	白芷 15g	柴胡 15g	炒枣仁 20g
合欢皮 15g	芦荟 6g		

6 剂，每日 1 剂，每剂中药水煎 2 次，将药液混合后，每日分 2 次口服。

【二诊（9 月 21 日）】 服上药 6 剂，患者认为疗效特好。服第 1 剂药后，疼痛即止，同时连续排大便 2 次，以后每日 1 次。现在自觉喜叹息，原有高血压病史，正服药治疗。检查血压，140/90mmHg，脉、舌无异常。在原处方（9 月 14 日）的基础上，

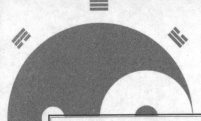

去炒五灵脂，芦荟 6g 减为 4g，加党参 20g。6 剂，每日 1 剂，煎服法同前，以巩固疗效。9 月 28 日，通过随访患者爱人，已 2 周再未疼痛。

【用药思路】 带状疱疹是一种常见的皮肤病，由带状疱疹病毒（即水痘病毒）引起，此病毒通常潜伏于脊椎骨内，当患者的免疫功能低下时便易于诱发本病，中西医治疗均可治愈，3～5 周时间。但某些患者皮疹消失后疼痛不消失，时间长短不一，甚至疼痛难忍，用多种方法治疗，都不理想。

本例患者用中药治愈，见效迅速。按西医理论，疼痛是带状疱疹病毒侵犯胸背部的神经根及肋间神经的关系，治疗必须从恢复或营养神经功能的药物（如维生素 B_1、B_{12} 等）着手。而中医的理论，按疼痛的特点和形成疼痛的原因去考虑。本患者的疼痛是针刺样疼痛，由瘀血所致，应该用活血化瘀的中药治疗。鉴于疼痛部位在皮肤，又在身体的侧面，故选用清代名中医王清任的身痛逐瘀汤化裁（《医林改错》），以当归、赤芍、秦艽、乳香、没药为主治药，加柴胡疏肝解郁，据著者自己的临床经验证明，柴胡对身体表皮（及神经）的疼痛确有显著的止痛效果，延胡配失笑散（生蒲黄、炒五灵脂）加强化瘀止痛作用。因 10 天未解大便，加芦荟通腑泄热。"诸痛疮疡皆属于心"，其痛无不从"心"（指大脑）发，"心"藏神，痛扰神明，易生失眠，故又以炒枣仁、合欢皮安神而镇静，进一步辅助止痛作用，最后达到痛止病愈的目的。

第十四章 耳科疾病

突发性耳聋

崔某，男，29岁。2011年7月28日初诊。

【主诉】 左耳突发耳聋、耳鸣1周。

【病史】 患者3年内连续3次出现左耳突发性耳聋，末次发作时间为1周前。2011年7月22日在兰大一院耳鼻喉科经电测听、电阻抗等检查诊断为突发性耳聋。住院期间用地塞米松、银杏液（具体剂量不详）等药静脉滴注治疗5天，听力减退好转，但耳鸣不消。出院后，遂求治于中医。询知听力减退，耳鸣，常闻及"吱吱"声，以夜间最明显，伴有头昏闷，疲乏无力，胃中凉、反酸，大便无异常。有早泄史4年，曾查血脂高。

【查体】 脉滑，舌苔白腻，体胖，双眼圈黑10年。

【西医诊断】 突发性耳聋。

【中医辨证】 肝胆湿热型，以湿为主。

【治法】 清化肝胆湿热，通窍开闭。

【处方】 龙胆泻肝汤加减。

龙胆草10g	柴胡12g	黄芩9g	苍术10g
薏苡仁30g	川牛膝10g	天麻10g	石菖蒲15g
地肤子15g	制半夏15g	茯苓20g	远志9g
黄芪20g	陈皮10g		

6剂，一日1剂，水煎服，一日分2次口服。

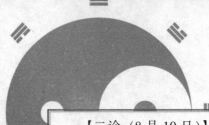

【二诊（8月10日）】 服上药6剂，听力恢复，耳鸣明显减轻，疲乏好转，胃中凉、反酸消失，大便无异常，寸脉有力，白腻苔退净。效不更方，12剂，煎服法同上。

【三诊（8月24日）】 又服上药12剂，耳鸣由"吱吱"声转为声细如湿，精神佳，脉沉细。患者湿热已退，然早泄现象改善不太明显，拟用"耳聋左慈丸"滋肾平肝潜阳，每次12粒，一日2次。

【四诊（11月2日）】 随访患者，自8月24日始服"耳聋左慈丸"，3月来间断服用，左耳耳鸣消失，早泄现象偶有发生，从而治愈了患者3年的顽疾。

【用药思路】 突发性耳聋是突然瞬间发生的耳聋、耳鸣，属神经性聋，属中医学"暴聋"范畴。本案耳聋、耳鸣，据标本缓急，分2阶段治疗。

第1阶段：根据患者左耳耳聋、耳鸣，头昏闷，脉滑，舌苔白腻，体胖等舌脉症，辨证为肝胆湿热型以湿为主，所以采用清化肝胆湿热，通窍开闭的方法，用龙胆泻肝汤加减治疗。龙胆泻肝汤来源于《医方集解》引《太平惠民和剂局方》。后世注解甚详，《重订通俗伤寒论》："肝为风木之脏，内寄胆府相火，凡肝气有余，发生胆火者，症多口苦胁痛，耳聋耳肿，阴湿阴痒，尿血赤淋，甚则筋痿阴痛……"以龙胆草、黄芩清泻肝胆之热，柴胡疏肝利胆兼清其热，苍术燥湿，薏苡仁渗湿，石菖蒲芳香化湿，合远志共奏开窍之功，制半夏、茯苓、陈皮（二陈汤）燥湿化痰，川牛膝强肾益精，天麻熄风止眩。黄芪益气健脾。

第2阶段：《证治准绳》说：暴聋之病是因"经脉欲行而不通"，说明暴聋源于经脉气血的瘀滞，又肾开窍于耳，肾虚则耳无所主，耳窍空虚，故在清除湿热后，用滋肾养肝化瘀法固本善后，遵叶天士："宿疾宜缓攻"之旨，选"耳聋左慈丸"滋阴益肾，潜阳通窍。

神经性耳聋

杨某，男，60岁。2011年6月1日初诊。

【主诉】 左耳耳鸣2年，耳鸣加重、双耳听力减退1月。

【病史】 患者2年前因左耳患中耳炎，流脓后发生耳鸣，耳内鸣响，如闻蝉声。2011年1月8日在兰州市第一人民医院耳鼻喉科查为神经性耳聋。静滴丹参注射液后症状有改善，但仍时常发作。近1月来，自觉左耳耳鸣加重，双耳听力减退，常闻"嗡嗡"声，时有头目昏眩，甚则恶心，汗出，情志不畅，大便无异常。有冠心病、高血压病史5年，服"复方降压片"血压维持在140/90mmHg，平素嗜肉食。

【检查】 脉沉弦而缓，舌质紫黯，舌中央厚腻苔，体胖。

【西医诊断】 ①神经性耳聋。②高血压。③冠心病。

【中医辨证】 痰瘀互阻证。

【治法】 活血化瘀，祛痰通窍。

【处方】 补阳还五汤加减。

生黄芪25g	当归15g	川芎10g	赤芍15g
地龙10g	桃仁10g	红花10g	柴胡12g
黄芩10g	石菖蒲12g	薏苡仁30g	制半夏15g
陈皮10g			

6剂，一日1剂，水煎服，一日分2次口服。

【二诊（6月8日）】 服上药6剂，自觉听力减退好转，头目昏眩、恶心消失。但耳鸣不消，仍闻"嗡嗡"声。脉沉弦而缓，舌质紫黯、中央厚腻苔退净。拟在原方基础上加强疏肝利胆、平肝聪耳作用的药，柴胡改为15g，加磁石30g。6剂，煎服法同上。

【三诊（6月15日）】 服上药6剂，自觉听力减退进一步好转，耳鸣亦明显见效，偶闻"嗡嗡"声。脉沉缓，舌质略紫、苔薄白。血压降为 130/70mmHg，冠心病病情稳定。上方加减连服20 剂，诸症未发。

【用药思路】　中医理论认为耳为宗脉之所聚，又为清空之窍，清阳交会流行之所，若经脉瘀阻，经气不通于耳，致使耳失于经气的滋养，而失润、失聪，产生耳鸣、耳聋。本例患者 60岁，体胖，嗜肉食，冠心病、高血压病史 5 年，2 年前因患中耳炎致耳内鸣响，静滴丹参注射液有效，因丹参有扩张血管，改善微循环，抗血栓和抑制血小板聚集的作用，促进了内耳的供血，改善了听神经的功能有关。从患者临床表现的证候看，体内必有痰浊、血瘀，因体胖，嗜肉食，体内痰湿较重，又患高血压病，可能血脂也偏高，舌苔白厚腻、舌质紫黯，脉弦而缓，更能证实这一观点。故用王清任之补阳还五汤（《医林改错》）补气、活血、化瘀，其中地龙一味，通经活络，配川芎可治耳聋气闭，据现代药理学研究，地龙具有明显的降压作用；加石菖蒲化痰开窍，诚如《本草从新》所说："辛苦而温，芳香而散，开心孔，利九窍，明耳目，发声音，去湿除风，逐痰消积……"薏苡仁健脾利湿、制半夏、陈皮燥湿化痰；磁石平肝潜阳、聪耳明目，既可降压，又治耳聋。有人研究，老年人耳鸣、耳聋与缺少微量元素铁和锌有关，活血化瘀药中的微量元素复杂，难以讲清，但磁石中所含的铁量较多，应无质疑。叶天士《临证指南医案》指出"凡本虚失聪治在肾，邪干窍闭治在胆，乃定例也"。柴胡、黄芩配石菖蒲，和解少阳，疏肝利胆开窍，正取此意。

本例患者主治神经性耳聋，又合并高血压、冠心病，为西医学中 3 种不同的疾病，但从中医理论来看，痰瘀互阻，肝郁胆滞为其共有的主要病机，故总治以活血化瘀，祛瘀通窍，疏肝利胆的方法，耳鸣、耳聋取得显著疗效，同时，血压也有所下降。吾师所提出"整体调整，同步治疗"之理。

梅尼埃病

马某，男，67岁，2011年9月21日初诊。

【主诉】 间断性双耳耳鸣4年，加重3月。

【病史】 4年前夏天，因情志不舒，又过食生冷食物，腹痛腹泻，经治疗好转，随即出现双耳耳鸣，呈间断性。曾经在五官科检查未发现中耳、外耳等疾患，服中西药物多种，耳鸣症状未见明显改善。近3月来，自觉双耳耳鸣加重，如天然气泄漏时所发"丝丝"声，伴有头晕，口干，夜尿增多，每夜3~4次，大便成形，每日4~5次。既往有美尼尔氏综合征，近5月未发。

【检查】 脉缓而滑，舌边有切迹，苔白腻。

【西医诊断】 ①耳鸣。②美尼尔氏综合征（现称梅尼埃病）。

【中医辨证】 脾肾阳虚，湿盛肝郁证。

【治法】 健脾，温肾，利湿，解郁。

【处方】 五苓散和缩泉丸加减。

泽泻15g	炒白术9g	茯苓15g	猪苓15g
桂枝12g	制半夏15g	陈皮10g	生黄芪20g
柴胡15g	郁金20g	乌药15g	益智仁20g
山药20g			

6剂，一日1剂，水煎服，一日分2次口服。

【二诊（9月28日）】 服上药6剂，双耳耳鸣明显减轻，夜尿照旧，大便成形，每日1次，脉沉缓，舌边有切迹、白腻苔退净。拟加强补肾益气作用的药，黄芪改为30g、山药改为30g，再加固涩缩尿的桑螵蛸15g。6剂，煎服法同上。

【三诊（10月5日）】 服上药6剂，自觉双耳耳鸣进一步好转，夜尿转为每夜2~3次，脉沉缓。效不更方，此方续服12剂，

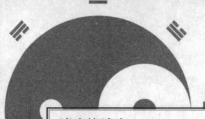

诸症皆消失。

　　【用药思路】　耳鸣，是耳鼻咽喉科临床中最常见的症状之一，西医治疗原则为：治疗产生耳鸣的原发病，从而消除耳鸣。中医治疗原则为："治病必求于本"，本在脾胃阳虚，水湿内盛，"诸痰饮当以温药和之"。

　　此例耳鸣患者的治疗主要从原发病梅尼埃病着眼。因此病虽为慢性反复发作性疾病，但治疗后很快缓解，往往留下耳鸣长久不愈的特点，病理学上发现有"内淋巴积水（Endolymphatic Hydrops）"，伴有耳蜗导水管扩张。按中医理论"肾主水"，统摄全身体液的代谢，可能与内淋巴的水液有关，"脾主运化水液"，与"肾主水"的关系十分密切。结合患者的主要证候是眩晕，夜尿多，大便一日 4~5 次，舌苔白腻，辨证为脾肾阳虚，水湿内盛，兼有肝郁，属痰饮证范围，正所谓"无痰不作眩"。病初起时，因情志不舒，过食寒凉食物后发生腹泻，腹泻好转后出现双耳耳鸣，当属脾虚湿盛肝郁，久病及肾，损及肾阳不足，膀胱气化失常，产生夜尿次数增多，"肾开窍于耳"，肾气不能上充清窍，耳窍失养，遂生耳鸣。肝、脾与肾三经同病，治疗须从三经同治入手，但以肾为主，故选取五苓散温肾阳，化气行水，加制半夏、陈皮，健脾利湿，益智仁、山药、乌药为治疗尿频的常用处方（缩泉丸），主治下元虚冷，小便频数。益智仁《本草拾遗》说"治夜多小便者，有奇验"。据现代药理学研究，益智仁具有抗利尿的作用。桑螵蛸补肾助阳，固精缩尿，《药性论》说"……止小便利"；柴胡配郁金乃取王氏通气散（王清任《医林改错》）之意，疏肝利胆解郁。药后得效，足见辨证选方构思之细，配伍之巧。

第十五章 泌尿科疾病

隐匿性肾炎（一）

石某，男性，27岁，住北京，2007年5月15日电话就诊。

【主诉】 经北京中日友好医院检查有血尿，初步诊断IgA肾病，建议中医治疗。

【病史】 患者于5月6日发现，无明显诱因出现脐周痛伴腹泻，3次/日，体温38.5℃，就诊于北京某医院，大便常规白细胞（+），潜血（−），口服诺氟沙星腹泻止，随后出现疲乏、腰痛，无尿频、尿急、尿痛，8日赴北京中日医院诊治，经查体，BP120/80mmHg，双肾区无明显叩打痛，双下肢无浮肿。尿常规：尿蛋白Trace（少许）、潜血阳性，RBC29/HP；尿肌酐：92μmol/L，尿定量蛋白：128mg/L，24h尿蛋白0.23g/24h；尿相位差镜检红细胞：大小不一，面包圈、头盔样红细胞80%；既往无相关病史，无相关家族史。

【西医诊断】 隐匿性肾炎，以血尿为主。

【中医辨证】 肾阴虚血热证，兼气虚。

【治法】 滋养肾阴，凉血止血。

【处方】

生地25g	山萸肉15g	山药15g	女贞子12g
旱莲草12g	仙鹤草30g	白茅根30g	丹皮9g
生黄芪15g	云苓10g	生甘草9g	

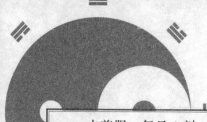

水煎服，每日 1 剂，每剂水煎 2 次，将药液混合后，分 2 次口服。

【二诊（5 月 19 日）】 效不更方。煎服法同前。

【随访】 患者共服药 20 剂，5 月 25 日在北京复查尿常规：尿蛋白阴性，潜血阴性，此后分别于 6 月 7 日、7 月 16 日、8 月 27 日复查尿常规，尿蛋白、潜血均阴性，复查肾功亦未见异常。

【用药思路】 隐匿型肾炎，由于临床表现轻微，起病隐匿，故有此名。一般分为单纯性血尿和无症状性蛋白尿 2 种类型。患者无水肿、高血压、肾功损害。单纯性血尿型，除血尿为突出表现外，可伴有轻、中度蛋白尿，而且病多为 IgA 肾病，肾穿可确诊。该患者以腹泻起病，随后出现腰痛，血尿为主，尿蛋白、潜血均阳性，尿相位差镜检红细胞出现变形红细胞比例 80%，又无水肿、高血压，肾功正常，隐匿性肾炎诊断成立。根据患者的血尿，结合疲倦、腰痛、脉缓，辨证为肾阴虚血热证兼气虚，治宜滋养肾阴，凉血止血。以六味地黄丸化裁，方中的生地、山萸肉、山药，滋补肾中之阴，女贞子、旱莲草称二至丸（见《医便》），配合仙鹤草、白茅根、丹皮，既可滋补肝肾，又有较强的凉血止血功效，生黄芪益气，此药经临床实践证实，对消除尿蛋白确有良好的疗效，使其降低尿蛋白。黄芪经现代药理研究又有调节免疫功能的作用。如此诸药配伍，患者服用 20 剂，尿蛋白及潜血反复检查数次均呈阴性，自觉症状消失，疗效确切。

隐匿性肾炎（二）

李某某，男，13 岁，学生，甘肃省天水市人，2007 年 8 月 29 日来兰大一院门诊初诊。

【主诉】 因尿常规检查出潜血（++），尿蛋白（+）1 周余，要求用中药治疗。

【病史】 患者于 1 周前出现嗓子痛 3 天，在当地市医院去诊治，经检查尿潜血（++），蛋白（+），膝关节腘窝下方有 2～3 条红色条状的血管，不痛、不痒，全身关节不痛，大便干燥，2 天排 1 次，怀疑为"过敏性紫癜"，经某医生介绍来兰诊治。

【检查】 患者身体较胖，营养发育正常，舌苔白，脉缓，下肢小腿及踝关节处未见有出血点及紫斑，腘窝处有 2～3 条毛细血管扩张。结合病史和检查，确定不是过敏性紫癜。初步诊断为"肾炎"范围的炎症，病需进一步检查。后经肾病内科再查尿常规，结果尿蛋白阴性，尿 β_2 微球蛋白 > 510ng/ml（参考值 13～293ng/ml），血 β_2 微球蛋白 3649ng/ml（参考值 1010～1730ng/ml），最后确认为隐匿性肾炎。

【西医诊断】 隐匿性肾炎。

【中医辨证】 肾阴虚血热型尿血。

【治法】 滋养肾阴，凉血止血，益气。

【处方】

生地 20g	丹皮 12g	赤芍 15g	紫草 15g
女贞子 12g	旱莲草 12g	仙鹤草 30g	紫珠草 15g
白茅根 30g	生甘草 9g	生黄芪 15g	蝉衣 3g

每日 1 剂，每剂水煎 2 次，将药液混合后，一日分 2 次口服。

【二诊（9 月 13 日）】 服上药 12 剂后，在当地市医院尿常规检查结果，潜血阴性，尿蛋白阴性，窝处毛细血管扩张消失，提示中药疗效明显。鉴于患者大便干燥，3 日未解，饮食量有所减少，头昏，舌尖红，舌苔由灰白转黄，脉缓有力。在上方基础上减少凉血止血的药量，去紫草，减仙鹤草为 15g，加理气通腑的枳实 15g、莱菔子 30g，减生黄芪为 15g，以免益气过胜。继续服

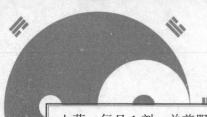

上药，每日 1 剂，并煎服法同前。

【三诊（9 月 29 日）】 又服药 12 剂，共计 24 剂。9 月 28 日，在兰大一院又复查尿常规，潜血和蛋白尿均呈阴性，尿 β_2 微球蛋白降至 194ng/ml，血 β_2 微球蛋白降至 2132ng/ml，提示病情进一步好转。但大便仍干，2～3 天 1 次，据其父讲，自幼大便干燥，舌尖红，可能为习惯性便秘，属中医的脾约证，拟加大滋润通便之药，生地为 25g，紫草 20g，炒大黄 6g，芒硝 6g，续服，每日 1 剂，再观察，血 β_2 微球蛋白消退情况。

【四诊（11 月 23 日）】 服药至今共 36 剂，大便干结好转，在兰大一院再检查，尿常规蛋白阴性，血微球蛋白为 2050ng/ml（接近正常），尿量 2000ml/24h，尿素蛋、肌酐、二氧化碳结合力均在正常范围，提示肾功能正常。嘱其再服药 2 周，煎服法同前。

【五诊（12 月 10 日）】 患者未来兰州，父亲代述，现大便每日 1 次，其他无异常症状，查血 β_2 微球蛋白 1500ng/ml，已转正常。其父说，患儿已怕吃中药汤剂，鉴此病已接近治愈，改为蜜丸、缓服，每丸重 6g，每次 1 丸，一日 2 次，巩固疗效。

【用药思路】 此患儿系一列隐匿性肾炎，诊断明确，属单纯性血尿为主，兼有轻度尿蛋白，完全用中药临床治愈。

按中医理论，此病属尿血。一般由血热妄行所致。起病时先有咽痛，可能为风热犯肺。因肺主皮毛，热邪沿足太阳经脉传入膀胱，累及肾阴，阴虚生内热，热盛血亦热，肾之络脉受损而发生尿血。因此，辨证为肾阴虚血热型尿血。著者遵照清代名医"邪入营血，则耗血动血，直须凉血散血"的治疗原则，选用生地、丹皮、赤芍、紫草、女贞子、旱莲草，滋阴凉血，仙鹤草、紫珠草、生甘草，止血的方法治疗，又考虑患者平日大便秘结，有脾约证的可能，须用润肠通便的药，加重滋阴药的基础上加炒大黄、芒硝。用生黄芪、蝉衣的目的，是为降低蛋白尿。此药经实践证明，对消除尿蛋白确有良好的疗效，有时还加党参，起到协同增效作用，据现代药理研究，黄芪有很好的调节免疫的功能，特别是增加细胞免疫，与女贞子配合称贞芪扶正冲剂或胶囊，临床上应用广泛。黄芪在本方中或许还起着摄血止血的作用。诸药配伍，比较合理，共服上药 40 多剂，达到潜血和尿 β_2 微球蛋白消失，自觉症状全无，疗效可靠。

急性尿潴留

曹某某，男 77 岁，老干部，2003 年 5 月 21 日初诊。

【主诉】 尿排不出，腹胀甚，大便也不通畅，烦躁多天。

【病史】 患者原有前列腺肥大症，肺纤维化，伴感染，在家休息治疗，气短明显，每解小便 1 次，即感气短加重，走路肢软困难，不易上床。自昨夜至今天下午，小便解不出，腹胀难忍，大便又不通，特请著者去他家诊治。

【检查】 患者半仰位，正在吸氧，面色灰黑憔悴，声音低弱，舌红、干燥、少津。小腹明显隆起，膀胱胀大，约脐下一指半，脉沉细，两小腿浮肿明显，呈凹陷性 (++)。

【西医诊断】 ①前列腺肥大并发急性尿潴留。②肺纤维化伴感染。

【中医辨证】 肺气不足，肾阴虚尿闭，腑气不通。

【治法】 养阴利水，理气通腑。

【处方】 猪苓汤加味。

生地 12g　　白芍 12g　　玄参 15g　　猪苓 15g
泽泻 15g　　车前子 30g（布包）　　葶苈子 15g（布包），
白茅根 30g　稀莶草 30g　黄芪 20g　　川牛膝 10g

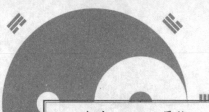

枳实 12g　　厚朴 12g

5 剂，急煎 1 剂，今晚即服，嘱咐连服 2 剂后，仍不排小便，应立即进行导尿法，不可延误。并协助患者联系好附近的一家诊所准备导尿问题。

【二诊（5 月 22 日早晨）】　患者亲自给著者打电话说，服药后疗效显著，昨夜吃第 1 剂药后，小便即通，次数多，每次尿量不少，大便也已通畅，全身感到轻松，思想负担已解除，心情平和无烦躁。建议车前子去一半，继续服药，巩固疗效，并观察小腿浮肿消退情况。

【用药思路】　老年人患前列腺肥大症者较多，有时合并发生急性尿潴留，病情急迫，膀胱胀大，大小便不通。一般治疗，急则导尿为首先采取的紧急措施。此患者在给中药的时候，已准备好使用导尿法，以解燃眉之急。可幸处，服中药 1 剂后，大小便通畅，尿量增多，膨胀的膀胱迅速得到排空，解除了患者的痛苦。俗话说："水火不留情"，表示大小便不通，是急诊，亟需正确处理。

急性尿潴留，中医诊断为癃闭。此病有寒、热之分，寒证多于热证。寒证属肾阳不足，影响膀胱气化不行，引起排尿困难或无点滴尿流，一般采用温阳利水法，如五苓散或金匮肾气汤加车前子、牛膝治疗，有效。热证属肾阴不足，热耗津液，导致肾阳不足，膀胱气化不行。一般可用猪苓汤加味治疗。著者过去治疗寒证者数例，有一定的实践经验，但对热证而又伤阴无任何经验。根据此患者舌红、干燥、少津，膀胱隆起，尿不利，脉沉细等表现，辨证为肾阴不足，热耗津液，阳也不足，阴阳失去平衡，使尿潴留，因此采用猪苓汤加味治疗，试治，观察。结果疗效迅速，一剂见效。足证，治病贵在辨证，证不同，治疗相异。首先要分清寒证或热证，然后确定病位。病机相同，治疗方剂可加减化裁，即可达到治疗目的。猪苓汤原方：猪苓、茯苓、泽泻、阿胶、滑石。因患者是著者的老同学，平时胃肺气虚，恐怕阿胶难以消化吸收，故选用生地、白芍、玄参养肾阴为主治药，以猪苓、泽泻、车前子、白茅根利尿为辅助治疗药。豨莶草专为下肢浮肿而用，黄芪补益肺气，加葶苈子，通畅水道，下输膀胱，加强利水作用，牛膝引药下行，枳实、厚朴通腑利大便。诸药配合，既有协同作用，又有兼治下肢浮肿（可能因肺纤维化，肺动脉高压引起的右心衰），共起利水而不伤阴，益气而助利尿的双重作用。所注意者，车前子之用量需大，否则疗效不佳。病情好转，药量减半，否则利水过量而再伤阴，易出现"缺钾"之副作用。

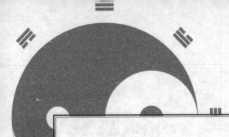

第十六章　其他科疾病

坐骨神经痛（一）

斯某某，男，64 岁，退休职工，2008 年 9 月 20 日就诊。

【主诉】左侧臀部及小腿疼痛 10 余天。

【病史】起初一两天臀部疼痛，近 10 天来疼痛逐渐放射至左大腿后面及小腿外侧部位，小腿有时抽搐，并伴有酸困感，上下楼梯及行走均受影响，饮食、大小便正常，因左侧臀部及下肢疼痛加重，前来就诊。

【检查】身体偏胖，左侧环跳穴至小腿有沿坐骨神经方向的疼痛。直腿抬高试验（−），脉滑，舌质正常、苔腻。

【西医诊断】坐骨神经痛（左侧）。

【中医辨证】痛痹，寒湿阻络。

【治法】散寒除湿，补益肝肾，通络止痛。

【处方】独活寄生汤和桂枝芍药知母汤化裁。

独活 10g	桑寄生 15g	川牛膝 10g	木瓜 30g
伸筋草 30g	桂枝 15g	白芍 30g	知母 12g
生姜 10g	延胡 15g	川楝子 9g	炙草 9g
薏苡仁 30g			

6 剂，每日 1 剂，水煎服，每剂水煎 2 次，将药液混匀后，一日分 2 次服。

【二诊（9 月 27 日）】服上方 6 剂，左侧臀部、下肢沿坐骨神经方向疼痛明显缓解，小腿再无抽搐，现仍有膝关节酸痛，脉沉缓，舌苔略腻。前方加秦艽15g,以祛风除湿，舒筋通络，再予6剂，每日1剂，继续服用，煎服法同前。

【三诊（10月4日）】又服6剂后，左侧臀部、下肢疼痛基本消失，再无小腿抽搐，全身无不良反应，仅有酸困感，脉缓、舌象正常，前方减秦艽、川楝子，加生黄芪20g,再服6剂，以巩固疗效。

3个月后，患者陪同老伴前来就诊，问及前病，已完全康复。

【用药思路】 坐骨神经痛是指从腰、臀部经大腿后、小腿外侧引至足部的疼痛，多为急性或亚急性起病。因患者年老，左臀及下肢疼痛10余天，体胖、脉滑、舌苔腻，所以辨证为寒湿之邪留滞阻络、肝肾虚损，采用散寒除湿、补益肝肾、通络止痛的治法，选独活寄生汤和桂枝芍药知母汤化裁。方中独活、寄生、牛膝、秦艽乃取独活寄生汤之意，以祛筋骨间之风寒湿邪为主治药；其中独活辛苦微温、性善下行，专治下肢湿邪，配川牛膝舒筋活络作用更强，据现代中药药理学研究，独活具有镇痛解痉作用。寄生、牛膝，补肝肾、强筋骨；秦艽配木瓜、伸筋草，祛风湿、舒筋活络；桂枝、生姜温经散寒通络为辅助药。用一味薏苡仁健脾除湿、缓和小腿拘挛。重用芍药和甘草配合，以缓急止痛，再用延胡、川楝子，理气止痛，增强芍药甘草汤止痛作用。此例患者起病急，治疗及时，辨证准确，用药恰当，共服18剂中药而痊愈。

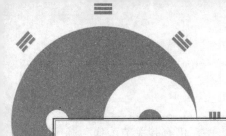

坐骨神经痛（二）

蔡某，女，44岁，农民。2011年3月30日初诊。

【主诉】 左下肢后面疼痛7～8月。

【病史】 患者在家务农，曾因负重用力不当，扭伤腰部，引起左下肢后面疼痛，且疼痛剧烈。在当地卫生院经输液、服药等法治疗，未能减轻症状。经熟人介绍前来诊治。询知侧卧、坐位则左下肢后面疼痛加重，仰卧减轻，伴腰酸困，全身怕冷。月经已3月未来。

【查体】 脉沉缓，舌质紫黯、苔略腻，腰部无叩击痛，沿左下肢后面坐骨神经分布线上有压痛。

【西医诊断】 坐骨神经痛。

【中医辨证】 痛痹。

【治法】 温经散寒，温阳化湿，活血化瘀止痛。

【处方】 桂枝芍药知母汤加减。

桂枝 15g	白芍 15g	知母 15g	鲜生姜 10g
炒白术 9g	桑寄生 15g	秦艽 15g	川断 15g
怀牛膝 15g	独活 12g	丹参 15g	白芷 15g
炙甘草 9g	制附子 9g（另包先煮 20min）		
制乳没各 10g			

10剂，一日1剂，水煎服，一日分2次口服。

【二诊（4月13日）】 服上药10剂，疗效明显，站、坐、卧左腿后疼痛大减，腰部仍酸困，脉沉缓，腻苔退净。服药期间觉面部发热，拟减去大热之附子，继续再用活血止痛之乳香、没药、白芷，桂枝改为10g，白芍改为10g，并重用活血养血之当归20g、川芎10g。10剂，煎服法同上。

【三诊（5月25日）】 又服上药10剂，自觉腰酸困，左腿疼痛消失，月经已来，但劳累后小腿略痛，脉缓有力。效不更方，5剂，做水丸，"丸以缓图"来巩固疗效，每次服6g，一日服2次。

【用药思路】 坐骨神经痛的主要症状是沿坐骨神经的分布线上有剧烈疼痛，由臀部、髋部向下放射到小腿外侧和足背。以中医的痹证归类法来划分，其痛剧烈，应归属为痛痹。但从部位来看主要痛在下部，沿足太阳膀胱经分布有密切的关系，"湿伤于下"、"寒湿之邪侵于下"，加以患者有外伤史，舌质紫暗，反映出气血瘀滞，经脉不通，"不通则痛"的病机。又内足太阳膀胱经"络肾"，"从腰中下挟脊贯臀，入腘中"，"腰为肾之府"，"诸寒收引皆属于肾"，患者全身怕冷，说明肾阳受损无疑。"肝主筋"、"膝为筋之府"，肝肾虚损，经筋失养。故选桂枝芍药知母汤加减（《金匮·历节病脉证并治》）温经散寒，温阳化湿，加活血化瘀法治疗。方用制附子、炒白术温阳除湿散寒为主；以桂枝、鲜生姜温经散寒为辅；芍药配甘草缓急止痛。吾师认为桂枝配白芍时，如为调和营卫，两药的用量各为10~12g，但为祛风除湿或散寒祛湿，两药成人用量必须在15g以上，对寒湿之邪所致的四肢、关节痛疼，止痛效果良好；独活、寄生、秦艽、怀牛膝乃取独活寄生汤（《备急千金要方》）之意，祛湿，止痹痛，益肝肾；怀牛膝配续断善治腰痛，丹参配当归、白芍、川芎和营养血，所谓"治风先治血，血行风自灭"，用药后，患者的月经延后3月又来，有一定的关系。《本草纲目》说："乳香活血，没药散血，皆能止痛"，增强化瘀止痛的作用；据现代药理学研究，白芷有很强的镇痛作用；知母清热除虚烦，兼制他药之燥性。全方合用，使寒湿得除，经络得运，气血得通，肝肾得补，诸症自愈。

吾师过去曾治愈一例"坐骨神经痛"患者，男性，中年干

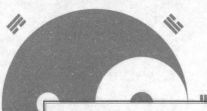

部，身高体胖，湖南人。方用桂枝芍药知母汤去麻黄为基础，合独活寄生汤，加薏苡仁、伸筋草而治愈。虽未用养血活血药，因无外伤，但因体胖湿重，故加强除湿，舒经活络药物的作用

渗出性胸膜炎

马某，男，85岁。2011年4月27日来诊。

【主诉】 感冒咳嗽3天伴有明显的气喘和憋气。

【病史】 患者3天前受凉后出现咳嗽、咳痰，痰色黄，易咳出，伴有明显的气喘和憋气，大便干，4～5天1行。胸片提示中量胸腔积液，曾于甘肃省中医院行胸腔穿刺引流胸水2次，但胸水反复增多。1年前患者因冠心病行冠脉支架置入术，植入2枚支架，再未发生胸闷、胸痛等症。

【查体】 双下肢轻度浮肿，苔黄略燥。

【西医诊断】 渗出性胸膜炎。

【中医辨证】 ①痰热壅肺，腑气不通。②悬饮。

【治法】 先治痰热壅肺，后治悬饮。

【处方】 麻杏石甘汤加味。

麻黄10g	杏仁9g	生石膏20g	生甘草9g
鱼腥草30g	葶苈子20g（布包）		桑白皮15g
泽泻15g	冬花15g	紫菀15g	制半夏12g
莱菔子30g	枳实15g	焦山楂15g	

水煎服，一日1剂。

【二诊（5月4日）】 患者服前方6剂，咳嗽、气喘和憋气减轻，仍咳痰，痰咳不出，大便2～3天1行。舌中央黄苔已退，舌质暗红。调整处方，生石膏加至30g，加瓜蒌15g。

【三诊（6月15日）】 患者服药1月余，气喘和憋气明显好

转，咳嗽、咳痰基本消失，下肢浮肿已消退。现大便仍干燥，4天1行。脉略数，舌质略青，苔薄白。调整处方：

生黄芪 30g　　　杏仁 9g　　　陈皮 10g　　　生白术 9g
茯苓 20g　　　　泽泻 15g　　　葶苈子 10g（布包）
桑白皮 15g　　　莱菔子 30g　　火麻仁 20g　　　桃仁 10g
芒硝 6g　　　　　枳实 12g

水煎服，一日1剂。

【四诊（6月22日）】患者服前方6剂，咳嗽气喘好转，但快走后仍觉气短，大便转稀，每日2次。舌苔白，略腻。复查胸片示双侧肋膈角锐利，提示胸腔积液消失。调整处方：生白术改为炒白术 12g，去芒硝，加冬花 15g、桂枝 12g、制半夏 15g。

【用药思路】该患者的治疗分了2个阶段，宣肺、通腑始终贯穿始末。第一阶段，以麻杏石甘汤化裁，重点解决痰热壅肺的急症，清泻痰热，宣通肺气之后，患者气喘和憋气、咳痰等症状已明显好转，但腑气依旧不通，肺与大肠相表里，腑气壅滞，肺气难以畅达，患者又出现了肺气不足，证情由热证、实证向寒证、虚证转变，因此此时将清肺化痰，理气通腑的方法改为温补肺气，化气利水，润肠通腑的方法专治胸水为主，以生黄芪、杏仁、陈皮补肺调气，五苓散加减化气利水，麻仁、桃仁、莱菔子、枳实润肠通腑，治疗后患者临床症状明显减轻，复查胸片胸水已基本吸收。

此例患者的治疗经验是先治肺（痰热壅肺）后治水（胸腔积液），治肺为本，治水为标，治标也重要，充分说明了中医的辨证施治，个体化治疗的重要性和可行性，但临床上必须先查明病因，不能仅满足于临床症状的缓解，以免延误病情。我们初步认为，此患者的胸腔积液，多考虑因肺部感染导致而成，属一般细菌性炎症。虽然近10年来，老年人患肺结核病者有增多趋势，但因胸水消退较快，无低烧、盗汗，也未提示肺部有可疑的结核

临床治疗案例集萃

阴影，故可排除胸腔积液由结核所为，此外，由肺癌引起的胸腔积液的可能性更小。

胆胃湿热型失眠

1.病例一

曹某，女，55岁，2011年03月05日，门诊出诊。

【主诉】 因入睡困难，易醒1年余。

【病史】 患者近1年入睡困难，睡后又易醒，胃中饱胀，反酸，胸骨柄后疼痛，大便2天1次。既往有胆石症、高脂血症、慢性浅表性胃炎等病史。

【查体】 舌质正常，舌苔白腻，脉滑。

【西医诊断】 失眠。

【中医辨证】 胆胃湿热型不寐。

【治法】 清热除湿，安神镇静。

【处方】 温胆汤加减。

制半夏12g　　陈皮10g　　　茯苓20g　　　炙草9g
黄连10g　　　枳实15g　　　薏苡仁30　　石菖蒲12g
炒枣仁20g　　合欢皮15g　　夜交藤30g　　远志9g

6剂，水煎服，每日1剂，午、晚睡前服药。

【二诊（3月12日）】 服药6剂，入睡困难明显减轻，胃胀反酸亦有改善。脉缓，苔仍白腻。考虑舌苔仍然不退，拟在原方基础上加强化湿醒脾药力，石菖蒲加至15g，茯苓加至30g。

2周后随访，患者睡眠明显改善，已停药，每晚能睡6小时。

2.病例二

王某，男，76岁，2011年5月6日，门诊初诊。

【主诉】 失眠 1 年。

【病史】 患者近 1 年来失眠，入睡困难为主，平日喜冷饮，"易上火"，大便可。既往有心梗病史。脉沉缓，舌苔黄腻。

【西医诊断】 失眠。

【中医辨证】 胆胃湿热不寐。

【治法】 温热除湿，安神镇静。

【处方】 温胆汤加味。

制半夏12g	陈皮12g	茯苓20g	炙草9g
黄连10g	枳实15g	炒枣仁20g	夜交藤30g
合欢皮15g	薏苡仁30	石菖蒲12g	蔻仁6g

6 剂，水煎服，每日 1 剂，午、晚睡前服药。

【二诊（5月13日）】 患者服药 6 剂，自述服药 1 剂后睡眠即有明显改善，之后一周每晚均能睡 7 小时。脉缓有力，原黄腻舌苔退净为正常舌苔。疗效显著。

【用药思路】 前述 2 例失眠患者，结合病史及表现证候，辨证后，均为胆胃郁热，湿聚成痰，痰热上扰心神导致失眠，易醒；胆胃不和湿热阻于中焦则胃胀、反酸、苔黄腻或白腻，脉滑。2 例均以温胆汤化裁，辅以安神镇静之药，取得了很好的疗效。方中温胆汤清热除湿，因竹茹的清热作用较轻，故改为黄连，黄连又善清心火，有抗酸功能，以利病情。薏仁、蔻仁、菖蒲加强化湿，醒脾之功，半夏辛温，黄连苦寒，辛开苦降肝（胆）胃得和，升降如常，湿热之邪自然易于消退。炒枣仁、合欢皮，安神镇静，热象明显加夜交藤，不明显加远志。炒枣仁为安神镇静作用最强的中药，一般用量为 15g，配合合欢皮即可达到失眠的目的。但对重症失眠者，剂量可在 20g 以上，甚至 30g，本 2 例均为 20g。以上安神药的配伍和用量，疗效确切，可供读者参考。

附录　许自诚著作

[1]《中医脏腑学说的研究与应用》.兰州：甘肃科学技术出版社.1995 年（著）

[2]《许自诚中西医结合治病经验选集》.兰州：甘肃民族出版社.2001 年（著）

[3]《中国医学百科全书·中医基础理论》.第一版.上海：上海科技出版社·1989 年（副主编）

[4]《伤寒论讲义·总论》（全国中医学院二版教材）.上海：上海科技出版社.1964 年（主编）

[5]《新编中医入门》.兰州：甘肃人民出版社.1971 年（主编之一）

[6]《实用中医内科学》.上海：上海科技出版社.1985 年（编委）

[7]《常用药物手册.中药部分》.兰州：甘肃人民出版社.1971 年（主编）

[8]《胃及十二指肠疾病·中医部分》.兰州：甘肃人民出版社.1975 年（主编）

[9]《中西医结合实用内科学》.兰州：甘肃人民出版社.1995 年（编委）

[10]《60 年行医录——许自诚中西医结合临床经验》.北京：人民军医出版社.2013 年 1 月（著）